U0341178

广州市高校创新创业（就业）教育项目（穗教高教〔2019〕15 号）成果

Handbook of Obstetric Medicine

产科学手册

·原书第6版·

原著　[英] Catherine Nelson-Piercy

主译　李映桃　陈娟娟　韩凤珍

中国科学技术出版社

·北 京·

图书在版编目（CIP）数据

产科学手册：原书第6版 / (英) 凯瑟琳·纳尔逊-皮尔西（Catherine Nelson-Piercy）原著；李映桃，陈娟娟，韩凤珍主译. — 北京:中国科学技术出版社, 2022.1

书名原文: Handbook of Obstetric Medicine, 6e

ISBN 978-7-5046-9222-1

Ⅰ.①产… Ⅱ.①凯…②李…③陈…④韩… Ⅲ.①产科学—手册 Ⅳ.①R714-62

中国版本图书馆CIP数据核字(2021)第197228号

著作权合同登记号：01-2021-6336

策划编辑	靳　婷　延　锦
责任编辑	靳　婷
文字编辑	卜　雯　张　龙
装帧设计	佳木水轩
责任印制	李晓霖

出　　版	中国科学技术出版社
发　　行	中国科学技术出版社有限公司发行部
地　　址	北京市海淀区中关村南大街16号
邮　　编	100081
发行电话	010-62173865
传　　真	010-62179148
网　　址	http://www.cspbooks.com.cn

开　　本	889mm×1194mm　1/16
字　　数	468千字
印　　张	17.5
版　　次	2022年1月第1版
印　　次	2022年1月第1次印刷
印　　刷	天津翔远印刷有限公司
书　　号	ISBN 978-7-5046-9222-1 / R·2793
定　　价	180.00元

版权声明

内容提要

本书引进自CRC出版社，是一部新颖、实用、全面的产科学"教科书"，由伦敦国王学院产科医学教授Catherine Nelson-Piercy联合众多妇产科专家共同打造。本书为全新第6版，简明清晰地介绍了妊娠期间最常见和最严重的疾病，包括心脏病、血栓栓塞性疾病、糖尿病、皮肤疾病、胃肠道疾病、神经系统疾病、内分泌疾病、高血压和子痫前期等。对于每种疾病，从发病率、临床特征、发病机制、诊断、与妊娠的相互影响及管理的条件等方面采用分段式描述，便于读者快速检索阅读。书中对症状和鉴别诊断均以易于阅读的表格形式呈现，包括重要临床特征和特异性辅助检查。本书新颖、实用，采用图表、项目符号和要点框等多种呈现形式，帮助读者轻松掌握产科学方面的临床和实践要点，可作为产科医师、内科医师、全科医师和助产士的案头参考用书。

译者名单

主　译　李映桃　陈娟娟　韩凤珍

副主译　陈慧　黄莉萍　万波

译校者（以姓氏汉语拼音为序）

陈　慧　中山大学孙逸仙纪念医院

陈　佳　佛山市妇幼保健院

陈娟娟　广州医科大学附属第三医院
　　　　（广州重症孕产妇救治中心）

段冬梅　广东省妇幼保健院

范建辉　中山大学附属第三医院

付　帅　中山大学孙逸仙纪念医院

高云飞　南方医科大学南方医院

郭晓玲　佛山市妇幼保健院

韩凤珍　广东省人民医院（广东省医学科学院）

胡博文　中山大学孙逸仙纪念医院

郭培奋　南方医科大学第三附属医院

黄莉萍　南方医科大学南方医院

黄郁馨　南方医科大学珠江医院

李映桃　广州医科大学附属第三医院
　　　　（广州重症孕产妇救治中心）

李玉玲　广州医科大学附属第三医院
　　　　（广州重症孕产妇救治中心）

李兆生　珠海市妇幼保健院

梁燕玲　广州医科大学附属第三医院
　　　　（广州重症孕产妇救治中心）

刘思华　南方医科大学南方医院

刘晓岚　广州医科大学附属第二医院

柳艳丽　广东省人民医院（广东省医学科学院）

孟召然　中山大学附属第三医院

牛　洁　广东省人民医院（广东省医学科学院）

潘石蕾　南方医科大学珠江医院

孙　嫣　广州医科大学附属第三医院

　　　　（广州重症孕产妇救治中心）

谭剑平　中山大学孙逸仙纪念医院

万　波　南方医科大学第三附属医院

王振宇　中山大学孙逸仙纪念医院

魏立平　广州医科大学附属第三医院

　　　　（广州重症孕产妇救治中心）

温济英　广东省妇幼保健院

温景锋　广州医科大学附属第三医院

　　　　（广州重症孕产妇救治中心）

谢海天　中山大学孙逸仙纪念医院

徐国才　中山大学孙逸仙纪念医院

张　莹　广州医科大学附属第三医院

　　　　（广州重症孕产妇救治中心）

张建瑜　广州医科大学附属第三医院

　　　　（广州重症孕产妇救治中心）

张兰珍　广州医科大学附属第二医院

朱春凤　广东省人民医院（广东省医学科学院）

朱梦兰　中山大学孙逸仙纪念医院

祝丽琼　中山大学孙逸仙纪念医院

学术秘书　王振宇

译者前言

我国妇产科的创始人林巧稚曾经说过，妊娠不是病，妊娠要防病。妊娠和分娩既是生理过程，美妙而神圣，也极易出现妊娠所特有疾病，甚至有些合并内科疾病的女性在妊娠期出现原有病情加重的情况，危及母儿健康。随着现代生活方式的改变及物质条件的极大丰富，以及国家"二孩、三孩"政策的开放，高生育年龄孕妇剧增，一些合并高血压、糖尿病、甲状腺疾病、肥胖症等内科疾病的女性也加入了"生育大军"。作为一名临床医务人员，经常需要参与这些高危妊娠患者的管理，但又不能成为处理所有妊娠合并症和并发症的专家，而产科的合并症和并发症还有发病隐匿、进展快、抢救"黄金时间"短、常常危及母儿生命等特点，我们产科人员迫切需要这样一部参考书以协助对高危妊娠的规范管理。

近代西医起源于欧洲，欧洲还是产科学经典理念和技术的发源地，现代产科新理论和新技术也多在欧洲（尤其在英国）创始和发展，继进而传播至全球。为了与世界先进产科理论和技术接轨，提高国内妇产科医生的临床诊治技能，我们引进了这部 *Handbook of Obstetric Medicine, 6e*。

本书英文版由英国盖伊及圣托马斯基金会、国际产科医学学会前任会长、伦敦国王学院产科医学教授、产科学联合创始主编Catherine Nelson-Piercy教授主编。这本书设计贴心独特，分三大板块：①系统分类地介绍了妊娠期间最常见和最严重的疾病，包括心脏病、血栓栓塞性疾病、糖尿病、皮肤疾病、胃肠道疾病、神经系统疾病、内分泌疾病、高血压和子痫前期等疾病的发病率、临床特征、发病机制、诊断、与妊娠的相互影响、管理的条件、孕前咨询和产后随访等。②采用表格形式介绍了各种常见症状的诊断和鉴别诊断，包括高血压、胸痛、心悸、呼吸困难、头痛、头晕、腹痛等。③附录部分，涵盖妊娠期处方药和禁用药、正常妊娠期的实验室检查参考值、避孕建议等内容。对于广大一线妇产科同仁、急诊科医生、全科医生、培训医生及医学生来说，可作为处理产科疑难问题的参考工具书，查阅方便且实用。

有幸成为*Handbook of Obstetric Medicine, 6e*中文翻译版的主译，我愿带着自己30多年妇产科医生的阅历、20多年广州重症孕产妇救治中心的急救工作经历与大家共同分享这本书。正如Catherine Nelson-Piercy教授在原书前言中所说的那样，这本书激发了我对产科医学领域新知识的兴趣及渴望，也敦促我集结广州地区的产科专家和内科专家，在不足半年时间高效完成翻译和审校工作，以便更早、更快将新知识、新理念传递给更多的产科临床工作者。你会欣喜地发现，在任何情况下当你需要获得权威性产科建议时，请翻阅本书，它可以为你提供像专家一样的最新专业咨询。

　　最后，感谢翻译本书的全体同仁，感谢大家的大力支持！

广州医科大学附属第三医院

原著前言

在每个国家的每个产前门诊和每个分娩室中，都会遇到孕前存在或孕期才出现医疗问题的妊娠期女性。妊娠期间医疗疾病的流行率逐渐上升，成为越来越重要的孕产妇死亡原因。在发达国家，随着怀孕年龄的推迟，女性出现医疗疾病的可能性更大；此外，医学和外科手术的进展使有疑难杂症的女性得以怀孕或要求辅助生殖治疗。因此，每一个医务工作者都需要了解医疗疾病与妊娠之间的相互影响，并能够就这些相互影响以及在妊娠和哺乳期间的检查和药物治疗的安全性为女性提供咨询。多学科医疗团队协作进行产前保健广受欢迎且数量激增是围产保健方面的一大进步，但这仅仅只是一个方面；所有产科医生都需要越来越有信心去面对和诊断新出现的医疗问题。

本书是一部实用且易于使用的现成参考指南。在第 6 版中，我再次保留两个部分的相同基本格式。上篇按系统分章，每一章都描述了发病率、临床特征、发病机制、诊断以及妊娠的影响和每种情况的处理。"要点框"可作为总结和复习。下篇则描述了妊娠期间常见症状、体征和异常检查的鉴别诊断。所有章节都已根据对妊娠期间医疗疾病管理策略的最新理解和证据加以更新和修订。书末则增加了有关妊娠期间避孕的附录。对拓展阅读的建议也包括相关指南，同时还有其他资源，如国际产科医学协会网站 http://www.isomnet.org 及医学协会期刊 *Obstetric Medicine: The Medicine of Pregnancy* （网址 https://journals.sagepub.com/home/obm ）。在英国，英国皇家医师学院和急症医学学会制作了一个管理妊娠期间急症医学问题的工具包，详见网址 https://www.rcplondon.ac.uk/guidelines-policy/acute-care-toolkit-15-managing-acute-medical-problems-pregnancy.

令我非常高兴的是，医学生可以继续使用本书来帮助他们复习和通过考试，但更重要的是，它可以激发人们对产科医学领域相关知识的兴趣和渴望。我非常感谢多年来对本书提供有用反馈和评论的医生和助产士。对于第 6 版，我要特别感谢 Oier Ateka 博士，还要感谢我的许多同事和患者，他们教会了我许多。从事产科临床工作仍然会让人感觉如手握特权且无比荣耀。

Catherine Nelson-Piercy

目　录

上篇　妊娠合并各系统疾病

下篇　妊娠期临床症状的鉴别诊断

上篇 妊娠合并各系统疾病
SYSTEMS

第1章 高血压和子痫前期

Hypertension and pre-eclampsia

一、生理变化

- 血压与全身血管阻力和心输出量成正比。
- 血管舒张可能是妊娠期循环系统的主要变化（见第 2 章 "妊娠期心血管系统的改变"）。
- 在心输出量增加可以充分代偿全身血管阻力下降之前，妊娠早期血压开始下降。其持续下降至正常妊娠的中期，直到妊娠 22～24 周达到收缩压和舒张压的最低点。自此一直稳定上升至妊娠前水平直至足月。
- 舒张压读数采集应为柯氏声 V 期（消失）而不是 IV 期（消弱）。V 期的可重复性更高，与舒张压的动脉内测量值相关性更好，并且与结局更密切相关。
- 由于妊娠子宫的压力使回流到心脏静脉血减少，因此在妊娠中晚期和晚期取仰卧位测量的血压会较低。女性应以坐位或倾斜 30° 的侧卧位测量血压；上臂（使用袖带时）应与心脏处于同一水平；袖带的尺寸应适当，因为如果使用不适当的、具有较大上臂围的大袖带会导致血压高估。
- 血压通常在分娩后立即下降，随后会升高，在产后 3～6 天达到高峰。
- 既往血压正常的女性在分娩后可能会出现短暂性高血压。这可能与正常血管张力的恢复和一段时间内血管舒缩不稳定有关，但正常的和非妊娠的血管调节会重建。

二、常见问题

- 高血压是妊娠期间最常见的内科并发症，占所有妊娠的 10%～15%。
- 子痫前期的发生率为 3%～5%；轻度子痫前期在初产妇中的发生率为 10%；重度子痫前期的发生率约为 1%。
- 在英国和欧洲，每 3000 例妊娠中约有 1 例（0.03%）并发子痫。在一些发展中国家，发病率达 1%。
- 在发达国家，子痫前期的女性中约 1% 会发生子痫。
- 妊娠期高血压疾病是英国孕产妇死亡和发病的主要原因；在英国，每年有 1～2 名女性因子痫前期而死亡，约占产科危急重症的 40%。
- 在英国，子痫的死亡率现在不到 1%。1/3 死于子痫前期的女性有子痫发作。
- 子痫前期是医源性早产最常见的原因。

- 高血压占所有产前入院患者的 12%～25%。
- 产前检查，特别是在妊娠的后半期，主要针对的是检出高血压和子痫前期。

三、临床特征

妊娠期高血压疾病可分为孕前高血压、妊娠期高血压和子痫前期。"高血压"的这几种定义，在"诊断"部分进行讨论。

（一）孕前高血压

- 有些女性可能在妊娠前被诊断为高血压。
- 如果在妊娠早期或 20 周前首次发现高血压，这可能是一个长期存在的慢性疾病，因为妊娠期高血压（包括子痫前期）通常、但并非总是出现在妊娠后半期。
- 有时仅可回顾性诊断孕前高血压，即在分娩后 3～6 个月血压仍未恢复正常时。
- 在继发原因例如肾脏或心脏疾病以及罕见的甲状旁腺功能亢进症、库欣综合征、康恩综合征或嗜铬细胞瘤被排除之前，任何年轻人的高血压都不应归因于原发性（特发性）高血压。
- 妊娠早期首次出现高血压的女性应检查可能的继发原因的线索。其中应包括以下内容。
  - 检查股动脉搏动（寻找股动脉显影延迟提示主动脉缩窄）。
  - 听诊肾区杂音（可能肾动脉狭窄）。
  - 尿液分析（寻找蛋白尿或血尿提示肾脏疾病）。
- 高血压继发原因的筛查包括以下几个方面。
  - 血清肌酐 [排除慢性肾脏病（chronic kidney disease，CKD）]。
  - 电解质（排除低钾血症，可能提示醛固酮过多症 / 康恩综合征）。
  - 血清钙（排除甲状旁腺功能亢进症）。
  - 在提示嗜铬细胞瘤的病例中，应测定尿中的儿茶酚胺（见第 7 章）。
- 患有各种原因的孕前高血压女性并发以下情况的风险增加：子痫前期（25%）、早产（28%）、出生体重<2500g（17%）、小于胎龄儿、胎盘早剥和孕产妇死亡（4%）。
- 在一项研究中，对于患有重度高血压（妊娠 20 周前舒张压>110mmHg）的女性，患子痫前期的风险超过 40%。这些女性出现早发型子痫前期的风险也特别高。

（二）妊娠引起的（妊娠期）高血压

- 妊娠期高血压和子痫前期通常出现在妊娠的后半期，并在分娩后的 6 周内消失，尽管血压也可能升高至产后 3 个月。
- 妊娠期高血压可以定义为妊娠 20 周后不伴蛋白尿或子痫前期的任何其他特征的新发高血压（表 1-1）。
- 在考虑是否、如何以及何时进行治疗时，鉴别孕前和妊娠期高血压并不重要，因为两种情况下妊娠期治疗高血压适用的药物都是相同的（表 1-2）。
- 然而子痫前期与妊娠期高血压之间的区分很重要，因为子痫前期与妊娠结局较差并需要入院相关。
- 子痫前期的发生风险与妊娠期高血压出现的孕周相关。如果 20 周后发生高血压，则进展为子痫前

表 1-1　子痫前期的临床特征

症状（可能出现）
- 头痛 / 眼花
- 上腹 / 右上腹疼痛
- 恶心 / 呕吐
- 快速加重 / 严重的面部、手指或下肢肿胀

体征
- 妊娠期高血压（见"妊娠期高血压"）
- 蛋白尿（新发）
- 快速进行性水肿
- 上腹 / 右上腹压痛
- 抽搐、精神障碍
- 胎儿生长受限（FGR）/ 宫内死亡
- 胎盘早剥

检查（解释妊娠中的正常参考值，附录 B）
- 24h 尿蛋白＞0.3g
- 尿蛋白 - 肌酐比值（PCR）≥30mg/mmol；白蛋白 - 肌酐比值（ACR）≥8mg/mmol
- 血小板减少
- 凝血时间延长（如在 HELLP 综合征时伴有 DIC）
- 血清肌酐升高
- 血细胞比容和血红蛋白水平升高
- 溶血性贫血；与乳酸脱氢酶和胆红素升高相关
- 肝功能检查异常，特别是转氨酶升高
- 胎儿生长缓慢、羊水过少
- 子宫动脉多普勒异常（24 周时双侧切迹和阻力 / 搏动指数增加预示子痫前期）
- 脐动脉多普勒异常（舒张末期血流减少、缺失或反向预示胎儿受损）
- 胎盘生长因子（PLGF）水平低（子痫前期时减少且可预测子痫前期患者需在 2 周内分娩）

表 1-2　妊娠期用于治疗高血压的药物

药　物	适应证	初始剂量	最大剂量	禁忌证	母乳喂养安全吗？
拉贝洛尔 [a]	一线治疗	100mg bid	500mg qid	哮喘	是
硝苯地平	二线治疗	10mg 缓释 bid	40mg 缓释 bid		是
甲基多巴	三线治疗	250mg bid	1g tid	抑郁	是
α 受体阻滞剂，如多沙唑嗪	四线治疗	1mg qd	8mg bid		是 [b]
肼屈嗪	四线治疗	25mg tid	75mg qid		是
ACE 抑制药，如依那普利	妊娠期禁用，仅产后	5mg bid	20mg bid		是

bid. 每天 2 次；qd. 每天 1 次；qid. 每天 4 次；tid. 每天 3 次

a. 美国国立卫生与医疗保健研究院（NICE）推荐的一线治疗

b. 注意早产儿，可使用依那普利代替

期的可能性约为15%；若30周之前出现高血压，风险约为40%；若在38周后出现，则风险仅为7%。

- 妊娠期高血压在后续的妊娠中有可能再发。而且一些合并妊娠期高血压的女性产后仍会存在高血压。

（三）子痫前期（见"诊断"）

- 子痫前期是一种妊娠特发的累及多系统疾病，存在不可预测的、多变且广泛的临床表现，与弥漫性血管内皮功能障碍有关。
- 子痫前期的女性在疾病首次出现时通常无症状。
- 弥漫性血管内皮功能障碍可引起广泛的循环障碍，涉及肾、肝、心血管、中枢神经和凝血系统。
- 子痫前期的"典型"体征是高血压、蛋白尿和水肿，但没有以上体征也不能排除诊断。
- 尽管高血压和蛋白尿是子痫前期最常见的临床表现，但可能出现在孕晚期或病情较轻，始终须考虑其他相关疾病存在的可能。
- 女性可能出现头痛、视力障碍、上腹或右上腹痛、恶心、呕吐或快速进行性水肿。
- 子痫前期的临床表现具有显著异质性，各器官受损的严重度、时间、进展及顺序上均有很大的差异。
- 子痫前期（包括子痫）可能出现在产前、产时或产后。产后发生的子痫前期与症状相关性较大。
- 子痫前期对肾脏的影响表现为肾小球滤过率降低、蛋白尿、血清肌酐和（或）血清尿酸水平升高以及少尿。
- 高尿酸血症也源于胎盘缺血加速滋养细胞的更新和嘌呤（黄嘌呤氧化酶的底物）的产生。血清尿酸不是子痫前期的可靠标志物。
- 子痫前期的其他表现包括血容量减少、血液黏稠度升高、肝功能异常、低白蛋白血症和血小板减少。
- HELLP综合征（子痫前期的一种严重状况）包括溶血、肝酶升高和血小板减少，并且可能与严重的弥散性血管内凝血（disseminated intravascular coagulation，DIC）相关（见第11章"HELLP综合征"）。
- 可发展为几种可能的危象（表1-3）。
- 低钠血症通常是由于体液过多伴抗利尿激素分泌失调综合征（syndrome of inappropriate antidiuretic hormone，SIADH）的一个因素导致。严重者（$Na^+ < 130mmol/L$）可能会引起脑水肿导致精神混乱和抽搐。治疗时需限制液体量。

表1-3　子痫前期危象

- 子痫
- HELLP综合征（见第11章）
- 肺水肿
- 胎盘早剥
- 脑出血
- 皮质盲
- DIC
- 急性肾损伤（AKI）
- 肝破裂
- 短暂性左心室收缩或舒张功能障碍

- 子痫前期最常见的死亡原因是脑出血（继发于高血压控制不当）、多器官衰竭和肝破裂。
- 胎盘异常表现会导致胎儿生长受限（fetal growth restriction，FGR）、胎盘早剥，严重者会出现宫内死胎。

（四）子痫和其他神经系统表现

- 子痫可定义为与具有子痫前期特征相关的强直 – 阵挛性（大发作）癫痫发作（可能仅为回顾性诊断）（表 1–1）。
- 在英国，首次经历子痫发作的女性中只有 1/3 在发作前 1 周确诊了高血压和蛋白尿。
- 在英国，约 3/4 的子痫女性在首次发作之前至少有一种前驱症状（通常是头痛或视力障碍）或体征。
- 抽搐可能发生在产前（45%）、产时（18%～19%）或产后（36%）。
- 青少年患子痫的可能性是 <40 岁女性的 3 倍。
- 虽然子痫像子痫前期一样，在初产妇中更为常见，但在一项英国研究中发现，18% 子痫患者是经产妇且没有子痫前期病史。
- 子痫可能与缺血性或出血性脑卒中、脑血管痉挛和脑水肿相关。
- 与子痫前期 / 子痫相关的皮质盲（通常是可逆的）虽然描述较多、但很少见。磁共振脑成像通常可以提示典型的可逆性后部脑病综合征（posterior reversible encephalopathy syndrome，PRES）。PRES 综合征的典型临床特征被认为是由于中枢神经系统血管性水肿导致的头痛、癫痫发作、精神障碍和频繁的视力缺失。
- 视网膜脱离也可能导致视力受损。

四、发病机制

- 该病涉及遗传易感性。有子痫前期家族史（姐妹或母亲）的女性发生子痫前期的风险增加 3 倍。
- 子痫前期和其他原发性 FGR 是同一疾病谱的一部分，都与胎盘形成障碍（在妊娠前半期发生）和随后的胎盘缺血有关。它们在母体反应（在妊娠后半期发展）的程度方面有所不同。子痫前期被认为是两阶段性疾病，第一阶段是胎盘灌注异常，第二阶段是母体综合征。胎盘和母体因素均可促使子痫前期的发展。

  第 1 阶段：胎盘形成异常。

  - 由于滋养层细胞侵袭异常，胎盘床中的螺旋动脉未进行正常的血管重塑。侵入的胎盘无法优化其母体子宫血管的血液供应，螺旋动脉无法适应性地变为高容量、低阻力的血管。
  - 子痫前期的常见特征是子宫胎盘缺血，无论是由于基础微血管疾病的植入不良或相对较大面积的胎盘灌注不足（例如妊娠合并糖尿病、多胎妊娠或水肿胎）导致。

  第 2 阶段：母体反应。

  - 正常妊娠与全身炎症反应有关，在子痫前期时会加重。子痫前期的母体特征包括高甘油三酯水平的代谢紊乱，以及与内皮功能障碍相关的较高水平促炎症细胞因子相关的过度炎症反应。
  - 内皮细胞激活导致毛细血管通透性增加、细胞黏附分子和促血栓形成因子的内皮表达增加、血小板激活和血管紧张度增加。还有前列环素合成减少，以及血栓烷 A_2（TXA_2）合成增加。

前列腺素平衡的这种逆转被认为促使了血小板激活和血管收缩。

- 这些因素导致广泛的微血管损伤和功能障碍，从而导致母体综合征样临床表现，如高血压、蛋白尿和肝功能障碍。
- 已经具有一定程度的代谢紊乱（基于肥胖、血脂异常或胰岛素抵抗）引起慢性全身性炎症的女性更容易患子痫前期，因此解释了下文所述的高危因素。

抗血管生成因子的作用

- 在生理状况和正常妊娠期间，血管内皮生长因子（vascular endothelial growth factor，VEGF）和转化生长因子（transforming growth factor β_1，TGF-β_1）通过与其内源性内皮受体相互作用来维持内皮正常。
- 子痫前期的胎盘会分泌过量的可溶性 Flt1（soluble Flt1，sFlt1）和可溶性内皮糖蛋白（soluble endoglin，sEng），它们是抗血管生成因子，分泌的 sFlt1 进入循环系统，结合并拮抗 VEGF 和胎盘生长因子（PLGF），通过拮抗 VEGF 和 TGF-β_1 信号传导而引起全身性内皮细胞功能障碍。
- 在子痫前期发作前几周的母体循环中 sFlt1 和 sEng 升高而 PLGF 降低。

五、高危因素

高危因素包括一般因素、遗传因素、产科因素和内科因素，下文将分别讨论。

（一）一般因素

- 年龄：40 岁以上的女性患子痫前期的风险增加 1 倍，这种风险增加在初产和经产妇中均存在。
- 肥胖：孕前或孕早期体重指数（BMI）增加会增加子痫前期的风险，而肥胖（BMI≥30）与该风险的相关性成倍增加。

（二）遗传因素

- 母亲有子痫前期病史的女性发生子痫前期的风险为 20%～25%。
- 姐妹有子痫前期病史的女性患病风险可高达 35%～40%。

（三）产科因素

- 初产（2～3 倍风险）。
- 多胎妊娠（双胞胎 2 倍风险）。
- 既往子痫前期病史（7 倍风险）。
- 生育间隔较长（10 年则为 2～3 倍）。
- 体外受精，尤其用捐献的卵子。
- 伴有胎盘增大的水肿胎。
- 葡萄胎。
- 三倍体 [特别是与非常早发（在妊娠 24 周之前）的子痫前期相关]。

尽管子痫前期在初产妇中更为常见，但患子痫前期的经产妇则进展更快更严重，具有更高的发病率和死亡率。

（四）内科因素

- 孕前高血压
- 慢性肾脏病（即使没有肾功能损伤）。
- 糖尿病（孕前或妊娠期）。
- 抗磷脂综合征（见第 8 章）。
- 结缔组织疾病（见第 8 章）。
- 镰状细胞病（见第 14 章）。

六、诊断

- 由于子痫前期的女性可能没有症状，因此许多产前检查都是针对这种情况的筛查。
- 首先通过测量血压并检查尿液中的蛋白来完成。
- 没有针对子痫前期的诊断实验，但有诊断"要点"（表 1-1）。
- 妊娠期间高血压被定义为两次血压＞140/90mmHg 或一次血压＞160/110mmHg。
- 考虑血压升高的相对值与绝对值同等重要。收缩压比妊娠期最早记录的读数高 30mmHg 或舒张压升高 15～25mmHg 可能是有意义的。
- 妊娠 20 周后出现以下一种或多种情况定义为新发高血压（收缩压＞140mmHg 或舒张压＞90mmHg）。
    - 新发的蛋白尿 [尿蛋白 – 肌酐比值（protein creatinine ratio，PCR）≥30mg/mmol 或白蛋白 – 肌酐比值（albumin creatinine ratio，ACR）≥8mg/mmol 或定量试验≥1g/L（++）]。
    - 新发的母体器官功能障碍（肾、肝、血液或神经系统）或子宫胎盘功能障碍。
- 临床上，当存在一系列可识别到的特征时则进行诊断（表 1-1）。
- 在既往存在高血压和（或）蛋白尿的情况下，子痫前期的诊断更具挑战性。在这些情况下，临床医生要依赖其他临床特征以及血压和蛋白尿增加的程度和速率（见第 10 章）。

七、管理

妊娠期间高血压女性的管理可以考虑。

- 筛查高血压的继发原因（如果妊娠 20 周前出现高血压）（见"临床特征"）。
- 筛查子痫前期（常规血液检查、尿液分析、妊娠 16 周后出现的高血压）。
- 高血压的治疗。
- 胎儿监护。
- 决定分娩时机。

轻度病例，特别是在没有子痫前期证据的情况下，可以作为门诊患者进行管理。美国国立卫生与医疗保健研究院（National Institute for Care and Excellence，NICE）建议子痫前期的患者不要强制入院，参考就诊地点进行个体化的风险评估是合理的。

（一）子痫前期的监测

- 定期检查血清肌酐、血红蛋白、血小板计数（以及是否存在血小板减少和血小板计数＜100×10^9/L、凝血功能筛查）和肝功能。

- 定期进行尿液分析，如果检测到蛋白尿（≥1+），进行 PCR 或 ACR。
- 妊娠 20~24 周时进行子宫动脉多普勒血流检查，特别是寻找是否存在舒张前期"压迹"或持续的高阻力波形，可预示随后的子痫前期、FGR 和胎盘早剥。阴性预测值较高，因此这样的筛查可用于高风险女性，如患有抗磷脂综合征或既往重度子痫前期的女性。
- 如果在妊娠 35 周前可疑子痫前期，NICE 建议行基于胎盘生长因子（placental growth factor，PLGF）的测试，目前可购买获得试剂。

（二）高血压的治疗

- 不论假定的潜在病理状况如何（子痫前期、孕前高血压、妊娠期高血压），高血压都应单独治疗。这是因为严重的高血压会导致大脑自动调节功能丧失，而母亲有脑出血的风险。在一项卒中与子痫前期相关的研究中，95% 的病例收缩压＞160mmHg。
- 建议在血压＞140/90mmHg 时开始降压治疗。如果血压≥160/110mmHg，则必须进行治疗。
- 目标血压为 135/85mmHg。妊娠期血压控制的研究显示对于孕前高血压或妊娠期高血压女性，当目标舒张压为 85mmHg 与 100mmHg 时相比，新生儿结局没有差异。相反，当目标舒张压为 100mmHg 时，母体严重高血压的结局增加。
- 妊娠期对孕前高血压的治疗降低了严重高血压的风险（以及因此的严重并发症，如母体脑出血），但有证据表明良好地控制血压并不能降低并发子痫前期的风险。
- 良好地控制血压很重要，但如果有母体（如在 HELLP 综合征或其他危象中）或胎儿（如严重生长受限）原因的指征，不应排除分娩作为最终治疗。

（三）胎儿监护

- 孕前高血压或子痫前期的女性有发生 FGR 的风险，因此管理应包括定期对胎儿进行超声检查以评估其生长、羊水量和脐动脉血流。
- 患有子痫前期的女性可能需要在妊娠 34 周之前分娩，应接受倍他米松促进胎肺成熟。但是，越来越多的证据表明，重复在产前使用类固醇可能对胎儿的生长以及肺和神经发育有害，因此不再建议。

（四）决定分娩时机

- 子痫前期的唯一治愈方法是分娩。
- 在充分控制血压、凝血功能障碍、子痫发作和血流动力学稳定性之前，不应尝试这种方法。
- 为了避免早产的并发症，习惯在早产子痫前期中采用"期待"治疗来尝试延长妊娠。通常不可能超过数周，在严重的情况下只能增加数小时或数天。
- 如果妊娠≥37 周，应该进行分娩。
- 平均而言，大多数患有子痫前期的女性需要在诊断后的 2 周内分娩。
- 分娩指征见表 1-4。这些不一定是绝对的，取决于孕龄和病情恶化的速度。

（五）药物治疗

妊娠期用于治疗高血压的药物如表 1-2 所示。

表 1-4 分娩指征

- 无法控制血压，如最大剂量的三种降压药物、持续 BP≥160mmHg
- 母体生化 / 血液学恶化，如血小板水平下降（＜100×10^9/L）、凝血功能障碍、肝或肾功能恶化 [如 ALT＞70U/L、肌酐＞90µmol/L、白蛋白水平下降（＜20g/L）]
- 子痫或其他危象（表 1-3）
- 母体症状提示即将发生危象，如严重的头痛、上腹痛、端坐呼吸
- 胎儿异常，如胎儿窘迫 / 严重 FGR/ 脐动脉舒张期血流反向

ALT. 丙氨酸转氨酶

1. 一线药物

拉贝洛尔：一种 α 和 β 受体阻滞剂，是推荐的一线药物。它耐受性良好且不良反应少，但每天需要给药 2～4 次，在患有哮喘的女性中避免使用。静脉应用拉贝洛尔对急性严重高血压的产时管理有重要作用（见后）。

2. 二线药物

硝苯地平：钙通道阻滞剂（如缓释的硝苯地平或氨氯地平）可以单独使用，或在单药治疗无反应的女性中与拉贝洛尔联用，或在拉贝洛尔不耐受或存在禁忌证的女性中替代使用。不良反应包括头痛、颜面潮红和水肿，在一些患者中因不良反应而可能停用。

3. 三线药物

甲基多巴：甲基多巴已被使用多年，没有任何对胎儿或 7 岁以下儿童严重不良影响的报道。甲基多巴确实具有不良反应，包括抑郁、镇静和体位性低血压。患者在开始或增加用药 1 周后逐渐对镇静效应耐受。抑郁或其他不良反应，如肝功能试验异常持续或加重，以及出现溶血性贫血需要改为其他药物。

4. 四线药物

妊娠期用于治疗高血压的四线药物包括 α 受体阻滞剂（如多沙唑嗪），是安全的且耐受性良好，以及其他血管扩张药如口服肼屈嗪。

5. 其他降压药物

(1) 利尿剂：妊娠期通常避免使用利尿剂治疗高血压，因为在子痫前期时会导致已经减少的血管内容量进一步损失。其使用应限于治疗心力衰竭、肺水肿和特发性颅内高压 [见第 9 章 "特发性颅内压增高"]。保钾利尿剂如阿米洛利可用于醛固酮增多相关的低钾血症。

(2) β 受体阻滞剂：β 受体阻滞剂在妊娠期主要仅用于心脏病、偏头痛预防和甲状腺毒症，而非高血压。需考虑这些药物在整个妊娠期大剂量、长期（并在妊娠早期开始）使用时可能抑制胎儿生长，然而，关于心脏病的最新研究表明，鉴于其治疗优势，出生体重平均减少 200g 可能不具意义。已经进行的随机对照试验并未证实新生儿低血压和低血糖的说法。没有证据表明任何一种 β 受体阻滞剂优于其他。有哮喘病史的女性不应使用 β 受体阻滞剂。

(3) 血管紧张素转化酶抑制剂：血管紧张素转化酶（angiotensin-converting enzyme，ACE）抑制剂（如雷米普利、依那普利）不应在妊娠期使用，因为其具有致畸性，在妊娠早期使用时会增加心血管和神经系统畸形的风险。妊娠后期使用可能导致羊水过少、胎儿肾衰竭和低血压。其使用与颅骨骨化减少、颅底凹陷和肾小管发育不全有关，且还存在宫内死亡的风险。任何接受 ACE 抑制剂维持降压治疗的女性都应在妊娠前停用（如有必要应改用其他适合妊娠的替代药物，如氨氯地平）。

(4) 血管紧张素 II 受体阻滞剂：关于妊娠期使用这些药物（如氯沙坦、坎地沙坦）的数据很少，但其与 ACE 抑制剂相似，因此应避免使用。

（六）急性重度高血压 / 子痫前期的治疗

- 每个产科病房均应制定重度子痫前期的管理方案（血压＞160/110mmHg 或危象），并应得到产科医生、麻醉医生、新生儿科医生和内科医生的认同。

- 患有重度子痫前期的女性应在独立病房中管理（如未分娩则在产房中）。

- 控制高血压是独立且最重要的策略。

- 与水银血压计相比，自动示波仪可能会低估血压。

- 用于控制急性高血压的降压药物选择取决于临床情况，但要在拉贝洛尔（推注然后连续静脉输注）或缓释硝苯地平（口服）或肼屈嗪（间断静脉推注）之间进行选择。舌下使用硝苯地平会导致血压和子宫胎盘灌注下降过快，因此不应使用。所有药物均有效，但拉贝洛尔相关的不良反应较少。

- 许多患有子痫前期的女性血管内容量减少，因此在开始静脉使用肼屈嗪之前 / 之时，宜用晶体（不超过 500ml）进行预处理。

- 容量扩充可优化心脏前负荷并改善肾脏和子宫胎盘的血流。如果子痫前期的方案在分娩后开始，通常会忽略容量负荷。

- 液体维持应限制在 80ml/h，除非有其他持续的液体丢失（如出血），以避免液体超负荷和肺水肿。

- 血管扩张剂（肼屈嗪和硝苯地平）在许多患者中引起头痛和心动过速，如果交感神经系统已经被拉贝洛尔抑制，则更趋向于使用。

- 硝苯地平与硫酸镁联合使用可引起严重低血压。一般来说，除非有容量超负荷或肺水肿，否则应避免利尿剂治疗。

- 持续胎心率监测是适当的，因为抗高血压治疗可能导致胎儿窘迫。

- 肾功能和液体平衡必须仔细监测，通常存在少尿且对容量负荷的耐受性差。持续的血氧饱和度（SaO_2）监测至关重要，因为有胃内容物的吸入和肺水肿的潜在风险。

- 还应监测血小板计数（如果较低则注意凝血功能）和肝功能。

- 重症患者的管理必须基于动脉内血流动力学监测。

（七）子痫的管理

- 子痫的一级和二级预防药物的选择是硫酸镁，这可能起到了脑血管扩张药的作用。

- 子痫应先静脉用硫酸镁治疗，然后持续输注（维持至分娩后或最后一次发作后 24～48h）以防止进一步发作。

- 重度子痫前期（特别是那些有持续大脑刺激体征的女性，如头痛、视觉盲点、躁动和阵挛或尽管血压控制良好但嗜睡）的女性可给予预防子痫的治疗。

- 硫酸镁给药的负荷量为 4g（稀释至 40ml）大于 5～10min，然后维持输注速度为 1g/h。

- 子痫复发应再推注 2～4g 治疗。

- 静脉应用硫酸镁的不良反应包括神经肌肉阻滞和肌腱反射消失、复视和言语不清、呼吸抑制和心跳骤停。其使用需要密切监测呼吸频率、SaO_2 和肌腱反射。

- 如果出现少尿、肝功能不全或急性肾损伤（acute kidney injury，AKI）或出现进一步抽搐，则应监测血清镁水平（治疗范围 2～4mmol/L）。在 AKI 时，使用相同的镁负荷剂量，但维持剂量减半。

（八）分娩的管理

- 主张子痫前期的女性在分娩或剖宫产时进行镇痛。
- 可以通过减少前负荷和后负荷以及提供足够的镇痛来帮助控制高血压。可避免全身麻醉和插管引起的血压波动。
- 在血小板减少的情况下，局部阻滞麻醉被认为是不安全的，剖宫产术必须采用全身麻醉。大多数产科麻醉医生所采用的阈值是血小板计数（60～80）×10^9/L。如果计数低，可能需要进行免疫血小板计数，而结果可能是正常的（见第 14 章）。
- 应避免使用麦角新碱，因为它可能导致血压急剧上升。

（九）产后管理

- 尽管分娩消除了子痫前期的病因，但临床表现，特别是高血压，可能需要数周才能缓解。分娩后临床症状通常会短暂恶化。
- 因此，女性在分娩后需要严密监护，注意血压控制、液体平衡，血液学和生化监测。
- 多尿通常在分娩后的 24h 内自发发生，但常会先出现一段时间的少尿。
- 患有子痫前期的女性应避免使用非甾体抗炎药，因为这会引起 AKI 的风险，特别是在容量不足的情况下，体液潴留的患者中可能会引起肺水肿。

（十）少尿

- 少尿是子痫前期的正常特征，特别是在手术分娩或使用缩宫素引产后。
- 液体超负荷引起肺水肿的风险持续至产后，容量减少和轻度 AKI 要比通过积极的容量替代治疗产后的即时少尿更为安全。这与在重症监护病房其他原因导致少尿所使用的治疗策略不同。
- 如果认为有必要输注缩宫素，可以以高浓度的形式（如通过注射泵）进行给药以避免过多的液体。
- 除非有明显的液体超负荷或肺水肿体征，否则通常也不使用利尿剂治疗产后少尿。
- 在这种情况下使用多巴胺没有明显的长期收益。
- 除非存在潜在的肾脏病理情况，否则蛋白尿也会自发消退，但可能需要数周或数月。

（十一）高血压

- 产后高血压常见。正常妊娠后会血压升高，通常在产后 3～6 天才达到峰值。因此，尽管分娩后血压立即正常，但妊娠期间患有高血压的女性可能会在产后第 1 周再次变为高血压。
- 甲基多巴会导致抑郁，因此应避免在产后使用。
- β 受体阻滞剂（如阿替洛尔 50～100mg，每天 1 次）、钙通道阻滞剂（如缓释硝苯地平 10～20mg，每天 2 次；或氨氯地平 5～10mg，每天 1 次）和（或）ACE 抑制药（如依那普利 5～20mg，每天 2 次）。如果需要，适用于治疗产后高血压。
- 对于发生妊娠期高血压的女性，通常可以在产后 6 周内停止使用降压药物。
- 前面讨论的所有药物，包括 ACE 抑制剂，都可以安全地用于母乳喂养的女性。

- 然而，母乳喂养的母亲通常避免使用利尿剂和血管紧张素受体阻滞剂（angiotensin receptor blocker，ARB），因为增加的母亲口渴的相关不良反应。
- 对于患有孕前高血压的女性，分娩后通常应改用患者孕前的降压方案（但需用依那普利代替 ACE 或 ARB，因为在母乳喂养中有更多的安全性数据）并避免使用利尿剂。
- 对于需要使用 α 受体阻滞剂的女性，哌唑嗪优于多沙唑嗪，因为后者在母乳中积累。

八、预防

（一）小剂量阿司匹林

- 使用小剂量阿司匹林的基本原理是它会抑制血小板的环氧合酶，从而抑制 TXA_2 的合成。
- 关于抗血小板治疗预防子痫前期的所有试验的 Meta 分析显示，接受抗血小板治疗的女性子痫前期的发生率降低 15%。然而，为了预防 1 例子痫前期，90 名女性需要接受小剂量阿司匹林治疗。
- 在一项针对早产子痫前期高风险女性的随机对照试验中，150mg 阿司匹林可以更有效地降低早发子痫前期（即必须在妊娠 37 周之前分娩）的风险（1.6% vs. 4.3%）。但是，尚不清楚 150mg 是否比 75mg 更有效。因此，NICE 建议在子痫前期风险增加的女性中使用阿司匹林 75～150mg。
- 有充分的证据证明小剂量阿司匹林在妊娠期使用的安全性。
- 如果使用阿司匹林（表 1-5），治疗可在妊娠 12 周前开始并持续整个妊娠期。有证据表明，如果在一天中的晚些时候服用阿司匹林，则子痫前期的风险降低更多。

（二）钙和维生素 D

- 对 13 项随机试验的 Meta 分析，比较了妊娠期间每天服用至少 1g 钙与安慰剂，显示子痫前期的风险降低了超过 50%。对于高风险及基础钙摄入量低的女性效果最大，降低了 80%。
- 世界卫生组织建议饮食中钙摄入量低的孕妇每天补钙 1.5～2g。
- 母体血清 25（OH）D（25- 羟基维生素 D）浓度低会增加子痫前期的风险，补充维生素 D 会降低这种风险。

表 1-5　小剂量阿司匹林预防的适应证

患有下列一种疾病的女性应从妊娠 12 周开始每天服用阿司匹林 75mg 直至婴儿出生
- 既往妊娠中子痫前期 / 高血压
- 慢性高血压
- CKD
- 自身免疫性疾病，如系统性红斑狼疮或抗磷脂综合征
- 1 型或 2 型糖尿病

具有一种以上的下列子痫前期中风险因素的女性应从妊娠 12 周开始每天服用阿司匹林 75mg 直至婴儿出生。中风险因素如下所示
- 第一次妊娠
- 年龄≥40 岁
- 妊娠间隔超过 10 年
- 首次就诊时 BMI≥35kg/m²
- 子痫前期家族史
- 多胎妊娠

九、复发 / 孕前咨询

- 第一次妊娠存在子痫前期的女性在她们第二次妊娠中发生子痫前期的风险约为 15%（或比既往没有子痫前期的女性风险增加 7 倍）。
- 如果具有潜在的内科风险因素，例如孕前高血压、CKD 或抗磷脂综合征，则风险增加。
- 既往早发型子痫前期（表 1-6）或 HELLP 综合征的女性的复发风险也更高。
- 子痫前期增加了随后发生高血压（2～5 倍）、心血管疾病（2 倍）和脑血管疾病（2～3 倍）的风险。
- 早发型子痫前期和 FGR 的风险也更高。
- 子痫前期和心血管疾病（cardiovascular disease，CVD）具有许多相同的危险因素和病理变化，包括广泛的内皮损伤和功能障碍以及全身炎症反应增加。因此，患有子痫前期的女性适合进行 CVD 风险筛查和可能的干预措施。

表 1-6　子痫前期复发的风险

前次妊娠因子痫前期分娩（孕周）	复发风险（%）
20～28	40
28～34	33
34～37	23
37+	10

妊娠高血压疾病——要点

- 高血压是妊娠期最常见的内科问题。
- 子痫前期仍然是英国孕产妇发病的重要病因，也是全世界孕产妇死亡的常见死因。
- 子痫前期是一种异质性多系统内皮疾病，不仅会导致高血压和蛋白尿，还会导致广泛的影响。
- 拉贝洛尔、硝苯地平和甲基多巴是妊娠期治疗高血压的首选药物。
- 子痫可能早于高血压和蛋白尿发生。
- 患有子痫前期的女性需要入院、严密监护，特别是在症状、血压控制、肾和肝功能、血小板计数和胎儿安全方面。
- 分娩是子痫前期的唯一治愈方法，可能以胎儿或母体原因为指征。
- 妊娠期患有高血压的女性产后通常需要使用降压药物进行治疗，但因抑郁的风险应避免使用甲基多巴。
- 少尿是产后早期的正常特征，除非有客观证据表明容量减少，否则不应使用大量静脉输液进行治疗。
- 硝苯地平、氨氯地平、阿替洛尔和依那普利是产后治疗高血压的首选药物。

- 子痫前期的复发风险因疾病早发而增加。
- 妊娠并发子痫前期的女性在晚年发生高血压、心血管疾病、脑血管疾病和CKD的可能性显著增高。

（牛　洁　译　韩凤珍　李映桃　校）

参考文献

[1] Chappell, L.C., Brocklehurst, P., Green, M.E. et al. (2019); PHOENIX Study Group. Planned early delivery or expectant management for late preterm pre-eclampsia (PHOENIX): A randomised controlled trial.*Lancet*, 394 (10204), 1181–1190.

[2] Duckitt, K., Harrington, D. (2005) Risk factors for pre-eclampsia at antenatal booking: Systematic review of controlled studies.*BMJ*, 330, 565–567.

[3] Duhig, K.E., Myers, J., Seed, P.T., Sparkes, J., Lowe, J., Hunter, R.M., Shennan, A.H., Chappell, L.C. (2019); PARROT trial group. Placental growth factor testing to assess women with suspected pre-eclampsia: A multicentre, pragmatic, stepped-wedge cluster-randomised controlled trial.*Lancet*, 393 (10183), 1807–1818.

[4] Duley, L., Henderson-Smart, D.J., Meher, S., King, J.F. (2007) Antiplatelet agents for preventing pre-eclampsia and its complications. *Cochrane Database Syst Rev*, 2, CD004659.

[5] Hofmeyr, GJ, Lawrie TA, Atallah A.N., Torloni, M.R. (2014) Calcium supplementation during pregnancy for preventing hypertensive disorders and related problems.*(2018) Cochrane Database System Rev*, 10, CD001059.

[6] Knight, M., on behalf of UKOSS (2007) Eclampsia in the United Kingdom 2005. *BJOG*, 114, 1072–1078.

[7] Knight, M., Nair, M., Tuffnell, D., Kenyon, S., Shakespeare, J., Brocklehurst, P., Kurinczuk, J.J. (Eds.) on behalf of MBRRACE-UK. *Saving Lives, Improving Mothers' Care—Surveillance of Maternal Deaths in the UK 2012–14 and Lessons Learned to Inform Maternity Care from the UK and Ireland Confidential Enquiries into Maternal Deaths and Morbidity 2009-14.*Oxford: National Perinatal Epidemiology Unit, University of Oxford, 2016.

[8] Leon, L.J., McCarthy, F.P., Direk, K., Gonzalez-Izquierdo, A., Prieto-Merino, D., Casas, J.P., Chappell, L. (2019) Preeclampsia and cardiovascular disease in a large UK pregnancy cohort of linked electronic health records: A CALIBER Study.*Circulation*, 140 (13), 1050–1060.

[9] Magee, L.A., von Dadelszen, P., Rey E. et al. (2015 Jan 29) Less-tight versus tight control of hypertension in pregnancy.*N Engl J Med*, 372 (5), 407–17.

[10] NICE.(2019) National Institute for Health and Care Excellence Clinical Guideline 133.Hypertension in pregnancy: diagnosis and management.https://www.nice.org.uk/guidance/ng133

[11] Rolnik. D.L., Wright, D., Poon, L.C. et al. (2017) Aspirin versus placebo in pregnancies at high risk for preterm preeclampsia.*N Engl J Med*, 377 (7), 13–622.

[12] The Magpie Trial Collaborating Group. (2002) Do women with pre-eclampsia, and their babies, benefit from magnesium sulphate? The Magpie trial: A randomized placebo-controlled trial.*Lancet*, 359, 1877–1890.

[13] Webster, L.M., Conti-Ramsden, F., Seed, P.T., Webb, A.J., Nelson-Piercy, C., Chappell, L.C.(2017) Impact of antihypertensive treatment on maternal and perinatal outcomes in pregnancy complicated by chronic hypertension: A systematic review and meta-analysis.*J Am Heart Assoc*, 6, (5). pii: e005526. doi: 10.1161/JAHA.117.005526.

第2章 心脏病

Heart disease

一、妊娠期心血管系统的改变

- 首要改变应该是外周血管扩张（表 2–1）。由内皮依赖性因子所介导，包括由雌二醇和有可能为血管扩张性前列腺素上调所导致的一氧化氮合成。

- 外周血管扩张导致体循环血管阻力（systemic vascular resistance，SVR）下降。为代偿这种改变，妊娠期心输出量增加约 40%。大部分是由每搏输出量的增加和心率的轻微增快而完成。

- 这些改变从妊娠早期开始，至孕 8 周，心输出量增加 20%。

- 孕 20～28 周时心输出量达到最大，足月时轻度下降。每搏输出量的增加是由妊娠期心室壁肌量和舒张末容积（而不是舒张末压力）的增加所致。心脏生理性扩大，心肌收缩力增加。

- 虽然每搏输出量在接近足月时会下降，但是母体心率的增加（每分钟增加 10～20 次）仍然存在，从而保证了心输出量的增加。

- 在接近足月时，孕妇的体位对母体和胎儿的血流动力学有显著影响。仰卧位时，妊娠子宫对下腔静脉（inferior vena cava，IVC）造成压迫，导致回心血量减少，从而使每搏输出量和心输出量下降。从侧卧位转成仰卧位时，心输出量可减少 25%。因此对妊娠女性而言，只要有可能，应该保持左侧或右侧卧位。如果孕妇必须得保持仰卧位的姿势，那么应该旋转骨盆，使得子宫偏向一侧，远离下腔静脉，从而可以获得心输出量和子宫 – 胎盘血流灌注的最优化状态。

- 心输出量的减少会导致子宫 – 胎盘血流灌注减少，进而影响胎儿。

- 虽然妊娠期血容量和每搏输出量增加，但肺毛细血管楔压（pulmonary capillary wedge pressure，PCWP）和中心静脉压并没有显著增加。

- 在正常妊娠中，肺血管阻力（pulmonary vascular resistance，PVR）与 SVR 一样，显著降低。

- 虽然 PCWP 没有增加，但血浆胶体渗透压降低。胶体渗透压 /PCWP 的压差降低约 30%，使得妊娠女性特别容易出现肺水肿。

- 当心脏前负荷增加（如输液）或者后负荷增加（如高血压的急性发作），又或者肺毛细血管的渗透性增加（如子痫前期）时，会诱发肺水肿。

二、产时和产后血流动力学改变

- 分娩期心输出量进一步增加，第一产程增加 15%，第二产程增加 50%。子宫收缩时，300～

表 2-1　妊娠期心血管系统适应性改变

生理性变量	改变方向	改变程度 / 时间
心输出量	↑↑	40%
每搏输出量	↑↑	
心率	↑↑	10～20/min
血压	↓↓	妊娠早中期下降 10～15mmHg
	→↑	妊娠晚期
中心静脉压	→→	
PCWP	→→	
SVR 和 PVR	↓↓	25%～30%
血浆胶体渗透压	↓↓	10%～15%

500ml 血液自动回输至循环中，且对疼痛和焦虑的交感神经反应可进一步升高心率和血压。心输出量在子宫收缩期增加得更多，但在收缩间期也有增加。

- 分娩后心输出量会出现一个即刻的升高，这是因为，IVC 受压的解除及子宫的排空和收缩使体循环的血液增加，心输出量增加 60%～80%。随后在分娩后的约 1h 内迅速下降至分娩前水平。血管外组织间液的回输进一步使静脉回流和每搏输出量增加。
- 因此，合并心血管疾病的孕产妇，大部分在第二产程和分娩后的即刻会有肺水肿的危险。
- 心输出量在分娩后的两周接近正常（非孕时水平），虽然有些病理改变（如子痫前期的高血压）可能会持续更长时间（见第 1 章）。

（一）妊娠期心血管系统检查的正常发现

可能包括以下几个方面。

- 洪脉 / 陷落脉。
- 妊娠中晚期心尖搏动向左侧移位。
- 喷射样收缩期杂音（超过 90% 的孕妇存在，在整个心前区可能都会听到或者非常响亮）。
- 响亮的第一心音。
- 第三心音。
- 相对的窦性心动过速。
- 异位搏动。
- 外周水肿。

（二）妊娠期心电图的正常发现

部分与心脏位置的改变有关，可能包括以下几个方面。

- 心房和心室的异位。
- 在 III 导联出现小的 Q 波和 T 波倒置。
- 下肢和侧导联上出现 ST 段压低和 T 波倒置。

- QRS 轴左偏。

（三）妊娠期影像学的正常发现

- 胸部 X 线显示心脏可能会出现增大。
- 超声心动图上的少量心包积液并不少见。

三、总则

理想状态下，对合并心脏病的女性，应该在计划妊娠前进行详细的评估和咨询，包括心脏状态的仔细评估以及所有潜在风险的解释和告知。虽然大部分的心脏病女性清楚自己的诊断，但是许多妊娠还是非计划的，并且越来越多的情况是从未进行过医疗检查的移民女性，在妊娠期呈现出先前未诊断的心脏病。

与肺相比，心脏的储备能力相对差一点（见第 4 章）。无论心功能不全的潜在病因是什么，耐受妊娠的能力与以下因素相关。

- 肺高压的存在。
- 任何病变导致的显著血流动力学改变。
- 心功能分级 [纽约心脏病协会（New York Heart Association，NYHA）]（表 2–2）。
- 紫绀的存在（动脉氧饱和度<80%）。

心脏病孕妇心血管事件的其他预测因子。

- 短暂性缺氧发作或心律失常的病史。
- 心力衰竭的病史。
- 左心梗阻 [二尖瓣瓣口面积<2cm^2，主动脉瓣瓣口面积<1.5cm^2，主动脉瓣跨瓣压差（非孕状态的平均值）>30mmHg]。
- 心功能障碍 [左心室射血分数（LVEF）<40%]。

艾森门格综合征（Eisenmenger syndrome）导致的肺动脉高压、心功能不全或者两者均存在的状况下导致的紫绀预示不良结局，而相较于单纯紫绀在预测不良结局方面就显得没有那么重要。

当患者心功能不全（NYHA 分级 Ⅲ级或者 Ⅳ级）时，无论明确的病因是什么，不良妊娠结局的可能性大。相反，那些心功能 Ⅰ级或者 Ⅱ级的患者，很可能能平稳度过妊娠期。每个病例必须个体化评估，但有些患者即使没有症状，也需要特殊考虑，包括以下情况。

- 二尖瓣狭窄（有肺水肿的风险）。
- 马方综合征和其他主动脉病（有主动脉夹层或者破裂的风险）。
- 肺高压（有死亡的风险）。

表 2–2 NYHA 心功能分级

Ⅰ级	无气促 / 未受损
Ⅱ级	严重劳累后才出现气促 / 轻度受损
Ⅲ级	轻微活动即出现气促 / 中度受损
Ⅳ级	休息时即出现气促 / 重度受损

- 复杂的先天性心脏病。

- 机械心脏瓣膜（有瓣膜血栓和出血的风险）。

欧洲心脏病协会（ESC）指南推荐由妊娠心脏病小组（心脏科医师、产科医师和产科麻醉医师）对患者进行详细的评估，包括咨询和妊娠期的处理、商定分娩计划并记录在案（见后文）。

以 ESC 的指南为基础，我们总结了各种心脏疾病的妊娠相关风险水平，见表 2-3。

那些需要避免妊娠的女性，应该给予恰当的避孕建议。已有相关的指南，见附录 C。

四、肺高压

合并肺高压的女性，无论肺高压的病因是什么，在妊娠期的风险均增加。母体死亡率既往是 40%，后续的研究发现为 10%～25%。随着靶向药物的出现，死亡率进一步下降。妊娠女性肺高压的病因可能为以下情况。

- 肺动脉高压（pulmonary arterial hypertension，PAH）。
  - 特发性。
  - 药物相关。
  - 结缔组织病，如系统性硬化症、系统性红斑狼疮（PAH-CTD）。
- 先天性心脏病相关的肺高压，如房间隔缺损（atrial septal defect，ASD）/ 室间隔缺损（ventricular septal defect，VSD）。这包括艾森门格综合征（肺高压和反向分流，如右向左分流）。
  - 门脉高压。
- 左心疾病相关的肺高压（包括左室收缩和舒张功能和心脏瓣膜病）。
- 肺部疾病导致的肺高压，如囊性纤维化、肺间质病、缺氧（PH-RESP）、睡眠呼吸障碍。
- 慢性血栓栓塞性肺高压。

1997—2007 年的文献回顾显示，特发性肺高压的母体死亡率为 17%，先天性心脏病相关肺高压的为 28%，其他类型的为 33%。最近一些来源于专科中心的系列病例报道显示死亡率低至 11%～17%。一项来源于英国产科监督系统包含了 30 例肺高压女性的研究显示，在选择继续妊娠的患者中，母体死亡率为 8.3%。一些患者对肺血管扩张剂呈阳性反应，因此可能会给予钙通道阻滞剂来降低肺压力。妊娠期的死亡率在这些亚组以及那些治疗中肺动脉压正常的患者中可能会降低。

固定的 PVR（正常妊娠时下降）和升高的肺动脉压（PAP）意味着这些女性不能通过增加肺部血流量来适应增加的心输出量，因此她们对妊娠的耐受性差。所以，应该积极地建议她们避孕，并给予足够的避孕措施方面的推荐（见附录 C），例如皮下埋植的仅含孕激素的避孕药（Nexplanon®）。

- 肺高压的定义是：非妊娠状态时，不存在左向右分流的情况下，肺动脉平均压（非收缩性）升高，在静息状态下达到或超过 25mmHg，活动时达到或超过 30mmHg。

- 肺动脉收缩压（非平均压）通常是通过多普勒超声测量跨三尖瓣的反流速度（Vm/s）而估算的，前提是没有肺动脉瓣狭窄或者整个右心室流出道（right ventricular outflow tract，RVOT）无狭窄。右室收缩压（right ventricular systolic pressure，RVSP）通过平衡方程式计算获得：RVSP=4V²+JVP（颈静脉压）。这可以作为一种筛查试验。平均肺压和估测的肺动脉收缩压之间没有一致认可的相关性。

- 如果肺高压合并左向右分流，或者存在 RVOT 梗阻的情况下，肺血管病的诊断是特别困难的，

表 2-3　不同心脏疾病的妊娠相关风险

低风险	病死率轻度增加的风险 / 发病率中度增加	病死率中度增加的风险或严重发病率	病死率显著增加的风险或严重发病率	病死率极度增加的风险或严重发病率
• 心血管事件发生率 2.5%~5%	• 心血管事件发生率 5%~10%	• 心血管事件发生率 10%~19%	• 心血管事件发生率 19%~27%	• 心血管事件发生率 40%~100%
• 无并发症的小的或者轻度 PS、PDA、MVP	• 未矫正的 ASD、VSD、PDA、MVP	• 轻度 LV 功能障碍（LVEF >45%），HCM	• 中度 LV 功能障碍（LVEF 30%~45%） • 既往 PPCM，且没有残留左心功能受损 • 机械瓣膜	• PAH • 严重的 LV 受损（LVEF <30%），NYHA III / IV • 既往 PPCM，左心功能受损
• 成功矫正的 ASD、VSD、PDA、APVD	• 法洛四联症矫正术后	• 矫正后的主动脉缩窄，AVSD	• 右心室体循环合并正常-轻度心室功能受损 • Fontan 循环	• 右心室体循环合并中度-重度心室功能受损 • 有合并症的 Fontan 循环
• 房性和室性异位搏动	• 大部分的心律失常（如 SVT）；无主动脉病变的特纳综合征	• 大部分自身的或者组织瓣膜病（除外那些极高风险的），如轻度 MS、中度 AS	• 未矫正的紫绀型先天性心脏病（没有 PAH） • 中度 MS/严重的无症状 AS	• 严重的 MS/有症状的 AS • 严重的主动脉缩窄
		• 无主动脉扩张的马方综合征或其他 HTAD 主动脉直径 <45mm 二叶 AoV	• 马方综合征或其他 HTAD 主动脉直径 40~45mm • 二叶 AoV 主动脉直径 45~50mm • 特纳综合征 ASI 20~25mm/m² • 法洛四联症主动脉直径 <50mm • 室性心动过速	• 马方综合征或其他 HTAD 主动脉直径 >45mm • 二叶 AoV 主动脉直径 >50mm • 特纳综合征 ASI >25mm/m² • 法洛四联症主动脉直径 >50mm • 血管型 EDS

改编自 ESC 2018.

AoV. 主动脉瓣；APVD. 肺静脉异位引流；AS. 主动脉瓣狭窄；ASD. 房间隔缺损；ASI. 主动脉大小指数；EDS. 埃勒斯-当洛综合征；HCM. 肥厚型心肌病；HTAD. 遗传性胸主动脉疾病；LV. 左心室；MS. 二尖瓣狭窄；MVP. 二尖瓣脱垂；NYHA. 纽约心脏病协会；PAH. 肺动脉高压；PDA. 动脉导管未闭；PS. 肺动脉瓣狭窄；PPCM. 围产期心肌病；SVT. 室上性心动过速；VSD. 室间隔缺损

需要进一步的检查，通过右心导管检查来计算 PVR 是很有必要的。

- 通过多普勒测量肺高压的方法可能也适用于二尖瓣狭窄和存在大的左向右分流而未出现反向血流的患者。

- 那些存在肺高压并且仍然以左向右分流为主的女性风险偏低，有可能平稳度过妊娠期。虽然这些女性可能没有出现肺血管病变和固定的 PVR（或者这些在妊娠前还没有建立），但是她们的病情在妊娠期有进展的可能，需要非常仔细的监护和一系列的心脏超声检查。

管理

如果合并肺高压和持续升高的 PAP 的女性确认妊娠，应该考虑终止妊娠。终止妊娠本身与母体死亡率相关，高达 7%，但是这比允许她继续妊娠相关的风险要低。

对于大部分因妊娠而导致死亡的肺高压女性而言，死亡往往发生在分娩后的瞬间。这些危险与增加的右向左分流（在艾森门格综合征患者中）、右心衰竭和肺高压危象相关，尽管临床经过严密监护和恰当处理，但仍不可避免。处理原则包括以下几方面。

1. 产前

- 妊娠期应该继续 PAH 靶向治疗。特殊的治疗包括以下方面。
  - 磷酸二酯酶抑制剂（西地那非、他达拉非）。这些药物可安全地继续用于妊娠期。
  - 内皮素受体阻滞剂（波生坦、安利生坦）。这些药物在妊娠期通常要停用，因为在大鼠上发现有致畸作用。
  - 前列腺素样类似物 [依前列醇——静脉用（iv），伊洛前列醇——雾化吸入或者 iv] 和一氧化氮——吸入。这些药物可安全地继续用于妊娠期。

- 不再推荐所有肺高压的女性使用低分子肝素（low-molecular-weight heparin，LMWH）来预防血栓。但是建议依据潜在病因、病情严重性和其他处理措施来个体化制定，如依前列醇增加出血的风险，所以对 LMWH 的剂量需格外小心。

- 在症状恶化时可选择入院、卧床休息、氧疗和增加靶向药物治疗。

2. 围产期

- 多学科讨论和计划择期分娩。尽管大部分的病例通常在未足月时即选择剖宫产分娩，但没有证据显示：剖宫产与阴道分娩相比或者局部与全身镇痛 / 麻醉相比，能降低死亡率。

- 应该严密监护，治疗上高度依赖多学科协作，包括重症医生、麻醉师、肺高压专家和具有诊治肺高压孕妇经验的产科医生。

- 避免低血容量、维持前负荷（采用超声心动图来监测右室充盈情况）。

- 避免酸中毒。

- 避免血栓栓塞、预防血栓。

- 避免肺动脉导管（有潜在的毁灭性的原位血栓形成的风险）。

- 避免全身的血管扩张（因此慎用局部麻醉和缩宫素）

五、先天性心脏病

妊娠合并先天性心脏病患者逐年上升，因为那些合并严重缺陷并在儿童期接受矫正手术的患者现在进入了育龄期。妊娠期最常见的先天性心脏病有动脉导管未闭（PDA）、ASD 和 VSD。共占约 60% 的病例。

单纯的无紫绀型缺损和无合并症的左向右分流患者孕期较少出现问题。合并微小血流动力学改变的缺损患者能平稳度过妊娠期。绝大多数缺损患者应个体化处理。

（一）动脉导管未闭

- 妊娠期见到的大部分病例在儿童期已经进行了矫正手术。
- 矫正后的病例在妊娠期不会出现并发症，不需要预防性使用抗生素。
- 未矫正的病例通常也能平稳度过妊娠期，但是有充血性心力衰竭的风险。

（二）房间隔缺损

- 女性中最常见的先天性心脏病。
- 通常能很好地耐受妊娠。
- 潜在的风险是反常栓塞，但是风险较低，尤其是合并小缺损的情况下。
- 如果患者分娩时失血，由于存在左向右分流的增加，那么病情就会恶化并出现低血压的情况。这会导致左心室输出量和冠状动脉血流的降低。
- 室上性心律失常（SVT）在 40 岁前不常见，妊娠期罕见。

（三）室间隔缺损

- 左心室的容量负荷增加。
- 通常能很好地耐受妊娠，除非进展到艾森门格综合征（见上文）。

（四）先天性主动脉瓣狭窄

- 大部分病例与二叶主动脉瓣相关，因此，有升主动脉扩张的风险。
- 如果主动脉瓣瓣口面积＜1cm^2 或者平均跨瓣压差较大（＞50mmHg，非孕状态下），则会出现显著梗阻的结果。
- 中 – 重度的风险有心绞痛、高血压、心力衰竭和猝死。
- 风险的指示信号包括：活动时血压不能正常的升高，左心室功能受损或者出现相关症状。
- 妊娠期，这些症状（如心绞痛、呼吸困难、晕厥前的症状、晕厥），和高血压一样，可以通过使用β受体阻滞剂来控制，并能维持左心室功能的良好。β受体阻滞剂能增加冠脉血流和左心室的充盈。
- 静息状态下心动过速的出现可能预示着左心室的衰竭，不能维持妊娠期所增加的每搏输出量。
- 跨主动脉瓣压差（可以通过心脏彩超测量）随着妊娠期心输出量的增加而升高是正常的。这种升高并不意味着狭窄的加重。如果跨瓣压差不能相应升高，又或者反而下降，则需引起关注，因为这提示左心室功能失代偿。
- 并发症主要发生在那些严重主动脉狭窄的患者中，因为对心输出量增加的代偿能力受到了限制。
- 对于严重的病例，球囊瓣膜扩张术可以短暂缓解严重的狭窄，从而使得妊娠继续下去。

（五）主动脉缩窄

- 一旦诊断，通常应该在妊娠前矫正。但是残留缩窄的情况并非不常见。

- 未矫正的主动脉缩窄的风险有心绞痛、高血压和充血性心力衰竭。也和主动脉破裂及主动脉夹层有关联。
- 重要的是要记录已经手术修补的形式（支架、锁骨下皮瓣、端端切开吻合术）。最好在妊娠前进行磁共振（MRI）检查，排除动脉瘤或者修补部位周围的窄后扩张。
- 严格的控制血压和使用β受体阻滞剂降低心肌收缩力的措施可能会使主动脉夹层的风险降至最低。

（六）马方综合征

80% 的马方综合征患者存在心脏受累的情况，最常见原因如下。

- 二尖瓣脱垂。
- 二尖瓣反流。
- 主动脉根部扩张。

妊娠期患有这种综合征的患者有主动脉夹层和主动脉破裂的风险。夹层和破裂的危险预测因子包括：

- 以前存在的或者进展的主动脉根部扩张（10% 的夹层风险，如果根部直径超过 4cm）。
- 夹层或者主动脉破裂的阳性家族史。

管理

- 如果主动脉根部直径超过 4.5cm，禁止妊娠。
- 高风险患者（尤其是主动脉根部直径超过 4.5cm）应该在妊娠前接受主动脉根部置换术或者个体化的外部主动脉根部支持（PEARS）操作。
- 有证据显示β受体阻滞剂能减少马方综合征患者主动脉扩张的概率并降低并发症的风险。合并主动脉扩张或者高血压的妊娠女性应该继续或者开始使用β受体阻滞剂。
- 规律地进行超声心动图检查，评估主动脉根部的直径。
- 通常推荐合并主动脉进行性扩张或者直径超过 4.5cm 的妊娠女性选择择期剖宫产的方式分娩。

马方综合征是一种常染色体显性遗传病。合并心脏病变的患者后代有心脏异常的可能。马方综合征患者的其他特征包括以下几个方面。

- 身高增加显著。
- 臂长超过身高。
- 蜘蛛趾（指）。
- 关节松弛。
- 胸骨凹陷。
- 高腭弓。
- 晶状体脱位。

（七）紫绀型先天性心脏病

成人中主要的病因如下。

- 肺动脉闭锁。
- 法洛四联症。

紫绀给母体和胎儿带来显著的风险，包括下列几种情况。

- 紫绀加重，因为妊娠期外周血管阻力的下降导致了右向左分流的增加。
- 血栓栓塞的风险增加，因为红细胞增多症（继发于低氧血症）。
- 胎儿丢失的风险增加（尤其是血氧饱和度<80%～85%），胎儿生长受限的风险增加，活产率<20%。
- 相关的肺高压。

妊娠结局改善，如果是下列几种情况。

- 静息状态下血氧饱和度>85%。
- 血红蛋白浓度< 180g/L。
- 血细胞比容< 55%。

（八）法洛四联症

这是成人先天性心脏病门诊中最常见的类型之一。妊娠期的这类女性大部分都接受过矫正手术。如果未手术治疗，那些没有合并肺血管病的患者有可能成功度过妊娠期，有下面 2 个主要关注点。

- 右向左分流所致的反常栓塞会导致脑血管意外。
- 紫绀和母体的低氧血症对胎儿的影响
  - 活动后血氧饱和度下降显著。
  - 胎儿生长受限。
  - 流产的风险增加。
  - 自发性和医源性早产的风险增加。

应用以下措施可以将这些风险降至最低。

- 预防血栓。
- 择期住院，给予卧床休息和氧疗，最大限度地提高血氧饱和度。

矫正过的法洛四联症女性能很好地耐受妊娠，主要的问题是右心室功能障碍可能会恶化，这是由早期手术导致的肺动脉瓣反流所致。

（九）先天性心脏病矫治术后

对于复杂性先天性心脏病女性的详细评估，就是那些接受了姑息手术的患者，不在本手册的范围内。但是以下情况需要重点考虑。

- 心室衰竭的风险（尤其是在右心室充当体循环泵的功能时）。
- 任何遗留的肺高压。

婴儿期接受了简单型缺陷矫正手术的大部分患者，在妊娠期不会出现什么问题。

Fontan 循环

这是三尖瓣闭锁或者合并肺动脉狭窄的转位手术后的结果。

- 右心室被旁路，而左心室充当体循环和肺循环的泵功能。
- 静脉压的升高可能导致肝淤血和水肿，但足量的容量负荷是必需的，以保证充足的肺循环。
- 妊娠前需要评估肝脏疾病或者肝纤维化。
- 在妊娠和治疗之外，女性通常需要进行抗凝；或者推荐妊娠期使用高预防剂量的低分子肝素（LMWH）。

（十）遗传咨询

- 如果母亲（而不是父亲）合并先天性心脏病，那么胎儿合并先天性心脏缺陷的风险增高。总体来说，风险大概是 2%～5%（超过普通人群风险的 2 倍）。
- 风险的高低取决于特定的病变。对于左心流出道病变而言风险高一些。如果胎儿受累，那么倾向于存在相同的病变。
- 在合并 ASD 的女性中，胎儿合并 ASD 的风险为 5%～10%；对于主动脉狭窄，风险最高（18%～20%）。
- 马方、肥厚型心肌病（hypertrophic cardiomyopathy，HCM）和一些遗传性扩张型心肌病（见后文）具有常染色体显性遗传的特征。
- 建议合并先天性心脏病的女性进行详细的胎儿心脏超声检查。

六、获得性心脏病

- 世界范围内，影响育龄期女性最常见的获得性心脏病是风湿性心脏病。这是由风湿热引起的，能损害一个或多个心脏瓣膜。通常是在儿童时期感染，在英国出生的女性中现在已非常少见。但是在移民女性中，并非不常见，有可能在妊娠前就已经诊断或者经间断治疗获得缓解。
- 风湿性心脏病可能会在第一次妊娠时表现出来，尤其是在从未接受过医生检查的移民女性中。
- 二尖瓣狭窄占据了妊娠期风湿性心脏病患者的 90%。

（一）二尖瓣狭窄

二尖瓣狭窄的患者在妊娠期是非常危险的，尤其是在未诊断出来的情况下。患者可能先前已经接受过瓣膜切开或者成形术的治疗，但是狭窄会再发。患者没有症状并不意味着她能耐受妊娠或者无任何合并症的分娩。

1. 症状

- 可能没有症状。
- 呼吸困难、端坐呼吸、阵发性夜间呼吸困难。
- 咳嗽（产生粉红色泡沫痰或者咯血）。

2. 体征

- 二尖瓣面容、外周湿冷。
- 叩诊时出现不移位的心尖搏动。
- 通常是窦性心律，有心房扑动和颤动的风险。
- 第一心音响亮（S_1），肺动脉瓣区第二心音响亮（P_2），开瓣音。
- 低音调、舒张中期隆隆样杂音。
- 肺水肿的征象。这可能表现为喘息，易与哮喘混淆，可导致错误及危险的处理（如 β 肾上腺素支气管扩张药）。

3. 妊娠对二尖瓣狭窄的影响

- 虽然患者在妊娠早期无症状，但是病情会迅速恶化并进展为肺水肿。
- 这通常由心动过速所诱发。

- 这可能是由于并发感染、运动、疼痛和焦虑所导致，又或者继发于妊娠期每搏输出量大量增加而未能适应的结果。
- 心动过速对二尖瓣狭窄患者而言是特别危险的，因为左心室的舒张期充盈（二尖瓣狭窄患者的这项功能受损）会进一步降低，每搏输出量随之而降低，左心房压升高，进而诱发肺水肿。
- 发生肺水肿的不良预后特征如下。
  - 严重的二尖瓣狭窄，评估的二尖瓣瓣口面积<1cm²。
  - 妊娠前存在中至重度的症状。

4. 管理
- 运用超声心动图确认诊断和评估病情的严重性。
- 应用 β 受体阻滞剂降低心率，增加左房排空时间。
- 积极地使用地高辛和 β 受体阻滞剂处理心房颤动。
- 避免不明智的静脉输液治疗。
- 避免仰卧位和截石位。
- 应用氧疗、吗啡和利尿剂治疗肺水肿。
- 从专家这方面来说，球囊扩张术和闭合的二尖瓣瓣膜切开术取得了很好的妊娠结果，但是仅适用于那些瓣膜没有钙化而且反流轻微的患者。瓣膜成形术的适用与否通常需要经食道超声心动图（transoesophageal echocardiography，TOE）的评估。
- 如果患者在妊娠前即存在严重的二尖瓣狭窄，建议在计划妊娠前接受手术治疗（开放的 / 闭合的 / 二尖瓣球囊扩张术或者瓣膜置换术）。

（二）反流性瓣膜病

- 体循环血管扩张和外周血管阻力的下降减少了后负荷，因此起到了减少反流的作用。
- 二尖瓣和主动脉瓣反流的患者均能很好地耐受妊娠，因为没有表现出明显的左心室功能障碍。
- 合并心力衰竭的患者，可以安全地应用利尿剂、地高辛来治疗，也可以使用肼屈嗪和（或）硝酸盐作为血管扩张剂，来降低左心室的负荷。

七、心肌病

（一）肥厚型心肌病

约 70% 的病例存在家族性常染色体显性遗传的特征，有广泛的疾病谱。虽然以前认为这种疾病是一种少见病并且与高风险的猝死相关，但目前发现它比较常见且通常是良性的。一些女性可能没有症状，通常是筛查 HCM 患者的一级亲属时诊断，或者妊娠时听诊发现心脏杂音，进一步完善超声心动图后诊断。

1. 临床特征
- 胸痛或者晕厥，由左心室流出道梗阻所致。
- 双心尖搏动（可触及的第四心音）。
- 喷射样收缩期杂音（左室流出道梗阻）。
- 全收缩期杂音（二尖瓣反流）。

- 心律失常。

- 心力衰竭。

猝死的风险因素有：猝死的家族史、非持续性室性心动过速、运动时血压不能相应的升高、左心室壁厚度＞30mm。存在上述特征的女性可能需要安装心内自动除颤器。

2. 妊娠对 HCM 的影响

- 大部分患者能很好地耐受妊娠，因为左心室腔的大小增加，使得每搏输出量能相应地增加。

- 对有症状的女性而言，妊娠期应该继续或者开始使用 β 受体阻滞剂。

- 需要局部麻醉或者镇痛的处理，来避免左室流出道梗阻加重所引起的低血压。

- 任何低血容量都会产生相同的效应，必须快速而充分地纠正。

（二）围产期心肌病

这种罕见的疾病为妊娠所特有。定义为妊娠晚期或者分娩后的数月内出现心力衰竭的症状，而没有找到其他导致心力衰竭的原因。

风险因素包括以下几个方面。

- 多次妊娠。

- 合并高血压的妊娠。

- 多产。

- 高龄。

- 非洲 – 加勒比海地区的种族。

1. 症状

- 呼吸困难。

- 运动耐力下降。

- 心悸。

- 肺和（或）外周水肿。

- 与外周或者脑血栓相关的症状。

2. 体征

- 心动过速、呼吸急促。

- 肺水肿。

- 充血性心力衰竭。

- 心律失常。

- 肺、脑和体循环栓塞的体征。

3. 病因学

尚不清楚。相关理论包括自身免疫反应、微嵌合体、心肌细胞凋亡增加和一种 16kDa 具有细胞毒性的催乳素亚型。

4. 诊断

- 脑钠利尿肽（brain natriuretic peptide，BNP）升高。

- 需行超声心动图检查。诊断标准如下所示。

- LVEF＜45%（除外其他解释或者先前存在的心脏病）。

- 缩短分数＜30%。

- 左心室舒张末期直径＞ 2.7cm/m^2。

● 通常，超声心动图显示心脏四腔心呈球形扩大，左心室功能显著下降。

5. 鉴别诊断

● 围产期心肌病（peripartum cardiomyopathy，PPCM）在表型上与其他原因（最常见的遗传性或特发性）引起的扩张性心肌病（dilated cardiomyopathy，DCM）相同。

● 患有 DCM 的女性可能在妊娠后期失代偿，仔细寻找任何阳性家族史或症状是重要的。

● 妊娠期 PPCM 和 DCM 的管理是相同的，但鉴别诊断很重要。因为，DCM 有指征筛查其他家族成员，PPCM 有复发的风险，还有溴隐亭的潜在用途（见后文）。

● 患有子痫前期或产后大量产科出血的女性可能表现出短暂的 LVEF 受损。

6. 管理

● 如果 PPCM 在产前，择期分娩。

● 预防血栓。如果出现严重的左心室功能受损、心内血栓或者心律失常，则必须使用抗凝剂。

● 心力衰竭的常规处理包括利尿剂、血管扩张剂（肼屈嗪 / 硝酸盐）、心脏选择性的 β 受体阻滞剂（比索洛尔）或者具有扩张小动脉作用的 β 受体阻滞剂（卡维地洛）、地高辛、强心药、产后使用血管紧张素转化酶（ACE）抑制剂。

● 考虑到 PPCM 与催乳素的一种致病形式有关联，现推荐使用溴隐亭。近期的研究显示，溴隐亭可以极大地提高 PPCM 患者的 LVEF，但没有降低死亡和心力衰竭事件的发生率。

● 主动脉内球囊反搏、左心室辅助设备和体外膜氧合（extracorporeal membrane oxygenation，ECMO）可作为一种暂时的支持，为恢复或者移植搭建桥梁。心脏移植可能是那些严重并且对常规和支持治疗没有反应的病例的唯一选择。

7. 预后和复发

● 母体死亡率从早期研究报道的 40% 降至近期病例报道中的 9%～15%。一项研究报道了为 95% 的五年生存率。在英国，许多病例的死亡率与上报的数据接近，心肌病导致了 20% 的母体死亡率（心脏原因）。

● 那些合并更严重的左室功能损害以及伴随着出现中 - 重度右心室功能障碍的患者具有更高的不良结局的风险。

● 约 50% 的患者可以自然地全部恢复正常。在近期的很多研究中，这个数字更高（70%），包括了使用溴隐亭治疗的 PPCM 患者。

● 预后取决于产后 6 个月内左心室大小和功能恢复的程度。持续左心室功能障碍的患者的死亡率升高。

● 如果左心室的大小或者功能未能恢复正常，那么建议这些女性避免再次妊娠，因为随后的妊娠存在显著的复发、心力衰竭恶化（50%）和死亡（25%）的风险。

● 应该给予充足的避孕措施的建议，如宫内孕激素释放装置（曼月乐®）或者皮下埋植孕激素释放装置（Nexplanon®）。

● 对那些心肌病治愈后的患者，复发的风险尚不清楚，但是较低（0%～25%）。由于收缩功能储备可能已经受损，尽管左心室的大小和功能显示正常，妊娠前进行运动负荷超声心动图是合适的。

- PPCM 随后的妊娠风险高，需要多学科的共同监护。

八、人工心脏瓣膜

如果育龄期女性必须进行瓣膜置换术，那么需要考虑两个主要问题。

- 机械心脏瓣膜需要终身抗凝治疗。
- 组织心脏瓣膜（来源于猪或者人类）通常不需要抗凝，存在优势。但 10～15 年内，生物假体的衰败需要再次进行瓣膜置换手术。

管理

- 由于存在瓣膜血栓的风险，使用金属心脏瓣膜的女性必须在整个妊娠期继续全面的抗凝治疗。
- 母亲和胎儿的利弊存在矛盾。持续使用华法林 / 维生素 K 阻滞剂（vitamin K antagonists，VKA）可以使母体的血栓风险降至最低，而对胎儿而言，VKA 与胎儿畸形、流产、死胎以及颅内出血的风险增加有相关性（见第 3 章）。
- 高剂量皮下注射 LMWH 对胎儿是安全的，但却与妊娠女性血栓的高风险相关。
- 选择抗凝剂的规则依据以下情况。
  - 置换瓣膜的位置（二尖瓣部位的瓣膜比主动脉瓣部位的要更容易形成血栓）。
  - 瓣膜置换的类型 [老式的球形和笼型瓣膜（如 Starr–Edwards），或者单个倾斜式的瓣膜（如 Bjork–Shiley）比新型的二叶瓣膜（如 St Jude carbomedics）更容易形成血栓]。
  - 机械瓣膜的数量，两个瓣膜的血栓风险更高。
  - 既往血栓事件或者心房颤动的病史。
  - 华法林的剂量需要维持一个治疗性的国际化标准比值（international normalized ratio，INR）。如果患者的华法林的需要量超过 5mg，那么胎儿畸形和流产的风险增加。
  - 患者的选择。一些女性不愿意接受胎儿任何额外的风险。
- 所有女性在妊娠前应该接受关于母体和胎儿潜在风险的全面咨询。尽管已经有了前面提到的指南，但是关于抗凝的建议应该结合既往医疗和产科病史个体化定制。
- 有三个广泛应用的抗凝剂法则。
  - 妊娠全程使用 VKA（严密监测，INR：2.5～3.5）[①]。
  - 妊娠的 5～12 周调整为治疗剂量的 LMWH 皮下注射一天两次，之后更改回 VKA。
  - 妊娠全程调整为治疗剂量的 LMWH 皮下注射一天两次。
- 使用 LMWH 时，剂量应该根据每周检测的抗 Xa 因子水平进行调整，维持 4～6h 抗 Xa 因子峰浓度 0.8～1.2U/ml 和更改剂量前的谷浓度＞0.6U/ml。应该添加低剂量阿司匹林（75～100mg/d）作为附加的抗血栓治疗。
- 所有女性应该在分娩前停用华法林 /VKA 10 天至 2 周，以达到胎儿清除体内华法林的目的。在等待分娩期间，应该使用全量的 LMWH 皮下注射或者普通肝素静脉注射来抗凝治疗。肝素和

---

① 译者注：2016 年中华医学会发布的《妊娠合并心脏病的诊治专家共识》推荐妊娠期 INR 标准为 1.5～2.0。

LMWH 不通过胎盘。

- 临产和分娩前应该停用 LMWH。但需要注意，如果超过 24～48h 没有抗凝治疗和区域麻醉后的 24h，若没有即刻分娩的可能，建议给予进一步的预防血栓的剂量（如 40mg 的依诺肝素）。如果静脉使用肝素，则剂量应该减低至预防水平（约 1000U/h）。
- 分娩后应该恢复全面的抗凝治疗剂量的肝素。
- 华法林 /VKA 可能要在分娩后的 5～7 天重新使用，但是，如果认为出血的风险增加，那么应该延迟使用华法林 /VKA。
- 如果遇到需要紧急分娩的全面抗凝治疗的患者，那么可以使用凝血酶原复合物和维生素 K 来逆转华法林的作用，使用硫酸鱼精蛋白来纠正肝素和 LMWH 的作用。

九、预防性使用抗生素

- 从 2008 年的国家临床优化研究院的指南到 2018 年的 ESC 指南，英国现今的推荐是分娩期不需要使用抗生素预防感染性心内膜炎（infective endocarditis，IE）。
- 英国抗微生物药物治疗协会（2006）和美国心脏病协会均推荐：如果患者存在感染性心内膜炎的高危因素（如既往发生过感染性心内膜炎的女性），或者 IE 的发生会导致很差的结局（如那些合并紫绀型先天性心脏病的患者），那么推荐使用抗生素来预防感染性心内膜炎。
- 如果预防性使用抗生素，那么应该在分娩发动时或者胎膜破裂时或者剖宫产前使用阿莫西林 2g 静脉注射加上庆大霉素 1.5mg/kg，静脉注射，随后口服阿莫西林 500mg。
- 如果患者对青霉素过敏，可以使用万古霉素 1g，静脉注射，超过 1～2h 来替代阿莫西林。

十、心肌梗死 / 急性冠脉综合征

- 急性冠脉综合征（acute coronary syndrome，ACS）在育龄女性中罕见，但因为许多女性延迟生育至 30 多岁或者 40 多岁的缘故，目前妊娠期冠状动脉疾病和心肌梗死（myocardial infarction，MI）的发病率增加。
- 由心肌梗死导致的母体死亡在增加。在美国，1900—2000 年间，妊娠期 MI 的发生率增加了 3 倍。由急性 MI 导致的母体死亡率为 5%～7%。

（一）发病机制

除外妊娠，动脉粥样硬化是患者主要发病机制，并且越来越多的证据发现妊娠期的发病机制也是这样。但是冠状动脉夹层、栓子和血栓形成（无粥样斑块）在妊娠期更为常见，应该被认为是 ACS 的病因。妊娠期 MI 的病因包括以下几个方面。

- 缺血性心脏病中的粥样斑块。
- 无粥样斑块的冠脉血栓形成。
- 冠状动脉夹层。
- 冠状动脉瘤、痉挛或者栓塞。
- 先天性冠状动脉畸形。

- 可卡因滥用。

缺血性心脏病的风险因子包括下面几点。

- 吸烟（大部分妊娠期死于缺血性心脏病的女性为吸烟者）。
- 糖尿病。
- 肥胖症。
- 缺血性心脏病的家族史。
- 高血压。
- 高胆固醇血症。
- 超过35岁，多产。
- 急性MI/ACS最常见发生于妊娠晚期、围产期和产后。
- 左心室前壁和冠脉的左前降支所支配的范围是最常见的受累部位。
- 通常没有前驱的心绞痛病史，或者出现上腹痛或者呕吐的不典型症状，但是表现为急性起病。
- 动脉夹层与围产期有着特殊的关联，这包括冠状动脉夹层。

（二）诊断

非妊娠状态的诊断依靠病史、ECG改变和心肌酶的联合判断。肌钙蛋白I（TnI）和T（TnT）在正常妊娠中并不改变，但是TnI在子痫前期、肺栓塞、心房颤动和心肌炎中可能会轻度升高。冠脉造影应该在妊娠患者中使用。当冠脉造影结果正常时，心脏MRI的检查可以用来确诊MI，这是合适的。采用气泡超声心动图来寻找左向右分流并提示导致MI的反常栓子在妊娠期也是安全的。

（三）管理

- ACS的处理与非孕妇一样，包括抗血小板、β受体阻滞剂和硝酸盐类。
- 低剂量阿司匹林（75～150mg/d）在妊娠期应用是安全的，应该在妊娠期继续使用或者作为一线和二线的预防用药开始使用。在急性ACS的处理中，应该给予150～300mg的阿司匹林。
- 氯吡格雷在妊娠期是安全的，也可以使用。无新型药物如替格瑞洛和普拉格雷的安全性资料。
- 溶栓治疗（静脉注射和冠状动脉内）已经成功地应用。这不应该被拒绝，但是有显著的出血风险。
- 冠脉血管造影通常可以用来确定ACS的潜在病因。经皮腔内冠状动脉成形术和支架植入可能需要使用，如果合适的话。
- 经皮冠脉介入治疗，如果可行，要优于溶栓治疗，因为它出血的风险低并且可以通过放置支架的方式处理自发的夹层（和动脉粥样硬化性狭窄）。血管成形术会增加冠脉（在易受损害的血管中）夹层的风险。
- 阿司匹林和氯吡格雷均被推荐立刻用于放置支架（无论是金属支架还是药物洗脱支架）后。分娩前的1～2周应该停用氯吡格雷，因为它会增加出血的风险，从而阻碍区域性镇痛的实施。
- 妊娠前应该停用他汀类药物，因为在大鼠中发现高剂量的他汀类药物会导致骨骼发育异常。最近的关于人类妊娠的文献并不支持这样的一个显著致畸风险，但是仍然建议避免使用。妊娠期相对短时间的停用这些药物并不会影响高脂血症的长期治疗。
- 对于那些既往MI的患者，未来妊娠预后差的特征包括残留的左心室功能障碍和持续的缺血。

十一、胸主动脉夹层

妊娠增加主动脉夹层的风险，这也是妊娠期死亡的一个常见原因。尽管已经做出了诊断，但是与这种状况相关的死亡率仍较高。

（一）临床特征

- 有以下表现的任何妊娠期女性应该考虑主动脉夹层：急性严重的胸痛，尤其描述为裂开样的、撕裂样的疼痛，合并肩胛间放射性痛、下颌痛以及收缩压升高或者双上肢血压存在差异。
- 如果冠状动脉、颈动脉、锁骨下动脉、脊动脉或者髂总动脉受累的话，那么可能还会有它们所供血范围的相关症状。还可能有主动脉瓣反流的症状。妊娠期大部分的病例是 A 型夹层，升主动脉受累。
- 许多病例通常在最初的时候误诊为肺栓塞。
- 大部分病例在妊娠第三阶段末期或者产后早期发病。

（二）发病机制

妊娠会诱发主动脉夹层，可能是由血流动力学的剪切压力所致，其他风险因子包括以下 6 个方面。
- 马方综合征。
- Loeys–Dietz 综合征。
- 特纳综合征。
- 埃勒斯 – 当洛综合征（EDS）Ⅳ型（血管的），见第 8 章埃勒斯 – 当洛综合征（EDS）。
- 主动脉缩窄。
- 二叶主动脉瓣。

（三）诊断

- 胸部 X 线检查是必需的，可能会提示纵隔增宽，但是正常的胸部 X 线检查结果不能排除诊断。
- 经胸或者经食管超声心动图（TOE）、CT 或者 MRI 可以确诊。

（四）管理

A 型夹层的处理是手术治疗，需要注意以下 3 点。
- 仔细和快速地控制血压。
- 快速地剖宫产分娩。
- 主动脉根部置换的心脏手术。

十二、心律失常

- 虽然窦性心动过速可能是正常妊娠的一个表现，但是需要完善相关检查，以排除甲亢、呼吸或心脏疾病、低血容量或者败血症。
- 心悸和头晕是妊娠期常见的症状。
- 检查应该包括 ECG。这可以排除旁路来源的预激，如 Wolff–Parkinson–White 综合征（寻找短 PR 间期或者 δ 波）。

- 如果病史提示频发的或者棘手的心律失常，应该进行 24h 动态心电图检查。
- 房性或者室性期前收缩在妊娠期常见，但对母体和胎儿没有不良影响时，不需要进一步检查。
- 心房扑动和心房颤动在妊娠期罕见，但是可能会遇到，尤其是存在二尖瓣疾病、先天性心脏病或者败血症的情况下。
- 阵发性室上性心动过速是妊娠期遇到的最常见的心律失常。它通常在妊娠前即发病，但是在妊娠期可能会出现症状或者发作更频繁。
- 一旦诊断心律失常，必须检查甲状腺功能并完善心脏超声检查，以排除结构性心脏病。

妊娠期抗心律失常的药物

- 仅在出现危及生命的心律失常或者心房颤动 / 心房扑动及室上性心动过速发作频繁、呈持续性或者有症状时才需要处理。
- 地高辛可用于心房颤动患者控制心率。
- 最好使用妊娠期常用的药物，如 β 受体阻滞剂（如普萘洛尔、美托洛尔、索他洛尔、比索洛尔）或者维拉帕米。
- 腺苷可安全地用于显示潜在的房扑或者终止室上性心动过速。如果失败，可以使用静脉注射维拉帕米、美托洛尔或者氟卡尼输注或者直流电复律。
- 如果可能，应该尽量避免使用胺碘酮。
- 氟卡尼是治疗胎儿快速型心律失常的药物选择。有证据显示氟卡尼用于治疗妊娠中晚期母体的心律失常是安全的。早孕期使用的资料有限，但是如果 β 受体阻滞剂或者维拉帕米不能控制心律失常或者引起不良反应，那么可以接受使用氟卡尼。

十三、计划分娩

大部分合并心脏病的女性应该能够或者鼓励选择阴道分娩。每一个病例应该结合既往的医疗和产科病史进行个体化评估。应该建立一个多学科会诊的计划，会诊人员应包括在处理妊娠合并心脏病方面有经验的产科医生、心脏科医生和麻醉医生。与患者讨论并将结果记录下来，具体包括以下几点。

- 计划的分娩方式和地点。
- 子宫收缩药物的使用，包括引产时的使用、分娩以及第三产程（考虑出血的风险）时的药物加量，还有出现产后出血时的应用。
- 关于静脉输液和抗凝治疗的指引详见表 2-4。

择期剖宫产的心脏指征限于以下几点。

- 主动脉根部扩张或者膨大（二叶主动脉瓣中＞5cm，马方综合征中＞4.5cm）。
- 严重受损的左心室（全身性的）功能。

总体来说，合并以下情况的女性应该避免使用收缩血管的药物（麦角新碱）。

- 主动脉缩窄或者主动脉疾病。
- 冠脉疾病。

合并以下情况的女性应该避免使用能导致血管扩张的药物（Syntocinon，一种合成的缩宫素溶液的商品名）或缓慢给药。

- 狭窄性病变。
- HCM。

对大部分合并显著心脏病的女性来说，一线子宫收缩剂的选择是缩宫素，二线是米索前列醇或者卡前列醇（除外肺高压的情况），避免使用麦角新碱。

十四、抗凝治疗

一些心脏情况增加静脉血栓的风险，与血栓前妊娠状态重叠，如表 2-4 所示。

表 2-4　妊娠合并心脏病孕妇预防血栓治疗的指征

- 任何妊娠前口服 VKA 的女性，例如心脏机械瓣膜、PAH
- 心房颤动
- 合并左心扩大的显著的左心室功能障碍
- Fontan 循环
- 既往存在反常脑卒中的左向右分流
- 既往静脉血栓病史或者存在静脉血栓栓塞的其他风险因素（见第 3 章　血栓栓塞性疾病）

妊娠期心脏病——要点

- 妊娠期心脏病常见，大部分为良性。

- 肺高压和固定的 PVR 是危险的，在妊娠期通常会致命。

- 其他的妊娠禁忌证包括主动脉根部扩张＞ 4.5cm，严重的二尖瓣或者主动脉瓣狭窄所致的严重左心梗阻和严重左心功能受损。

- 针对存在机械瓣膜孕妇的任何抗凝策略均与母体和（或）胎儿风险相关。仔细的、有根据的和母儿平衡的孕前咨询是重要的。

- 围产期心肌病和其他的 DCMs 应该给予常规的抗心力衰竭治疗（包括预防血栓），但是在未分娩前不考虑使用 ACE 抑制剂。

- 合并严重的心脏病的女性应该接受专科中心的多学科合作诊治，包括在处理妊娠合并心脏病方面有经验的产科医师、心脏科医师和麻醉医师。共同协定的处理计划应该仔细记录下来。

- 如果存在妊娠禁忌，那么给予恰当的避孕建议是最重要的。

（柳艳丽　译　韩凤珍　李映桃　校）

参考文献

[1] Adamson, D., Dhanjal M.K., Nelson-Piercy, C. (eds) (2011) *Oxford Specialist Handbooks in Cardiology. Heart Disease in Pregnancy*.Oxford, United Kingdom: Oxford University Press.

[2] Bédard, E., Dimopoulos, K., Gatzoulis, M.A. (2009) Has there been any progress made on pregnancy outcomes among women with pulmonary arterial hypertension? *Eur Heart J*, 30, 256–265.

[3] Immer, F.F., Bansi, A.G., Immer-Bansi, A.S., McDougall, J., Zehr, K.J., Schaff, H.V., Carrel, T.P. (2003) Aortic dissection in pregnancy: Analysis of risk factors and outcome.*Ann Thorac Surg*, 76, 309–314.

[4] Kiely, D.G., Condliffe R., Wilson, V.J., Gandhi, S.V., Elliot, C.A. (2013) Pregnancy and pulmonary hypertension.*Obstet Med*, 6, 144–154.

[5] Ladner, H.E., Danielsen, B., Gilbert, W.M. (2005) Acute myocardial infarction in pregnancy and the puerperium: A population-based study. *Obstet Gynecol*, 105, 480–484.

[6] NICE Clinical Guideline. (March 2008) Prophylaxis Against Infective Endocarditis. http://www.nice.org.uk/nicemedia/pdf/CG64NICEguidance.pdf

[7] NICE guideline. (6 March 2019) Intrapartum care for women with existing medical conditions or obstetric complications and their babies. http://www.nice.org.uk/guidance/ng121

[8] Siu, S.C., Sermer, M., Colman, J.M. et al. (2001) Prospective multicenter study of pregnancy outcomes in women with heart disease. *Circulation*, 104, 515–521.

[9] Sliwa, K., Hilfiker-Kleiner, D., Petrie, M.C. et al. (2010) Current state of knowledge on aetiology, diagnosis, management, and therapy of peripartum cardiomyopathy: Apposition statement from the Heart Failure Association of the European Society of Cardiology Working Group on peripartum cardiomyopathy.*Eur J Heart Failure*, 12, 767–778.

[10] Steer, P., Gatzoulis, M., Baker, P. (eds) (2006) *Cardiac Disease in Pregnancy*.London, United Kingdom: RCOG Press.

[11] Task Force for the Management of Cardiovascular Diseases during Pregnancy of the European Society of Cardiology (ESC) (2018) Guidelines for the management of cardiovascular diseases during pregnancy.*Eur Heart J*, 39, 3165–3241.

[12] Thorne, S.A., Nelson-Piercy, C., MacGregor, A. (2006) Risks of contraception and pregnancy in heart disease.*Heart*, 92, 1520–1525.

[13] Tremblay-Gravel, M., Marquis-Gravel, G., Avram, R. et al. (2019) The effect of bromocriptine on left ventricular functional recovery in peripartum cardiomyopathy: Insights from BRO-HF retrospective cohort study.*ESC Heart Failure*, 6, 27–36.

[14] Tsiaras, S., and Poppas. A. (2009) Mitral valve disease in pregnancy: Outcomes and management.*Obstet Med*, 2, 6–10.

[15] Vause, S., Clarke, B., Thorne, S., James, R.J., Lucas, S., Youd, E., Kinsella, M., Knight, M. on behalf of the MBRRACE-UK cardiovascular chapter-writing group. (2016) Lessons on cardiovascular disease. In Knight, M., Nour, M., Tuffnell, D., Kenyon, S., Shakespear, J., Brocklehurst, P., Kurinczuk, J.J. (eds) on behalf of MBRRACE-UK. *Saving Lives, Improving Mothers' Care—Surveillance of Maternal Deaths in the UK 2012–14 and Lessons Learned to Inform Maternity Care from the UK and Ireland Confidential Enquiries into Maternal Deaths and Morbidity 2009–14*.Oxford: National Perinatal Epidemiology Unit, University of Oxford, pp. 33–68.

第3章 血栓栓塞性疾病

Thromboembolic disease

一、生理变化

- 妊娠期间，机体凝血系统呈现出生理性高凝状态（为产时的止血做准备）。

- 凝血因子浓度发生变化，主要表现为凝血因子Ⅷ、Ⅸ和Ⅹ浓度升高。纤维蛋白原的水平升高达50%。

- 纤维蛋白溶解活性降低。

- 内源性抗凝血因子的浓度会降低，如抗凝血酶（anti-thrombin，AT）和蛋白 S。因此，妊娠过程会改变凝血功能，机体趋向高凝状态，使孕妇在孕期及产后易发生静脉血栓。

- 这种额外风险从妊娠早期开始出现，并至少持续到产后 12 周。

- 即使在缺乏抗凝因子或凝血功能障碍的情况下，孕妇凝血因子的体外试验仍表现为正常，如活化的部分凝血活酶时间（activated partial thromboplastin time，APTT）、凝血酶原时间和凝血酶时间。

- 下肢静脉血流淤滞的发生多与血管舒张功能异常、静脉血液流速缓慢相关，其中以左侧下肢静脉血栓形成更为常见。究其原因，左侧髂总静脉受到来自右侧髂总动脉和卵巢动脉的压迫，右侧髂总静脉则不存在这种血管受压的解剖因素。

二、常见问题

- 在英国，血栓和血栓栓塞仍然是导致孕产妇死亡的主要直接原因。

- 英国每年约有 11 名女性死于妊娠期和产褥期的肺栓塞（pulmonary thromboembolism，PE），同时 PE 也是导致美国和澳大利亚孕产妇死亡的主要直接原因。

- 自英国开始对孕产妇死亡原因进行调查以来，血栓栓塞一直是产妇死亡的主要原因。且在 2009—2019 年间，因血栓栓塞所导致的孕产妇死亡率没有发生显著变化。

- 妊娠会使血栓栓塞的发病风险增加 6 倍，产褥期是血栓发生风险最高的时期。择期剖宫产的血栓栓塞风险是阴道分娩的 2 倍，与择期剖宫产相比，急诊剖宫产的血栓栓塞风险则进一步增加，是择期剖宫产的 2 倍。

- 虽然在产褥期发生静脉血栓栓塞（venous thromboembolism，VTE）的风险较高，但由于产前期的时间更长，所以因静脉血栓栓塞导致的产前死亡与产后死亡一样常见。

- 静脉血栓栓塞在妊娠晚期的发病率最高，但因静脉血栓栓塞导致的孕产妇死亡大多发生在妊娠早期。
- 妊娠相关 VTE 中，深静脉血栓栓塞（deep-vein thrombosis，DVT）约占 75%，PE 约占 25%。
- 在发达国家，妊娠期非致命性 PE 和 DVT 的发生率约为 0.1%。
- 剖宫产术后的 DVT 发生风险为 1%～2%。
- 既往的 DVT 病史增加了患者日后发生 DVT 和静脉功能不全的风险（DVT 病例中，65% 发生在既往有过 DVT 的下肢，未发生 DVT 的下肢则为 22%）。

三、临床特征

（一）深静脉血栓形成

- 在妊娠期间，左下肢 DVT 的发病率明显高于右下肢（左右比为 9∶1，妊娠期左侧为 85%、非妊娠期为 55%），这是因为左侧静脉血流淤滞相对增加（见上文，生理改变）。
- 与非妊娠期的患者相比，孕产妇发生髂股静脉血栓形成比腘股静脉血栓形成更为常见（妊娠期为 72%，非妊娠期为 9%）。
- 在妊娠期，不能仅凭小腿肿胀、发红、疼痛和腿部压痛的典型特征就做出 DVT 的诊断，仅根据临床表现进行诊断，30%～50% 的病例会被误诊。
- 下肢水肿（通常是不对称的）和小腿疼痛在没有 DVT 形成的孕妇中也是很常见的。

（二）肺栓塞

- 孕产妇发生血栓时，需高度警惕 PE 的发生。
- 当孕产妇出现呼吸困难和胸痛时，尤其是突发性胸痛，医生应根据病情行详细检查。
- 其他的临床症状还包括咳嗽和咯血。
- 大面积的 PE 可表现为胸前区疼痛、晕厥和（或）休克。
- 体格检查时可发现呼吸急促、心动过速、颈静脉压升高、第二心音亢进、右心室隆起，当发生肺梗死时，患者可出现胸膜摩擦音和发热等体征。

四、发病机制及危险因素

引起妊娠期和产褥期 VTE 风险升高的因素包括以下几点。
- 女性妊娠期的生理性改变（见"生理变化"）。
  - 从妊娠早期开始不断产生促凝血的凝血因子。
  - 静脉血流淤滞。
  - 产时盆腔静脉损伤。
- 其他危险因素（表 3-1）。

五、易栓症

- 有易栓症的女性在妊娠期或产褥期复发血栓栓塞的风险增加。
- 可分为遗传性和获得性。一般人群中遗传性易栓症的患病率和妊娠期 VTE 的绝对风险见表 3-2。

表 3-1　妊娠和产褥期 VTE 的危险因素

已存在的危险因素	既往 VTE	
	• 易栓症	遗传性因素 • 抗凝血酶缺乏 • 蛋白 C 缺乏 • 蛋白 S 缺乏 • 凝血因子 V 莱顿突变 • 凝血酶原基因 G20210A 突变 获得性因素 • 抗磷脂综合征 • 持续性狼疮抗凝因子和（或）持久性中 / 高效价抗心磷脂抗体和（或）β₂ 糖蛋白 1 抗体
• 产科危险因素	• 妊娠同时存在其他疾病，如癌症、心力衰竭、活动性系统性红斑狼疮、炎症性肠病或炎症性多关节病、肾病综合征、糖尿病合并肾病、镰刀型红细胞贫血症、静脉注射吸毒者（IVDU）	
	• 年龄＞35 岁	
	• 孕前或孕早期肥胖（BMI＞30 kg/m²）	
	• 产次≥3 次	
	• 吸烟	
	• 严重的静脉曲张（出现症状或膝盖以上或伴有静脉炎、水肿 / 皮肤变化）	
	• 截瘫	
	• 多胎妊娠 • 子痫前期	
	• 剖宫产 • 产程延长（＞24h） • 中位产钳旋转助产 • 死胎 • 早产 • 产后出血（＞1L）/ 需要输血	
• 新发 / 短期的危险因素 此类因素为可逆的，但可能在妊娠早期的风险评估中不明显，而在妊娠后期发生发展，因此持续的个体风险评估十分重要	• 妊娠期间或产褥期的外科手术，如流产手术、阑尾切除术、产后绝育术或骨折	
	• 剧吐、脱水	
	• 卵巢过度刺激综合征	• 辅助生殖疗法（ART）、体外受精（IVF）
	• 住院或制动（卧床≥3 天）	• 如骨盆疼痛导致活动受限
	• 全身感染（需要抗生素或入院治疗）	• 如肺炎、肾盂肾炎、产后伤口感染等
	长途旅行（＞4h）	

表 3-2　不同遗传性易栓症的 VTE 发病率和妊娠风险

血栓栓塞症	人口中所占百分比（%）	一级亲属有下列任何一项（或多项）症状的女性发生妊娠相关静脉血栓栓塞的绝对风险 [妊娠（%），95% CI]
AT 缺乏	0.07	4.1（1.7~8.3）
蛋白 C 缺乏	0.3	
蛋白 S 缺乏	0.2	
FVL（杂合子）	3~5	2.1（0.7~4.9）
FVL（纯合子）或复合杂合性 FVL 和凝血酶原基因突变	0.06	1.8~15.8
凝血酶原基因突变（杂合子）	1~2	2.3（0.8~5.3）

- 复发性、不典型的（如腋静脉）或不明原因的（与口服避孕药、妊娠、创伤或手术无关）血栓栓塞病史，应进一步筛查血栓形成的原因。
- 同样，血栓栓塞的家族史也很重要，可能指向遗传性易栓症的诊断。
- 孕期血栓形成的病例中，先天性抗凝血因子蛋白 C、蛋白 S 和 AT 的缺乏比较少见，但与血栓的高复发风险有关。其中 12%~17% 为蛋白 S 缺乏，22%~26% 为蛋白 C 缺乏和 32%~51% 为 AT 缺乏。
- 凝血因子 V 基因莱顿突变（factor V Leiden，FVL）和凝血酶原基因 *G20210A* 的突变通常与较低的血栓复发风险相关，除非它们并发于其他的血栓疾病，或该女性为纯合子突变。
- 应根据与血栓形成相关的危险水平、有无家族史或其他危险因素对女性进行分层管理。
- 与只有血栓家族史的女性相比，有过个人血栓病史的女性再次出现血栓的风险要高得多，而有血栓家族史的女性比没有家族史的女性患血栓的风险高。
- 即使缺乏其他的高危因素，对于以下几类患者，建议预防性抗凝治疗至产后 6 周，包括无症状的抗凝血酶缺乏、蛋白 C 缺乏、蛋白 S 缺乏的女性，以及同时存在多个易栓症的相关基因缺陷（如纯合子 FVL、纯合子凝血酶原基因突变和复合杂合子）的患者。
- 通常认为，杂合子 FVL、凝血酶原基因突变或抗磷脂抗体是女性无症状易栓症的危险因素。如果存在三种危险因素，可考虑进行产前血栓预防；如果存在两种危险因素，则应从妊娠 28 周开始进行血栓预防；如果有任意一种危险因素，则应考虑抗凝治疗至产后 10 天。
- 无血栓栓塞个人病史或 VTE 发病的危险因素，但有 50 岁以下的一级亲属中不明原因或雌激素相关的 VTE 家族史的女性，应考虑进行易栓症的检测。如果其亲属有已知的易栓症，可为诊断提供更多依据。
- 有 VTE 家族史和明确的血栓疾病的女性，应考虑产后 6 周的血栓预防。
- 亚甲基四氢叶酸还原酶（methylene tetrahydrofolate reductase，MTHFR）基因的耐热变异的纯合子有时包括在易栓症的检测中，但没有证据表明与妊娠期 VTE 的临床相关风险增加有关，因此可以忽略。

- 抗磷脂综合征（antiphospholipid syndrome，APS）患者复发血栓形成的风险可高达 70%，其中一些女性在妊娠期结束后仍需长期接受华法林治疗（见第 8 章）。
- 既往有 VTE 病史的女性（除非因重大外伤或手术）应在妊娠期间接受预防血栓治疗，对此类女性不需要进行遗传性易栓症的检测，因为检测结果不影响治疗方案。

不良妊娠结局

- 系统的文献回顾和 Meta 分析认为，血栓性疾病与不同的不良妊娠结局（子痫前期、胎盘早剥、胎儿生长受限、复发性早期流产、死胎和死产）存在一定的关联，但是导致不良结局的绝对风险较低。
- 阿司匹林和（或）肝素在治疗 APS 不良妊娠结局中的有益作用已被证实（见第 8 章"产前"）。
- 然而，没有证据表明抗凝药物的使用可以改善具有遗传性易栓症女性的预后，并且预防妊娠易栓症的研究未能显示低分子肝素（low-molecular-weight heparin，LMWH）在改善妊娠结局方面的益处。
  - 因此，对有不良产科病史的女性进行遗传性易栓症的普遍筛查是不合理的。
  - 对于有复发性流产的遗传性易栓症的女性，LMWH 的作用仍不明确。

六、诊断

- 妊娠期进行客观的诊断对妊娠治疗方案的制订至关重要。
  - 是否需要长期治疗。
  - 在下次妊娠时是否需要预防性抗凝治疗。
  - 今后是否可以使用含雌激素的避孕药。
- D- 二聚体虽然被广泛应用于非妊娠期的血栓形成的诊断中，但对于妊娠期血栓形成的诊断并没有太大意义。因为在妊娠期间，孕妇体内的 D- 二聚体水平会增高，导致假阳性率也随之增加。虽然该项检查的假阴性率很低，但也不能完全排除存在假阴性的可能。因此，对于临床上高度怀疑血栓栓塞的患者，即使血清 D- 二聚体检测结果呈阴性，仍需进行客观的影像学检查以明确诊断。
- 近期，欧洲心脏病学会的两项研究和新指南建议：D- 二聚体结合临床决策原则（clinical decision rules，CDR）相结合可用于安全排除妊娠期 PE。然而，在英国进行的妊娠期 PE 诊断研究中，有人认为这些研究证据或许不够充分，如果不对 D- 二聚体水平低且 CDR 评分低的患者进行客观检测，可能会导致漏诊。

（一）深静脉血栓形成

- 如果临床怀疑有 DVT 形成，应选用多普勒加压超声，如果超声检查结果为阴性，且临床怀疑度低者，可以停止抗凝治疗；如果超声检查为阴性，但临床高度怀疑存在 DVT 者，建议患者接受磁共振静脉造影（magnetic resonance venogram，MRV）或在第 3 天和第 7 天再次复查超声。
- 超声能准确地检查到小腿上方和腹股沟韧带下方的血栓。局限于小腿静脉的血栓通常不会形成栓塞和引起 PE，其优点是可以反复排除小腿静脉血栓向膝关节以上的延伸。多普勒超声可检查到血栓的 3 个特征。

- 直接的血栓成像。

- 静脉压缩性差。

- Valsalva 操作时静脉远端无扩张。

（二）肺栓塞

- 完整的病史询问和全面的体格检查十分重要。由于妊娠期间的胸痛、呼吸困难大多并不是由 PE 引起的，如不考虑其他因素可能会延误疾病的治疗。

- 胸部 X 线通常是正常的，但它是排除由其他原因导致呼吸困难、胸痛或缺氧等的必备检查。PE 患者，它可以有以下影像学表现。

  - 肺灌注不足出现的半透明区域。

  - 肺不张。

  - 楔形梗死。

  - 胸腔积液。

- 除了窦性心动过速外，心电图也可能表现正常。在发生大面积 PE 时，心电图可能出现以下情况。

  - 电轴右偏。

  - 右束支传导阻滞。

  - 由于右心房增大，肢体 II 导联可见高尖 P 波。

  - PE 时典型的 S1、Q3、T3 图形在正常的妊娠期也可见到，因此这一结果并不可靠。

- 通常白细胞和中性粒细胞计数增加。

- 动脉血气分析可显示低氧血症和低碳酸血症。

- 一种有用但非特异性的筛查方法是测量休息时和运动后的氧饱和度（使用脉搏血氧仪），观察静息缺氧或运动后或运动期间的血氧饱和度下降（下降幅度 > 3%～4%）。

- 诊断必须通过肺部扫描来证实。如果胸部 X 线结果正常，单纯灌注扫描（^{99m}Tc）可显示灌注不足区域；如果胸部 X 线有原因不明的异常表现，额外的肺通气灌注扫描（^{133}Xe 或 Kr）能检测到 PE 患者的通气 / 灌注（V/Q）不匹配。对于哮喘控制不佳的女性，V/Q 结果可能不可靠，因此不推荐这些女性进行肺通气灌注扫描。V/Q 肺扫描对胎儿的总辐射量是很低的，远低于美国辐射工作者建议的妊娠期最大剂量（表 3-3）。

- 计算机断层肺血管造影（computed tomographic pulmonary angiography，CTPA）和磁共振成像这两项检查在妊娠期是安全的。CTPA 对胎儿的辐射剂量是最低的（低于肺扫描），虽然有明显的乳房辐射，但如果怀疑中央型 PE 或疑似肺部病变，或需要紧急诊断，是有指征进行该项检查的。

- 疑似 PE 的女性应该被告知：与 CTPA 相比，V/Q 扫描可能会略微增加儿童癌症的风险，但引起母体乳腺癌的风险较低；无论是 CTPA 还是 V/Q 扫描，其致癌的绝对风险都非常小。

- 研究表明在诊断 PE 时，使用 V/Q SPECT（单光子发射计算机断层扫描）比传统的平面 V/Q 闪烁扫描具有更高的敏感度和特异性，并且在妊娠期可以安全使用。

- 超声心动图也有助于诊断，但这项检查敏感度并不高。大面积的 PE 可能会有许多的异常超声图像，包括以下几个方面。

表 3-3　与肺栓塞有关的检查对胎儿的辐射剂量评估

检查项目	辐射剂量（μGy）1 rad=10 000μGy
胸部 X 线片	＜10
肺灌注扫描（^{99m}Tc）	400
肺通气扫描	
^{133}Xe	40～190
^{99m}Tc	10～350
CT 肺动脉造影	50～100
肺动脉血管造影	
经肱静脉途径	＜500
经股静脉途径	2210～3740

妊娠期最大照射剂量为 50 000μGy（5 rad）

- 右心室扩张。
- 室间隔运动异常。
- 右心室收缩功能丧失。
- 肺动脉或右心室压力升高。
- 中重度三尖瓣反流、肺动脉瓣反流。
- 偶见右心室或肺动脉血栓。
- 肺血管造影通常只适用于严重的病例，在手术或药物溶栓前需要对栓子进行定位。

七、管理

- 对于无禁忌证的产科患者，若临床怀疑 DVT 或 PE，应立即开始低分子肝素 LMWH 抗凝治疗，直至客观诊断确认排除 VTE。

- 在 DVT 的初始治疗中，应抬高患者腿部并使用梯度加压弹力袜以减少水肿。鼓励患者在使用梯度加压弹力袜下进行活动。

- LMWH 是妊娠期 VTE 的标准治疗药物。剂量依据孕妇体重决定，但有些 LMWH 在妊娠期需要更高的剂量 [如依诺肝素（Clexane®）妊娠期剂量为 1mg/kg，每天 2 次，而非妊娠期剂量为 1.5mg/kg，每天 1 次]。依诺肝素每日一次对于妊娠期的血栓治疗可能足够了，但大多数临床医生使用每日至少两次的初始方案。不同种类的 LMWH 在妊娠期的预防和治疗剂量见表 3-4。

- 不建议常规检测 LMWH 治疗妊娠期或产后急性 VTE 患者的抗 - Xa 活性峰值，除非是体重极端的女性（＜50kg 和 ≥90kg）或有其他复杂因素（如肾功能损伤或复发性 VTE）者。LMWH 峰值（注射后 3～4h）为 0.6～1.0U/ml。

- 对使用 LMWH 治疗和预防妊娠期 VTE 的系统回顾证实，肝素诱导的血小板减少症（heparin-induced thrombocytopenia，HIT）的风险是微不足道的，因此 LMWH 治疗时无须监测血小板计数。

- 在大面积 / 中等面积（高 / 中风险）PE 伴心血管损伤或需要快速逆转疾病进程时，静脉注射（iv）

表 3-4　产前和产后 LMWH 的血栓预防和治疗建议剂量

血栓预防剂量			
体　重	依诺肝素	达肝素钠	亭扎肝素 [75U/（kg·d）]
<50kg	20mg/d	2500U/d	3500U/d
50～90kg	40mg/d	5000U/d	4500U/d
91～130kg	60mg/d [a]	7500U/d	7000U/d [a]
131～170kg	80mg/d [a]	10 000U/d	9000U/d [a]
>170kg	0.6mg/（kg·d）[a]	75U/（kg·d）	75U/（kg·d）[a]
治疗剂量			
体　重	依诺肝素 [1mg/（kg·d）]	达肝素钠	亭扎肝素
<50kg	40mg bid 或 60mg qd	5000U bid 或 10 000U qd	175U/（kg·d）
50～69kg	60mg bid 或 90mg qd	6000U bid 或 12 000U qd	175U/（kg·d）
70～89kg	80mg bid 或 120mg qd	8000U bid 或 16 000U qd	175U/（kg·d）
>90kg	100mg bid 或 150mg qd	10 000U bid 或 20 000U qd	175U/（kg·d）

目前尚无数据指导肥胖孕妇或产褥期女性适当的 LMWH 剂量。如果肌酐清除率<30ml/min（依诺肝素和达肝素钠）或<20ml/min 时（亭扎肝素），则应使用更低剂量的 LMWH

a. 可分半，一天注射 2 次

普通肝素（unfractionated heparin，UFH）是首选的治疗方法。与 LMWH 一样，为了使 APTT 延长 1.5～2.5 倍，需要静脉注射更大剂量（与非孕妇相比）的 UFH（如 30～40 000U/d）。其中一种方案为使用 80U/kg 的负荷剂量，然后以 18U/（kg·h）的剂量持续输注。

- 对于有大面积 / 中等面积（高 / 中风险）PE 且血流动力学受损的女性，应采取溶栓治疗，尽管有出血的风险，在妊娠或产后也不应停止溶栓治疗。肺动脉导管溶栓可减少溶栓剂的使用剂量。
- 腔静脉滤器的使用应限于已经进行充分的抗凝治疗，仍存在明显髂股血栓形成的复发性 PE 病例。
- 一旦确诊为 VTE，LMWH 必须在后续整个妊娠期和产褥期持续使用。与 UFH 相比，长期使用 LMWH 所造成的骨质疏松和骨折的风险更低。对于妊娠早期发生的 VTE，在初始治疗阶段的 1～3 个月，依诺肝素每天使用两次，而后可将剂量减少到每日 1 次。
- 产时和产后管理将在"预防"中讨论。

八、预防

以下是用于血栓预防的药物及其不良反应。

（一）华法林和其他维生素 K 拮抗药

- 华法林可通过胎盘，对胎儿有致畸作用，通常建议避免在妊娠的前三个月使用。

- 使用华法林导致点状软骨发育不良、鼻发育不良、生长受限、近端肢体短等畸形的致畸风险约为 5%。孕期致畸的危险期在妊娠的第 5～12 周，因此受孕前使用华法林并不会造成危害，建议在末次月经后的 1～2 周内用 LMWH 替代华法林。

- 流产和死胎的风险也相应增加。

- 在妊娠中期使用华法林出现的胎儿小头畸形和神经系统发育异常，可能与华法林导致了胎儿过度抗凝有关。

- 妊娠晚期，尤其是妊娠 36 周后，使用华法林对孕妇(胎盘后)和胎儿(脑内)出血的风险都很大。

- 华法林在妊娠中晚期用于产科血栓预防应在密切监督下进行，并应充分告知孕妇相关风险。

- 在妊娠期使用华法林的唯一绝对适应证是接受心脏机械瓣膜置换术的女性（见第 2 章），因为这类人群的血栓形成风险很高，且有很高的死亡率。针对此类患者，整个妊娠期需要充分抗凝。

（二）肝素和低分子肝素

- 肝素和低分子肝素（LMWH）不能通过胎盘，因此对胎儿没有不良影响。LMWH 是由肝素分子被酶或化学分解而产生的抗凝药物，与标准的 UFH 相比，其具有更多优点，是治疗和预防妊娠期 VTE 的最佳抗凝药物。

- 由于 LMWH 具有更高的生物利用度和更长的半衰期，其预防时间更长。因此对于产科而言，最明显的优势是预防性用药可以一天给药一次。

- 相比于 UFH，LMWH 的分子组成更短，与分子量成反比的抗 Xa(抗血栓) 活性与抗 Ⅱa 活性(抗凝血) 的比值增大，这能确保提高临床获益（抗血栓）与风险比（无效抗凝和出血）。

- 肝素诱发骨质疏松症的风险在产科尤为显著。究其原因，首先，肝素的使用可能持续长达 10 个月；其次，妊娠和母乳喂养会导致可逆的骨质脱钙（见第 8 章）。

- 妊娠期因使用 UFH 导致有症状的骨质疏松症的发生率可高达 2%，而 LMWH 的风险则要低得多（0.04%）。

- 肝素诱发的骨质减少可能是亚临床的。研究表明，妊娠期间使用 UFH 预防血栓可能会导致骨密度下降 5%，相当于绝经后 2 年的骨质丢失量。一旦停止肝素治疗，骨密度就会增加。

- 血小板减少症是肝素另一种罕见但有潜在危险的不良反应，HIT 有以下两种作用形式。
  - 即时性非特异性反应，临床意义不大。
  - 迟发（6～10 天）的特异性免疫介导更为严重，且与反常的血栓形成相关。

- 有报告的 HIT 妊娠，但在英国，这种并发症的肝素治疗是非常罕见的。

- 如果使用 UFH，应每 2～3 天监测血小板计数，从第 4 天监测到第 14 天或直至停止使用。

- 与普通肝素相比，LMWH 对血小板聚集和抑制血小板功能的影响较小，从而降低了早期血小板减少的发生风险。LMWH 激活静息血小板释放血小板因子Ⅳ的能力较弱，且与血小板因子Ⅳ的结合力也较差，从而降低了迟发性免疫性血小板减少症的风险。使用 LMWH 时极少发生 HIT。

- 部分女性（1%～2%）会对 LMWH 产生局部过敏反应。一旦发生这种情况，在使用各种类型的 UFH 和 LMWH 时，通常会出现类似局部瘙痒性荨麻疹样皮疹。针对这类特殊的患者，类肝素类药物如达那肝素钠或磺达肝癸钠（见后文）已被成功使用，并且可以在孕期和哺乳期安全使用。

- 使用 LMWH 和 UFH 很少会引起由醛固酮分泌抑制引起的高钾血症，但患有慢性肾病或糖尿病的女性则更容易出现。

（三）磺达肝癸钠

磺达肝癸钠是一种人工合成的戊多糖，通过 AT 抑制 Xa 因子。已在英国被批准用于预防和治疗非妊娠 VTE，虽然它已被用于肝素不耐受的情况，但在妊娠期的使用经验有限。它可能会通过胎盘，但目前在胎儿或新生儿中没有不良反应的报道。尚不清楚磺达肝癸钠是否会在母乳中排泄，但是婴儿通过母乳口服吸收的可能性非常小。

（四）阿司匹林

- 妊娠期使用阿司匹林作为血栓预防从未有过相关的随机对照研究，但已知低剂量阿司匹林在妊娠期是安全的。
- 非孕期服用阿司匹林预防 VTE 的益处并不确定，且效果明显低于 LMWH。因此不建议将阿司匹林用于产科患者的 VTE 预防。
- 美国胸科医师学会（American College of Chest Physicians，ACCP）关于妊娠期 VTE 的指南和英国皇家妇产科医师学会（Royal College of Obstetricians and Gynaecologists，RCOG）发布了关于产科血栓预防的诊疗指南（Green-top Guideline No.37a）建议不要使用阿司匹林预防孕期 VTE。

（五）直接口服抗凝剂

- 直接口服抗凝药物（direct oral anticoagulant，DOAC）如达比加群、利伐沙班和阿哌沙班，通过直接抑制凝血酶或凝血因子 Xa 发挥作用。在没有使用经验的情况下，不允许在怀孕期间使用，哺乳期女性也应该避免使用。
- 如果女性在服用 DOAC 时怀孕，处理方法与华法林相同（见"华法林和其他维生素 K 拮抗药"）。

（六）血栓预防的适应证

- 血栓的预防指征都是基于前面详细列出的危险因素（表 3-1），需要在妊娠早期进行个体风险评估。而对有 VTE 病史的女性，最好在孕前进行评估。
- 在评估妊娠期血栓预防的必要性时，准确的既往血栓栓塞史是至关重要的，应确定既往血栓栓塞的诊断是否得到客观诊断确认。
- 国际上关于产科血栓预防的指南和实践存在显著差异，如与英国 RCOG 指南相比，美国血液学协会的指南对有非激素原因诱发血栓栓塞病史，且该非激素诱因已消除的女性，不建议进行产前血栓预防。美国妇产科学院的指南也不提倡在紧急剖宫产术后常规使用 LMWH。表 3-5 列举了 RCOG 临床诊疗指南（Green-top Guideline No.37a）中关于既往有血栓栓塞史的孕妇或已确诊的易栓症的孕妇进行血栓预防的建议。

表 3-5　既往有 VTE 病史和（或）易栓症的女性血栓预防建议

极高风险	• 既往 VTE 病史且长期服用华法林 • AT 缺乏 • 既往 VTE 病史合并抗磷脂综合征（APS）	• 建议产前使用高剂量 LMWH，并继续使用 LMWH/华法林至产后 6 周及以上 • 需要血液科和产科专家的联合管理
高风险	• 既往 VTE 病史(大手术相关的单一 VTE 除外）	• 推荐产前及产后 6 周预防性使用 LMWH
中风险	• 无症状高危易栓症,FVL 纯合子 / 复合杂合子,蛋白 C 或 S 缺乏	• 考虑产前使用 LMWH • 建议产后预防性使用 LMWH 6 周
	• 既往仅与外科手术相关的单一 VTE 病史，不伴易栓症、家族史或其他危险因素	• 考虑产前使用 LMWH（不作为常规推荐） • 推荐妊娠 28 周至产后 6 周预防性使用 LMWH
低风险	• 无症状的低危易栓症（凝血酶原基因突变或 FVL）	• 将其视为风险因素，并进行适当评分（表 3-1） • 如果产后有其他危险因素，建议产后预防性使用 LMWH 10 天（如有明确家族史，建议 6 周）

（七）其他风险因素

RCOG 临床诊疗指南（Green-top Guideline No.37a）涵盖了产科血栓预防，强调了在妊娠早期、入院时或发生并发症及分娩后进行风险评估的重要性（表 3-1）。

（八）早期妊娠的危险因素

• 因妊娠剧吐入院的孕妇应考虑用 LMWH 进行血栓预防，在呕吐症状缓解后可停用。

• 患有卵巢过度刺激综合征的女性应考虑在妊娠前三个月使用 LMWH 来进行血栓预防。

• 体外受精（IVF）的女性合并其他三种危险因素存在时，应考虑在妊娠早期使用 LMWH 预防血栓形成。

• 接受人工流产或手术终止妊娠的女性，应考虑使用 LMWH 进行血栓预防至术后 10 天。

（九）围产期管理

1. 产前管理

• 对于具有血栓高危因素的女性应充分告知血栓性疾病的危害，并给予相应个体化的措施及建议。

• 存在 4 个及以上高危因素（表 3-1）的女性（除了既往静脉血栓栓塞或易栓症），建议在整个孕期均预防性使用 LMWH，通常用药至产后 6 周，并于产后再次进行风险评估。

• 存在 3 个高危因素的女性，建议从妊娠第 28 周开始预防性使用 LMWH 至产后 6 周，并于产后再次进行风险评估。

• 除非有药物应用禁忌证，如近期分娩或活动性出血，否则孕期住院的女性均建议给予 LMWH 预防妊娠相关 VTE。

2. 产时管理

• 孕期使用 LMWH 的孕妇一旦出现阴道流血或分娩发动，应立即停药。对这部分患者应在入院时进行风险评估，以便调整用药剂量。

• 局部的侵入性操作应在预防性剂量 LMWH 停药至少 12h 后进行。

• 对于正在接受治疗剂量 LMWH 的孕妇，局部的侵入性操作应在停药 24h 后进行。由于这部分患

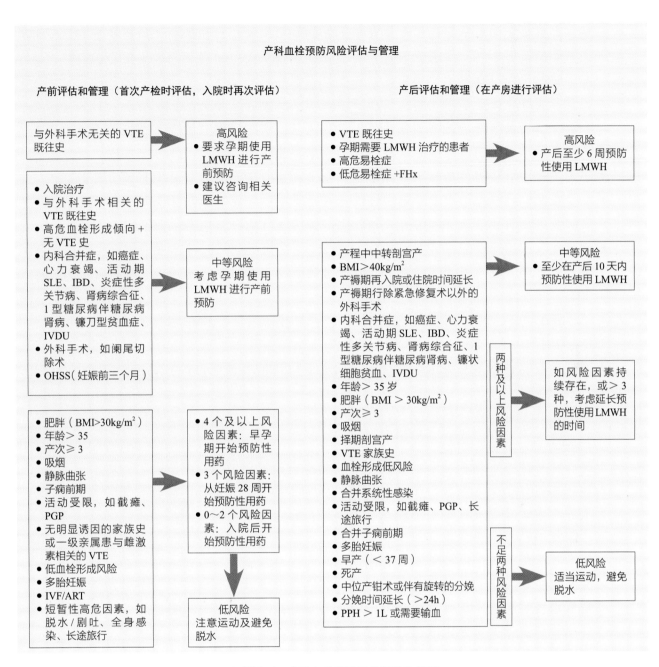

▲ 图 3-1　产科血栓预防风险评估和管理

ART. 辅助生殖技术；FHx. 家族史；静脉曲张 . 有症状、可出现在膝盖以上或与静脉炎 / 水肿 / 皮肤改变相关；高危易栓症 . 抗凝血酶缺乏症、蛋白 C 或 S 缺乏症，低风险易栓症的复合型或纯合型；IBD. 炎症性肠病；活动受限 . ≥3 天；IVDU. 静脉注射吸毒者；IVF. 体外受精；LMWH. 低分子肝素；长途旅行 . >4h；低风险易栓症 . 凝血因子 V Leiden 或凝血酶原 G20210A 突变杂合子；OHSS. 卵巢过度刺激综合征；PGP. 骨盆摇晃疼痛，活动能力降低；PPH. 产后出血；易栓症 . 遗传性或获得性；VTE. 静脉血栓栓塞症

产前、产后预防性使用 LMWH 的剂量

体重＜ 50kg：每日 20mg 依诺肝素 /2500U 达肝素钠 /3500U 亭扎肝素

体重 50～90kg：每日 40mg 依诺肝素 /5000U 达肝素钠 /4500U 亭扎肝素

体重 91～130kg：每日 60mg 依诺肝素 /7500U 达肝素钠 /7000U 亭扎肝素

体重 131～170kg：每日 80mg 依诺肝素 /1000U 达肝素钠 /9000U 亭扎肝素

体重＞ 170kg：0.6 mg/（kg·d）依诺肝素，75U/（kg·d）达肝素钠，75U/（kg·d）亭扎肝素

者为产后发生 VTE 的高危人群，因此在分娩过程中 LMWH 停药的时间不应超过进行安全局部麻醉和镇痛分娩所需要的停药时间。部分接受治疗量 LMWH 的患者可能不能局部麻醉，行剖宫产时需应用全身麻醉。

- 然而，通过严密的多学科协作，制定严密的分娩计划，可以避免这种情况的出现。孕期行 LMWH 治疗的孕妇，在进行计划性剖宫产的前一天，应把 LMWH 的治疗剂量改为预防性剂量。在手术当天，应把手术安排在上午，并且停用上午剂量的 LMWH。
- 若无产后出血及未应用局部镇痛的情况下，应尽早使用首次的产后 LMWH 的预防剂量。
- 由于硬膜外血肿最容易出现在拔除硬膜外导管后，因此 LMWH 不应在拔除硬膜外导管后立即应用以及在椎管内麻醉后 4h 内应用。在最后一次注射 LMWH 12h 内不应拔除硬膜外导管。
- 对具有出血高危高风险的产妇，如产前大量出血、凝血功能障碍、伤口血肿进行性增大、可疑腹腔内出血以及产后出血等，这部分患者血栓的预防可使用 UFH 或梯度加压弹力袜进行机械性预防。
- 当患者在使用 LMWH 的过程中出现出血时，应立即停药并征求血液科医生的意见。

3. 产后管理

- 对具有 2 个血栓性疾病高危因素的产妇，均建议产后预防性使用 LMWH，用药时间至少持续至产后 10 天。
- 对于 BMI＞40kg/m^2 的 3 级肥胖产妇应于产后预防性使用 LMWH，用药剂量应按患者体重计算，用药时间应持续至产后 10 天。
- 华法林及 LMWH 均不通过乳汁代谢，所以母乳喂养并非用药禁忌。
- 极高风险的孕产妇（表 3-5）在产后 6 周内可重新使用华法林抗凝治疗。
- 产后 1 周改用华法林抗凝治疗的好处在于以下几点。
  - 能减少肝素的用药剂量。
  - 不再需要自行皮下注射用药。
- 其不足在于以下几点。
  - 与 LMWH 相比，华法林有更高的出血风险，且用药过程中需要定期就诊。
  - 严密监测凝血功能情况。
- 在妊娠末期发生 VTE 的孕产妇，在产后需要用更长时间的华法林（如 3 个月）。

九、脑静脉栓塞

- 脑静脉栓塞（cerebral vein thrombosis，CVT）发病率低（发病率约 1/10 000），但死亡率高。
- 孕期和产褥期的患者占所有 CVT 患者的 5%～20%（西欧及美国），甚至 60%（印度）。
- 大多数与妊娠相关的病例发生在产褥期。

（一）临床特征

患者通常出现以下症状。

- 头痛。
- 癫痫发作。

- 意识障碍。
- 颅内压增高的征象。
- 呕吐。
- 畏光。
- 1/3 到 2/3 的患者会出现局灶性神经体征（如偏瘫）。神经局灶性体征取决于血栓的范围，可能累及皮质静脉或上矢状窦。
- CVT 可引起发热和白细胞增多。
- 静脉梗塞和脑出血可能是由于侧支循环阻塞所致。

（二）发病机制

- CVT 的发病可能与产后血液的高凝状态及分娩导致的脑静脉窦内皮细胞受损有关。
- 风险因素与 DVT 和 PE 非常相似。
- 产褥期感染和脱水可能是发展中国家产褥期高发病率的原因。

（三）诊断

- 鉴别诊断包括子痫、蛛网膜下腔出血、可逆性脑血管收缩综合征（见第 9 章）和疱疹性脑炎。
- 主要通过进行计算机断层扫描静脉造影（CTV）及磁共振静脉造影（MRV）诊断。

（四）管理

- 治疗包括水化和抗凝。
- 建议行易栓症筛查。尽管脑静脉是静脉血栓形成的罕见部位，但其中有相当一部分患者有易栓症。

妊娠期血栓栓塞性疾病——要点

- 在英国，PE 是孕期和产褥期孕产妇最常见的直接死亡病因。
- 孕期，特别是产褥期，孕产妇血栓形成的风险增加。
- 高危孕妇产前就有 VTE 风险，特别是在入院以及阴道分娩后，行紧急剖宫产术后 VTE 的风险最高。
- 对 DVT 及 PE 的客观诊断至关重要。
- 妊娠期 VTE 的治疗需要大剂量的 LMWH，避免使用华法林。
- 妊娠期一旦出现 VTE，LMWH 除了在急性期使用外，必须持续应用于整个孕期及产褥期。
- 妊娠期 VTE 预防方案的决定，主要参考既往 VTE 病史、易栓症和其他危险因素。
- 既往有 VTE 病史的女性，应于孕早期尽早预防性使用 LMWH，并持续至整个孕期及产褥期。
- LMWH 及华法林在哺乳期使用是安全的。

（黄莉萍　**译**　温济英　李映桃　段冬梅　**校**）

参考文献

[1] Bain, E., Wilson, A., Tooher, R. et al. (2014) Prophylaxis for venous thromboembolic disease in pregnancy and the early postnatal period. *Cochrane Database Syst Rev*, 2014(2), CD001689. doi: 10.1002/14651858.CD001689.pub3 [published Online First: 2014/02/13]

[2] Bates, S.M., Rajasekhar, A., Middeldorp, S. et al. (2018) American Society of Hematology 2018 guidelines for management of venous thromboembolism: Venous thromboembolism in the context of pregnancy.*Blood Adv*, 2(22), 3317–3359.

[3] Goodacre, S., Horspool, K., Nelson-Piercy, C., Knight, M., Shephard, N., Lecky, F., Thomas, S., Hunt, B.J., Fuller, G., on behalf of the DiPEP research group. (2019). The DiPEP (Diagnosis of PE in Pregnancy) study: An observational study of the diagnostic accuracy of clinical assessment, D-dimer and chest x-ray for suspected pulmonary embolism in pregnancy and postpartum.*BJOG*, 126, 383–392.

[4] Knight, M., Bunch, K., Tuffnell, D., Jayakody, H., Shakespeare, J., Kotnis, R., Kenyon, S., Kurinczuk, J.J. (eds) on behalf of MBRRACE-UK. (2018). *Saving Lives, Improving Mothers' Care − Lessons learned to inform maternity care from the UK and Ireland Confidential Enquiries into Maternal Deaths and Morbidity 2014–16*.Oxford: National Perinatal Epidemiology Unit, University of Oxford.

[5] Konstantinides, S.V., Meyer, G., Becattini, C. et al. (2019). 2019 ESC Guidelines for the diagnosis and management of acute pulmonary embolism developed in collaboration with the European Respiratory Society (ERS): The Task Force for the diagnosis and management of acute pulmonary embolism of the European Society of Cardiology (ESC).*Eur Respir J, 54, 1901647.*

[6] Robertson, L., Wu, O., Langhorne, P. et al. (2006). Thrombophilia in pregnancy: A systematic review.*Br J Haematol*, 132, 171–196.

[7] Rodger, M.A., Walker, M.C., Smith, G.N. et al. (2014). Is thrombophilia associated with placenta-mediated pregnancy complications? A prospective cohort study.*J Thromb Haemost*, 12, 469–478.

[8] Royal College of Obstetricians and Gynaecologists. (2015). *Reducing the Risks of Thrombosis and Embolism during Pregnancy and the Puerperium*.Guideline no.37a.London, United Kingdom: RCOG Press.

[9] Royal College of Obstetricians and Gynaecologists. (2015). *Thromboembolic Disease in Pregnancy and the Puerperium: Acute Management.* Guideline no 37b. London, United Kingdom: RCOG Press.

[10] Sultan, A.A., West, J., Tata, L.J., Fleming, K.M., Nelson-Piercy, C., Grainge, M.J. (2012). Risk of first venous thromboembolism in and around pregnancy: A population base cohort study.*Br J Haematol*, 156, 366–373.

[11] Sultan, A.A., West, J., Tata, L.J., Fleming, K.M., Nelson-Piercy, C., Grainge, M.J. (2013). Risk factors for first venous thromboembolism around pregnancy: A population-based cohort study from the United Kingdom.*Blood*, 121, 3953–3961.

[12] Sultan, A.A., West, J., Tata, L.J., Fleming, K.M., Nelson-Piercy, C., Grainge, M.J. (2013). Risk of first venous thromboembolism in hospitalised pregnant women: A population based cohort study from England.*BMJ*, 347, f6099.

第 4 章　呼吸系统疾病

Respiratory disease

读者可以参考第 16 章关于呼吸困难（表 16-1）和胸痛（表 16-3）的讨论。

一、生理变化（表 4-1）

- 与非孕期相比，孕妇的代谢率明显增加，耗氧量增加约 20%，由此导致正常妊娠时需氧量显著增加。
- 妊娠状态下，潮气量增加，而呼吸频率基本维持不变，每分钟通气量较非孕期增加 40%～50%。
- 妊娠期普遍存在过度通气，致使动脉血氧分压 PaO_2 升高、二氧化碳分压 $PaCO_2$ 下降，与此同时血清碳酸氢盐代偿性下降至 18～22mmol/L。因此，在妊娠期轻度代偿性呼吸性碱中毒属于生理现象（动脉血 pH 为 7.44）。
- 妊娠晚期，膈肌抬高减少了 20% 的功能性残气量。但由于膈肌本身活动并不受其限制，肺活量通常保持不变。
- 呼气流量峰值（peak expiratory flow rate，PEFR）或 1 秒用力呼气量（forced expiratory volume in 1 second，FEV_1）不受妊娠影响。

二、妊娠期呼吸困难

- 呼吸困难是妊娠期常见的临床症状，高达 3/4 的女性在妊娠期间会出现呼吸困难，致使呼吸困难诊断标准难以达成一致。
- 妊娠期的呼吸困难可能是由于孕期生理性过度通气而导致的主观感受。
- 在妊娠的各个阶段，孕妇均可出现呼吸困难，尤以妊娠晚期最为常见。呼吸困难往往出现在休息或说话时，有时在轻度活动后可以得到改善。

三、哮喘

哮喘是妊娠期最常见的慢性疾病之一，育龄女性罹患率超过 7%。哮喘常漏诊或诊断后治疗不规范。妊娠期为哮喘的诊断提供了良好的契机，且对于哮喘合并妊娠的女性，妊娠期需进一步优化其治疗方案。

（一）临床特征

1. 症状

- 咳嗽。

表 4-1 妊娠期呼吸系统的生理变化

生理变量	变化趋势	程度 / 时机
耗氧量	↑	20%
代谢率	↑	15%
每分钟静息通气量	↑	40%～50%
潮气量	↑	
呼吸频率	→	
功能性残余容量	↓	20%（晚孕期）
肺活量	→	
FEV_1 和 PEFR	→	
PaO_2	↑	
$PaCO_2$	↓	4.0kPa/30mmHg
动脉 pH	↑	7.44

↑增加；↓减少；→不变

- 呼吸急促。
- 喘息样呼吸。
- 胸闷。

症状往往在夜间和凌晨加重，并可能伴有明显的诱发因素。

- 花粉。
- 动物皮屑。
- 灰尘。
- 运动。
- 受凉。
- 情绪变化。
- 上呼吸道感染。

2. 体征

通常没有明显体征，除非在急性发作期才出现。

- 呼吸频率加快。
- 气短。
- 喘息。
- 辅助呼吸肌参与呼吸运动。
- 心动过速。

（二）发病机制

引起支气管可逆性收缩的原因如下。

- 气道壁平滑肌痉挛。
- 炎症引起的呼吸道黏膜水肿及黏液分泌过多。

（三）诊断

- 在排除其他可引起哮喘样症状及体征的疾病后，可做出哮喘的诊断。个人病史的详细询问是诊断的关键。个人或家族哮喘发作史、特异性体质（湿疹或过敏性鼻炎）等病史有助于进一步明确诊断。
- 在评估支气管狭窄程度时，常首选肺功能检查中的 FEV_1 及最大肺活量（forced vital capacity，FVC），亦可采用 PEFR 来进行评估。
- 对于既往病史高度怀疑哮喘可能，或 FEV_1/FVC 比值<0.7 的患者，建议进行试验性治疗（使用吸入性皮质类固醇药物 6 周）。
- 哮喘的标志性特征是支气管收缩的可变性和可逆性。

一个典型的特征是患者早晨会出现 PEFR 的下降。连续 2 周每日记录 PEFR，每周 3 天或 3 天以上 PEFR 的昼夜变化>20% 则有诊断意义。

- 其他特异性诊断包括以下几个方面。
    - 吸入 β 拟交感神经支气管扩张剂后 FEV_1 提高>15%。
    - 进行 6min 运动后，FEV_1 下降>15%。
    - 嗜酸性粒细胞炎症测试，如血液嗜酸性粒细胞检测、皮肤点刺试验、IgE 或呼出气一氧化氮的分数浓度（fractional concentration of expired nitric oxide，FeNO），在过敏性 / 嗜酸性哮喘中升高。

（四）与妊娠的相互影响

1. 妊娠对哮喘的影响

- 哮喘女性在妊娠后病情的变化各有不同，可能改善、可能恶化、抑或基本同前。
- 轻度的哮喘患者在孕期一般较稳定，但严重哮喘患者恶化的风险极高，尤其在孕晚期。
- 妊娠最后三个月哮喘症状改善的孕妇，其病情可能会在分娩后出现恶化。
- 由于内源性类固醇激素的增加，分娩期间不太可能出现哮喘急性发作。
- 孕妇担心哮喘治疗药物的安全性，进而减少甚至完全停止用药，这往往会导致病情的恶化。

2. 哮喘对妊娠的影响

- 对于大多数女性来说，哮喘对妊娠结局没有不良影响。
- 病情严重、控制不良的哮喘与慢性或间歇性母体低氧血症有关，可能会对胎儿产生不利影响。
- 母亲哮喘与以下因素存在一定的联系（多数来自回顾性、随机分析或小样本的研究）。
    - 妊娠期高血压 / 子痫前期。
    - 早产。
    - 低出生体重儿。
    - 胎儿生长受限（FGR）。
    - 新生儿的疾病，如下。
        - 新生儿一过性呼吸急促。

- 新生儿低血糖。
- 新生儿惊厥。
- 新生儿出生后即送入重症监护病房。

- 一般来说，哮喘对妊娠结局的不良影响很小，与哮喘的严重程度和病情控制程度有关。

- 上述大多数关联在临床实践中并不常见。

（五）管理

- 应告知孕妇，哮喘对妊娠产生不良影响的概率很小。孕期对哮喘病情的有效控制可将风险降至最低。

- 哮喘管理的重点是预防急性发作，而非治疗。

- 完全控制的定义是无哮喘相关的日间症状及夜间觉醒、无须使用急救药物、无急性加重和活动受限、FEV_1 正常或者 PEFR＞80% 预测值。

- 检查孕妇的吸入技术很重要，如果吸入技术不佳，则不能保证足量的吸入药物，可能导致不必要的治疗升级。部分患者需要使用呼吸驱动式的吸入器。

- 遵循分级管理的原则，并依据英国胸科学会 / 苏格兰校际指南网络指南进行哮喘管理。

- 轻度间歇性发作的哮喘可根据需要吸入短效 "缓解剂"（β_2 受体激动剂）治疗（第一阶梯）。

- 如果使用短效的 "缓解剂"（β_2 受体激动剂）的频率超过每周 3 次，则应开始定期吸入含类固醇的抗炎药物 "预防剂",（如倍氯米松）吸入剂（400μg/d）（第二阶梯）。

- 下一阶梯的治疗是添加长效 "缓解剂"（长效 β_2 受体激动剂 LABA，如沙美特罗），或者增加吸入激素类药物的剂量（800μg/d）（第三阶梯）。

- 再下一阶梯的治疗包括尝试以下疗法：如白三烯受体拮抗药（见后文）、口服缓释茶碱或口服 β_2 受体激动剂，或者将吸入性类固醇的剂量增加到 2000μg/d（第四阶梯）。

- 经过以上治疗仍未能有效控制哮喘，则必须持续或频繁口服类固醇激素。应将激素控制在最低有效剂量，必要时应使用有助于激素减量的药物。

- 哮喘治疗的目标是实现症状的完全缓解，避免影响生活质量。令人遗憾的是，许多哮喘患者已经接受存在的慢性症状，如醒来时出现 "喘息""胸闷、气紧" 等症状，认为是疾病发展所不可避免的，这种想法是不恰当的。妊娠为这类患者提供了很好的接受哮喘知识教育的机会，建议她们遵循以下准则。

  - 戒烟。
  - 充分解释孕期用药的重要性及安全性，这对确保患者治疗的依从性至关重要。
  - 避免接触已知的诱发因素。
  - 鼓励居家使用峰流速仪监测和制定书面的个性化自我管理计划。
  - 使用大容量的储物罐有助于改善药物输送效率，也建议使用大剂量吸入激素。
  - 应告知增加吸入类固醇剂量的指征及给予口服类固醇的 "紧急" 用药时机。

- 妊娠期与非妊娠哮喘的治疗基本一致。所有广泛用于治疗哮喘的药物，包括类固醇激素的全身性用药，在妊娠期和哺乳期均是安全的。

- 对于患哮喘的孕妇，其治疗关键是确保充分的孕前或早孕期咨询，以避免孕妇停止吸入性抗炎治疗。

（六）药物治疗

1. β₂ 受体激动剂

- 进入体循环的 β₂ 受体激动剂能快速地通过胎盘屏障，但是吸入型 β₂ 受体激动剂仅少量进入肺部，其中只有极少剂量进入体循环。

- 研究表明，与未使用该药物的哮喘孕妇和非哮喘对照组相比较，接受吸入 β₂ 受体激动剂的哮喘孕妇，其围产儿死亡率、新生儿先天畸形、新生儿出生体重、Apgar 评分和分娩并发症方面没有差异。

- LABA 如沙美特罗（Serevent®）在妊娠期使用是安全的。对于那些需要应用此类药物来达到良好控制哮喘的患者，孕期不应该中断用药。

2. 皮质类固醇

- 口服及吸入性皮质类固醇药物在孕期使用都是安全的，只有极少量的吸入性皮质类固醇能进入体循环中。目前暂无证据表明吸入倍氯米松（Becotide®）或布地奈德（Pulmicort®）会增加胎儿先天畸形或胎儿不良结局的发生率。丙酸氟替卡松（Flixotide®）是一种长效的吸入性皮质类固醇，可用于需要大剂量吸入性类固醇的患者。

- 皮质类固醇和 LABA 的联合吸入剂，如被广泛使用的布地奈德 / 福莫特罗（Symbicort®）和氟替卡松 / 沙美特罗（Seretide®），有助于提高患者的依从性。这类吸入剂增加了吸入性糖皮质激素，增强了抗炎强度，使得 LABA 不被单独使用，使得 LABA 的使用量不超过最大安全剂量。

- 增加皮质类固醇的全身用药来控制哮喘恶化是安全的。在病情控制不佳时，更不应随意停药。

- 泼尼松由胎盘代谢，只有很少（10%）的活性药物能进入胎儿体内。既往研究发现，妊娠前 3 个月使用类固醇会增加腭裂的发病率。但在更大的前瞻性病例对照和数据库关联研究中，这一观点被推翻。目前没有证据表明孕期使用类固醇会增加流产、死胎、其他先天性畸形或新生儿死亡的风险。

- 口服而非吸入性类固醇治疗的哮喘孕妇发生子痫前期的风险没有显著增加，目前还不清楚这是类固醇的作用，还是受哮喘的控制程度和严重程度的影响。

- 虽然抑制胎儿下丘脑 – 垂体 – 肾上腺轴在理论上是孕期类固醇全身用药的一种可能性，但临床实践中几乎无证据支持这一观点。

- 长期、高剂量类固醇的使用可能会增加胎膜早破的风险。

- 人们担心子宫内类固醇暴露（如反复大剂量肌内注射倍他米松或地塞米松以促进胎儿肺成熟）有潜在不良影响，以及可能影响儿童神经发育。然而，低剂量的泼尼松龙不会像倍他米松或地塞米松那样穿过胎盘屏障，不太可能产生类似的不良反应。

- 口服类固醇会增加感染和妊娠期糖尿病的风险，会导致妊娠合并糖尿病患者的血糖更难以控制。应定期监测血糖，并通过调整饮食、使用二甲双胍和胰岛素治疗。类固醇药物在停用或减少剂量后，血糖可以恢复。因此，高血糖并不是停止或减少口服类固醇剂量的指征，应根据哮喘病情来决定是否需要口服类固醇。

- 接受口服类固醇药物治疗的女性不应因妊娠而停药。

3. 其他治疗

- 应重视治疗胃食管反流病（见第 12 章），因为这会加重哮喘病情。
- 尚无关于使用以下药物对胎儿产生不良影响的报道。
  - 吸入型色甘酸盐 [如色甘酸二钠（Intal®），奈多罗米（Tilade®）]。
  - 吸入性抗胆碱能药物 [如异丙托溴铵（Atrovent®）]。

4. 甲基黄嘌呤

- 过去曾被广泛应用，目前已不再是治疗哮喘的一线用药。
- 未发现胎儿先天畸形或围产儿的不良结局与甲基黄嘌呤类药物有明显关联。

5. 白三烯受体拮抗药

- 此类药物（如孟鲁司特和扎鲁司特）可阻断半胱氨酰白三烯在气道中的作用。
- 研究表明，在妊娠期使用此类药物不会增加胎儿先天畸形或其他不良结局的风险。
- 如需使用白三烯拮抗药来控制哮喘，则不应在孕期停药。

6. 生物疗法

现已有数种生物药物用于治疗过敏性哮喘，包括杜匹鲁单抗和奥马珠单抗。目前只有以 IgE 为靶点的奥马珠单抗的妊娠数据，该数据表明其没有增加胎儿先天性畸形的风险。

7. 低剂量阿司匹林

- 要注意很少一部分患有哮喘的孕妇有可能出现"阿司匹林过敏"和严重支气管痉挛。
- 妊娠期服用小剂量阿司匹林可预防子痫前期（见第 1 章）、抗磷脂综合征（见第 8 章）及偏头痛（见第 9 章）。
- 患有哮喘的孕妇在建议服用小剂量阿司匹林之前，以及在产后使用非甾体抗炎药缓解疼痛之前，应仔细询问其有无阿司匹林过敏史。

（七）急性重症哮喘

- 哮喘急性重症发作非常危险，应建立院内紧急处置流程。
- 治疗方案与非孕期患者的急性重症哮喘的紧急处理一致。
- 患有严重哮喘并有以下一种或多种不良社会心理因素的女性死亡风险高。
  - 精神病。
  - 吸毒或酗酒。
  - 失业。
  - 拒绝就医。
- 急性重症哮喘的特点如下。
  - PEFR 最佳值占预计值为 33%～50%。
  - 呼吸频率 >25/min。
  - 心率 >110/min。
  - 无法一口气说完一整句话。
- 急性重症哮喘的治疗应包括以下几个方面。
  - 高流量吸氧。

- β₂ 受体激动剂（如沙丁胺醇 5mg），通过氧气驱动雾化器给药。β₂ 受体激动剂可通过大容量雾化器重复给药，对于治疗效果不佳的患者，建议重复或持续雾化（沙丁胺醇 5～10mg/h）。
  - 对于病情严重或治疗效果不佳的哮喘，应加用异丙托溴铵雾化吸入 [0.5mg/（4～6h）]。
  - 皮质类固醇静脉注射（氢化可的松 100mg）和（或）口服泼尼松 40～50mg，至少 5 天。
  - 静脉补液。
  - 当临床怀疑有肺炎或气胸或者病情没有好转，应进行胸部 X 线检查。
- 如果 PEFR 没有改善到预计的 75% 以上，患者应住院治疗。如果患者出院，必须口服类固醇治疗并安排复查。
- 急诊科见到的停用类固醇药物的哮喘孕妇较非孕妇为多，因不恰当的停药导致了哮喘的持续恶化。
- 危及生命的临床特征。
  - PEFR＜33% 预计值。
  - 血氧饱和度＜92%。
  - PaO_2＜8kPa。
  - 正常或升高的 $PaCO_2$＞4.6kPa。
  - 胸闷、紫绀、呼吸乏力。
  - 心动过缓、心律失常、低血压。
  - 精疲力竭、神志不清、昏迷。
- 若按以上治疗流程未能改善严重哮喘急性发作的临床症状，应与重症监护小组共同诊治，并考虑使用以下治疗方案。
  - 静脉注射 β₂ 受体激动剂。
  - 静脉注射 1.2～2g 硫酸镁，输液时间 20min 以上。

（八）产时管理

- 由于内源性类固醇的产生，分娩时哮喘发作极为罕见，孕妇在分娩期间不应停止使用吸入剂。没有证据表明吸入 β₂ 受体激动剂会导致宫缩乏力或增加过期妊娠的发生率。
- 口服类固醇（泼尼松＞5mg/d，分娩前使用 3 周以上）的女性应接受注射氢化可的松（50～100mg，3～4 次 / 天）来缓解分娩压力，直到重新开始口服药物。
- 前列腺素 E₂（用于引产、使宫颈成熟）和前列腺素 E₁（米索前列醇，用于终止妊娠、治疗或预防产后出血）都是可安全使用的支气管扩张剂。
- 使用前列腺素 F₂ₐ 治疗危及生命的产后大出血是必需的，但它可能会引起支气管痉挛，患有哮喘的孕产妇应谨慎使用。
- 患哮喘的孕妇可安全使用任何分娩镇痛方式，包括硬膜外镇痛和内托诺（Entonox），但是哮喘孕产妇应用阿片类镇痛药应极其慎重，尽管引发急性重症哮喘发作的可能性不大。局部麻醉能降低肺部感染和肺不张的风险，比全身麻醉更为安全。
- 据报道，麦角新碱可引起支气管痉挛，尤其在全身麻醉的情况下，但当间三烯（Syntometrine，缩宫素和麦角新碱）用于预防产后出血时，并未出现此种情况。

（九）母乳喂养

- 哮喘女性的子代患过敏性疾病的风险约为 1/10，如果父母双方均为过敏体质，则子代风险提高至 1/3。有证据表明，母乳喂养可降低后代患过敏性疾病的风险，这可能与婴儿延迟添加牛乳制品有关。
- 前面讨论的所用药物，包括口服类固醇，在哺乳期均可安全使用。
- 泼尼松龙可通过母乳分泌，但是目前没有关于哺乳期使用泼尼松龙对婴儿产生不良影响的报道。如果用药剂量低于 30mg/d，则不必担心新生儿的肾上腺功能。

哮喘——要点

- 妊娠本身通常不会影响哮喘的严重程度。
- 对绝大多数孕妇来说，哮喘对妊娠结局没有不良影响，但需围产期规范管理。
- 相较于预防或治疗药物所带来的风险，控制不佳的重症哮喘对妊娠带来的风险更大，可通过良好地控制哮喘将风险降至最低。
- 关于妊娠期哮喘药物安全性的教育和保证（最好是在怀孕前）是孕期管理不可或缺的一部分。
- 妊娠期减少或停止吸入性抗炎治疗是疾病治疗中发生恶化的常见潜在危险因素。
- 吸入、口服和静脉注射类固醇以及吸入、雾化和静脉注射 β_2 受体激动剂在妊娠期和哺乳期间的使用是安全的。
- 妊娠期哮喘的治疗与非妊娠期哮喘的治疗差别不大，有效控制疾病进展及其伴随症状是首要事务。
- 如果在类固醇吸入剂量下症状未能有效控制，在排除吸入技能掌握不佳的情况下，首选增加该类药物的剂量或用药频率。

四、花粉过敏

- 孕妇应被确切告知，没有证据表明孕期使用治疗花粉过敏和过敏性鼻炎的药物对妊娠有不利影响。
- 倍氯米松滴鼻剂（Beconase®）是安全的。
- 氯苯那敏（Piriton®）是一种镇静抗组胺药物，也是安全的。
- 系统回顾包括西替利嗪和氯雷他定在内的非镇静性抗组胺药物，并未发现妊娠期间使用这些药物会造成不良妊娠结局。

五、肺炎

- 在同一年龄阶段的女性，孕妇及非妊娠女性细菌性肺炎的发病率相同，且与吸烟相关。
- 细胞介导免疫功能的下降使孕妇更容易罹患病毒性肺炎，如流感肺炎。在每一次流感大流行（包

括甲型 H_1N_1 流感）中，孕妇的重症率和死亡率都有所增加。

- 孕妇也特别容易感染水痘 – 带状疱疹（水痘）肺炎。
- 肺炎是孕妇产前入住重症监护病房的常见原因（40%）。

（一）临床特征

1. 症状

- 咳嗽（最初常为干咳）。
- 发热。
- 寒颤。
- 呼吸困难。
- 胸膜痛。

2. 体征

- 发热。
- 脓痰。
- 肺部听诊呼吸音增粗、粗大爆裂音。
- 肺实变体征。

（二）发病机制

1. 细菌性肺炎

- 肺炎链球菌（占致病菌的 50% 以上）。
- 流感嗜血杆菌（常见于慢性支气管炎）。
- 葡萄球菌（与流感、静脉注射毒品滥用有关）。
- 军团菌（机构暴发）。

2. 病毒性肺炎

- 甲型流感病毒。
- 水痘 – 带状疱疹病毒。
- 新型冠状病毒（SARS-CoV-2）（COVID-19）。

3. 其他

- 肺炎支原体（社区获得性，在社区暴发更为常见）。
- 卡氏肺孢子菌 [与人类免疫缺陷病毒（HIV）感染相关]。

（三）诊断

- 如果患者不愿意进行胸部 X 线检查，可能会延误诊断。
- 据估计，胸部 X 射线对胎儿的辐射小于 0.01mGy，仅是妊娠期最大推荐辐射值（5rad）的一小部分。
- 如果有 X 线扫描的临床指征，不应拒绝这项检查。
- 重症肺炎的患者应进行血培养和痰培养，并应用咽拭子检查呼吸道病毒。
- 患重症肺炎的女性应行肺炎球菌和军团菌尿抗原检测。

- 细菌性肺炎可表现为白细胞（WBC）计数和 C 反应蛋白升高。
- 肺炎支原体通常不会引起白细胞计数升高，但在 50% 的病例中显示其与冷凝集素有关，可通过抗体滴度是否升高来诊断。
- 与所有全身性感染一样，静脉乳酸测定对脓毒症病情的评估极为重要。
- 由 H_1N_1 和 COVID-19 引起的病毒性肺炎，往往会导致淋巴细胞减少。
- 如果患者呼吸困难或血氧饱和度降低，应进行动脉血气分析。与 X 线扫描结果不成比例的严重低氧血症应警惕肺孢子菌感染可能。
- 如果使用常规抗生素无效，应通过非典型呼吸道病原体（包括支原体）的血清学检查，寻找肺炎的非细菌性病因。如果怀疑是肺孢子菌感染，则需进行痰培养或支气管镜检查。

（四）管理

具体原则如下。

- 保证充足的氧合：监测血氧饱和度并及时给氧。
- 维持足够的水分摄入。孕妇常易出现脱水，尤其是在发热的时候。
- 进行物理治疗来帮助清除分泌物。
- 针对病原微生物及时给予适当的抗生素治疗。
- 妊娠期细菌性肺炎的治疗应遵循非孕妇的治疗指南。
  - 对于大多数社区获得性肺炎，合适的抗生素是口服阿莫西林（500mg～1g，3 次 / 日）、克拉霉素（500mg，2 次 / 日）或阿奇霉素。
  - 对于严重的社区获得性肺炎和医院获得性肺炎患者，应使用静脉注射头孢呋辛（1.5g，3 次 / 日静脉注射）和克拉霉素（500mg，2 次 / 日）。转用口服治疗时，可使用阿莫西林而不采用口服头孢菌素。
  - 对于无并发症的病例，抗生素的疗程应为 7 天。
  - 四环素类药物（如多西环素）在妊娠 20 周后应避免使用，此类药物的使用会导致胎儿牙齿变色。
  - 预后不良的临床特征包括下面几点。
    - 呼吸频率≥30/min。
    - 低氧血症，血氧饱和度＜92%、PaO_2＜8kPa。
    - 低血压，收缩压＜90mmHg。
    - 酸中毒，乳酸升高。
    - 胸部 X 线检查提示双侧或多叶肺病变。

（五）流行性感冒

- 孕妇是流感的易感人群，相关发病率和死亡率也更高。
- 所有孕妇都应该接种流感疫苗。
- 使用奥司他韦或扎那米韦对患有流感的孕妇和产后 2 周内的产妇进行早期治疗，可改善预后。

（六）新型冠状病毒肺炎

- 初步数据表明，孕妇并不是新冠肺炎的易感人群，但妊娠晚期孕妇常出现重症肺炎和缺氧的症状。

- 35 岁以上、患有肥胖症、高血压、糖尿病及黑人和少数族裔的女性患新冠肺炎的风险更高。

- UKOSS（UK Obstetric Surveillance System 英国产科监督部门）的研究表明，9% 的女性需要呼吸机支持治疗。

- 母婴的垂直传播有报道，但很少见。

（七）水痘

- 水痘具有极强的传染性，儿童为易感人群。

- 潜伏期为 14～21 天，传染期为皮疹出疹前 1 天至皮疹消失后 6 天。

- 成人水痘症状较重，感染水痘的孕妇易并发水痘肺炎，危及孕产妇和胎儿的生命健康。

- 据统计，有 0.05%～0.07% 的孕妇罹患水痘，其中 10%～20% 的孕妇出现水痘肺炎、肝炎、脑炎等并发症。

- 在水痘感染病例中，由于水痘特有的疾病特点，既往感染史和疫苗接种史被认为是可靠的诊断依据。可通过血清学检查确诊。

- 美国推荐既往未感染水痘病毒的女性在孕前接种水痘减毒活疫苗。

- 考虑到妊娠合并水痘感染的潜在风险，还未获得免疫的孕妇应尽快注射水痘 – 带状疱疹免疫球蛋白（VZIG）。VZIG 仅在密切接触水痘患者后的 10 天内有效。

- 对罹患水痘的女性应予以阿昔洛韦治疗，必要时可静脉给药。

- 水痘患者应隔离检查，并最大限度减少与其他孕妇的接触。

- 针对水痘肺炎的治疗，阿昔洛韦静脉给药可明显降低孕产妇的发病率和死亡率。

- 一项研究表明，水痘肺炎发病在妊娠晚期（可能是由于免疫抑制增加）是孕产妇死亡的一个重要风险因素。

- 妊娠 12～16 周感染水痘病毒，胎儿罹患先天性水痘的风险增加。患胎儿水痘综合征的风险约为 2%。

- 此类孕妇应在妊娠 16～20 周或感染后 5 周进行详细的胎儿超声检查，超声下常见的异常表现包括皮肤瘢痕、眼睛缺陷、四肢发育不良和神经异常。

- 如果在分娩后 4 周内发生感染，就有患新生儿水痘的风险。针对此类患者，如果可行，分娩应推迟到产妇患病后至少 7 天，从而使胎儿获得被动免疫。

（八）卡氏肺孢子菌肺炎

- 卡氏肺孢子菌肺炎（Pneumocystis carinii pneumonia，PCP）是获得性免疫缺陷综合征（acquired immune deficiency syndrome，AIDS）患者中最常见的机会性感染。

- PCP 与产科不良结局相关，特别是在确诊的情况下。

- PCP 应使用高剂量甲氧苄啶 – 磺胺甲噁唑（复方新诺明）治疗，必要时可联合使用戊烷脒。

- 尽管理论上说足月服用磺胺类药物存在新生儿核黄疸或溶血的风险，但越来越多的证据表明，孕期使用复方新诺明是安全的。事实上 PCP 也是复方新诺明为数不多的适应证之一。

- 由于 PCP 是与 AIDS 相关的孕产妇死亡的重要原因。针对既往 PCP 病史或 CD4$^+$ 细胞计数＜200 个 /μl 的 HIV 感染孕妇应给予复方新诺明或戊烷脒喷雾剂的预防治疗。
  （见第 15 章 "妊娠期间的 AIDS 病毒感染"）

肺炎——要点

- 胸部 X 线检查在妊娠期是安全的。
- 大多数抗生素在妊娠期和哺乳期使用是安全的，氨基糖苷类、四环素和喹诺酮类药物（如环丙沙星、左氧氟沙星）需要谨慎使用。
- 妊娠期阿莫西林用药剂量要加大（500mg，3 次 / 日）
- 水痘、新冠肺炎和甲型流感肺炎在妊娠期可能是致命的。

六、结核病

- 结核病（TB）在英国、欧洲、美国和发展中国家的发病率正在逐步上升。
- 最近的这种回潮在一定程度上是由于艾滋病病毒感染患者对结核杆菌的易感性及人口迁移的影响。
- 据报道在英国和美国，流浪人群和市中心人口的发病率正在不断攀升。
- 来自英国的队列研究表明，怀孕期间罹患结核病仅在少数族裔群体中发生，尤其是近期从亚洲和非洲来到英国的孕妇。
- 罹患结核的孕妇并发肺外结核的概率升高（50%）。

（一）临床特征

1. 症状

发病通常是隐匿的，症状如下。

- 咳嗽。
- 咯血。
- 体重减轻（或体重不增）。
- 盗汗。

2. 体征

- 肺结核可以引起所有的胸部体征。
- 病变多累及肺上叶，伴有粗大的湿啰音，锁骨上叩诊为浊音。而在晚期或陈旧性病例中则发展为肺纤维化，表现气管向病变侧偏移。
- 相关淋巴结病和结节性红斑的体征（见第 13 章）
- 肺外部位如下。
  - 淋巴结。
  - 骨。

- 肝和脾。
- 骨髓。
- 盲肠。
- 中枢神经系统（central nervous system，CNS）。
- 眼（脉络膜结节）。

（二）发病机制

- 病原菌为结核分枝杆菌（Mycobacterium tuberculosis，MBTB）。
- 鸟分枝杆菌也是艾滋病患者肺部感染的重要原因之一。

（三）诊断

- 结核的诊断具有一定难度，通常通过胸片上的典型表现辅助诊断。
- 通过痰涂片抗酸杆菌（Ziehl–Neelsen 染色）可以初步诊断。
- 结核分枝杆菌的培养约需要 6 周。
- 如果患者没有痰，可进行支气管镜检查，以获取肺泡冲洗液进行检查。
- 结核菌素皮试（0.1ml 的 10 个结核菌素单位 MBTB 纯化蛋白衍生物）不受妊娠的影响。
- 对于肺外结核病，诊断上主要依赖聚合酶链反应（PCR）或活检组织培养。
- 诊断性血液检测包括 γ- 干扰素释放分析，如酶联免疫斑点实验检测结核分枝杆菌特异性效应细胞斑点数和酶联免疫吸附实验检测全血 γ- 干扰素。这些血液测试可以区分潜伏性结核感染和卡介苗接种的影响（BCG）。它们在诊断潜伏期结核感染方面有更高的特异性，诊断活动性结核病有一定局限。

（四）妊娠

妊娠与结核病的相互影响。

- 尚无证据表明，在接受或已接受有效抗结核治疗的患者中，妊娠会对疾病进展产生不利影响。
- 患者不配合是导致妊娠期结核病诊断延误的重要原因。
- 肺部（但不是肺外）结核病可能与低出生体重儿有关。
- 经脐静脉或羊水感染的先天性结核病罕见。发展中国家应重视由母体活动性结核病（未诊断或未治疗）经空气传播感染新生儿导致的新生儿结核病。

（五）管理

- 妊娠和非妊娠患者的治疗原则相似。
- 未经治疗的肺结核对孕妇及其胎儿的危害比治疗本身更大。
- 患有肺结核的孕妇应尽快前往呼吸科就诊，并立即接受治疗。
- 活动性肺结核应给予长期督导治疗，使用一种以上的敏感药物进行联合治疗。在获得药敏报告之前，通常医生会采用含有以下药物的三联或者四联疗法。
    - 利福平。
    - 异烟肼。
    - 吡嗪酰胺和（或）乙胺丁醇。

- 由于异烟肼或利福平存在相关的肝毒性风险，建议应每月监测肝功能。
- 如果转氨酶增加 1 倍以上，应暂停所有抗结核药物，然后在严密监测肝功能的同时开展个性化治疗。

1. 抗结核化疗对胎儿的潜在风险

- 怀孕期间使用利福平、异烟肼、乙胺丁醇和吡嗪酰胺是安全的，但所用服用异烟肼的患者应联合使用维生素 B_6 50mg/d，以降低患周围神经炎的风险。
- 链霉素与听神经（第Ⅷ对脑神经）损伤（发病率＞10%）密切相关，因此在整个妊娠期间应避免使用链霉素。

2. 产后护理

- 母亲通常在开始治疗的 2 周内传染性消失。
- 如果母亲的痰检呈阳性，应尽快给予异烟肼预防性治疗（假设母亲感染的 MBTB 对异烟肼敏感），否则新生儿患活动性肺结核的风险将明显升高。
- 新生儿应该接种卡介苗。由于异烟肼不会损害卡介苗的免疫原性，因此接种抗异烟肼的卡介苗来联合预防并无益处。
- 乳汁中分泌的抗结核药物含量极低，使用常规剂量抗结核治疗，不会影响母乳喂养。

结核病——要点

- 结核病在亚洲和非洲移民中尤其常见。
- 如果怀疑有结核病，请及时行 X 线片检查。
- 寻求呼吸内科医生的建议。
- 切记，肺外结核和妊娠期间的肺结核病一样常见。
- 肺结核的诊断必须经细菌学确认，必要时需行支气管镜＋活检。另可使用干扰素 $-\gamma$ 释放试验进行血清学检测。
- 新生儿接种卡介苗，高危患者给予异烟肼治疗。

七、结节病

结节病在妊娠期间并不常见，在英国孕产妇的罹患率为 0.05%。

（一）临床特征

- 患者通常没有任何症状，可能会出现呼吸困难和咳嗽等呼吸系统症状。
- 肺外表现如下。
    - 结节性红斑（也可能是妊娠期间的孤立性病变，没有潜在相关病因的证据）（见第 13 章）。
    - 前葡萄膜炎。
    - 高钙血症。
    - 肝功能异常。
    - 关节病。
    - 发热。

－ 中枢神经系统受累。

（二）发病机制

- 结节病是一种病因不明的多系统肉芽肿性疾病。
- 与结核病不同，其形成的肉芽肿是非干酪性的。

（三）诊断

- 胸部 X 线最常见的特征是双侧肺门淋巴结肿大，可能伴有广泛的肺浸润，甚至进展为纤维化。
- 虽然肺野可无明显浸润，但病变通常累及肺实质，可通过高分辨率 CT、支气管肺泡灌洗及经支气管活检确诊。
- 疾病可引起肺功能障碍，表现为阻塞性或限制性通气功能障碍或换气功能障碍。肺功能检查不受妊娠的影响，并可作为妊娠期监测疾病活动性的重要手段。
- 正常妊娠时血管紧张素转化酶（angiotensin-converting enzyme，ACE）的血清水平可能会改变，因此妊娠期 ACE 的水平改变不能作为疾病诊断或监测的指标。

（四）妊娠对结节病的影响

- 妊娠并不影响疾病进展。
- 活动性结节病患者在怀孕期间的 X 线片征象可能消失，但结节病在产褥期有复发趋势。
- 疾病的产前缓解可能是由于妊娠期内源性皮质醇水平的增加引起。

（五）管理

- 结节病通常会自行消退，但需要类固醇治疗的适应证包括以下两点。
  － 肺外疾病，尤其是中枢神经系统疾病。
  － 功能性呼吸障碍。
- 类固醇在怀孕期间的使用安全性已经在前面的章节进行了讨论（见"怀孕对哮喘的影响"）。因此，如果有临床指征，应该在怀孕期间继续使用或开始使用。
- 与哮喘一样，接受维持性类固醇治疗的孕妇如果每天服用＞7.5mg 的泼尼松龙，则应在分娩期间使用注射用氢化可的松（见"产时管理"）。
- 建议女性不要服用维生素 D 补充剂，因为维生素 D 可能会导致结节病患者出现高钙血症。

结节病——要点

- 结节性红斑可能发生在正常妊娠期间。
- 妊娠并不影响结节病的病情发展。
- 如果需要，使用全身类固醇。
- 产后应考虑预防性增加类固醇剂量。
- 血清 ACE 检测在妊娠期意义不大。
- 避免使用维生素 D。

八、囊性纤维化

越来越多的囊性纤维化（cystic fibrosis，CF）患儿可存活至成年。成年后的男性患者通常患有不育症，尽管女性的生育能力在营养不良或浓稠宫颈黏液下可能会受到损害，但通常是正常的。

（一）临床特征

- 早期、反复和持续的肺部感染、支气管扩张和呼吸衰竭。
- 胰腺功能不全导致营养不良和糖尿病。
- 目前研究表明，未行肺移植的肺囊性纤维化患者的死亡中位年龄为 47 岁。

（二）发病机制

- CF 是因所有的外分泌腺的功能障碍导致了黏液产生异常和汗液排钠升高。
- 这是英国最常见的常染色体隐性遗传病，在白种人中携带率为 1/25。
- 虽然 7 号染色体上的一种特定突变已被确认，但只有 2/3 的病例有缺失，CF 患者是异质性的，包括不同的遗传错误或渗透率改变。
- CF 是由 CF 跨膜电导调节蛋白（一种跨膜氯离子通道）异常引起的，导致水和电解质在上皮表面的运动障碍，从而导致腺器官分泌物的水合作用异常、黏液稠密、汗钠增加。
- 基因疗法为 CF 的治疗提供了一种更有效的方法，临床试验正在进行中，还没有成为 CF 患者的常规治疗。
- 肺或心肺移植可延长存活时间。

（三）与妊娠的相互影响

1. 妊娠对 CF 的影响
- 与正常的孕妇相比，孕产妇的死亡率显著上升。
- 与同年龄段的未怀孕女性患者相比，CF 孕妇的死亡率无明显升高。
- 大多数患有 CF 的女性对妊娠的耐受性较高（可能是因为疾病的严重程度较低）。
- 中重度肺部疾病（$FEV_1 < 50\% \sim 60\%$ 预计值）的女性在怀孕初期死亡率增加，孕妇存活率与孕前 FEV_1 占预计值的百分比呈正相关。研究表明，妊娠对长期存活率无明显不良影响。
- 造成母体和胎儿不良结局的因素相似（见后文），包括母体肺动脉高压、紫绀和低氧血症。
- 患病女性可能在孩子年幼时出现病情恶化，甚至死亡，因此孕前向患者及其伴侣交代这些问题十分重要。

妊娠合并 CF 的孕产妇可能出现如下症状。

- 孕妇体重增加不良，即使不合并胰腺功能障碍，也常表现为妊娠初期体重过轻，在妊娠期间体重也很难增加。
- 随着呼吸困难、运动耐量和血氧饱和度的下降，肺功能恶化。虽然肺功能通常会在怀孕期间受损，但在分娩后可以恢复。
- 肺部感染加重。
- 充血性心力衰竭。

2. CF 对妊娠的影响

- 妊娠合并 CF 的自然流产率不增加。

- 尽管这类女性经常使用大剂量抗生素，但胎儿先天畸形率并没有增加。

- 引起不良妊娠结局的因素包括以下几点。

    - 肺动脉高压。

    - 紫绀。

    - 动脉低氧血症（血氧饱和度 < 90%）。

    - 中度至重度肺部疾病（$FEV_1 < 50\% \sim 60\%$ 预计值）。

    - 产妇营养不良。

- 妊娠期间最常见的并发症包括以下几点。

    - 早产（< 37 周）（发生率为 10% ~ 25%）。

    - 胎儿生长受限。慢性缺氧（血氧饱和度 < 90%）和（或）紫绀增加小于胎龄儿的风险。出生体重与孕前肺功能呈正相关（可能与孕期较长有关）。在最近的一项法国登记研究中，孕前 $FEV_1 \le 50\%$ 的孕妇剖宫产率升高两倍，尽管早产的风险并不高，但她们的新生儿平均体重较 $FEV_1 > 50\%$ 的 CF 孕妇轻 300g。

- 尚存部分胰腺功能的孕妇妊娠结局有所改善。

- 母亲体重增加不佳预示着早产和死胎高发。

（四）孕前咨询

- 孕前咨询是必需的！轻度患者若 $FEV_1 > 70\% \sim 80\%$ 预计值，怀孕则是安全的。

但以下情况是妊娠的禁忌证。

    - 肺动脉高压。

    - 肺源性心脏病。

    - $FEV_1 < 30\% \sim 40\%$ 预计值。

- 洋葱伯克霍尔德菌感染可能与肺功能的迅速恶化有关。当感染此种微生物并出现肺功能进行性下降时，被认为是妊娠的禁忌证。

- 应进行糖尿病筛查。

- CF 患者均为纯合子，其后代则均为 CF 基因的携带者。

- 明确伴侣是否携带致病基因。若未明确父亲是否携带致病基因，新生儿患有 CF 的风险为 2% ~ 2.5%（基于英国一般人口中约 1/25 的携带率）。若父亲为该致病基因的杂合子，则新生儿 CF 患病风险为 50%。

（五）管理

妊娠期间，CF 患者应由具备 CF 孕期管理经验的 CF 中心专科医生和产科医生联合管理。

孕期管理应注意以下事项。

- 保证母体充足的营养。

- 控制肺部感染。

- 避免长时间缺氧。

- 定期评估胎儿生长发育情况。

（六）营养

- 在成年 CF 患者中，超过 90% 有胰腺功能不全，需要补充酶制剂和脂溶性维生素。CF 患者（即使没有吸收不良）对热量的需求很高，怀孕后此类需求将进一步增加，为了维持母体体重，维持高热量膳食。

- 在成年 CF 患者中，20% 有糖尿病，另有 15% 的人有糖耐量受损（IGT）。妊娠期胰岛素需求量增加，IGT 患者将有患妊娠期糖尿病的风险（见"妊娠期糖尿病"）。

（七）控制肺部感染

- 必须鼓励 CF 孕妇坚持肺部理疗。部分孕妇因担心肺部理疗会影响胎儿健康而回避理疗，针对此类孕妇应积极做好咨询与解释工作，降低孕妇对于肺部理疗的恐惧心理。

- 大多数较老的、较成熟的抗生素（如头孢呋辛）在治疗 CF 孕妇的肺部感染加重时安全性较高。在考虑使用妊娠期临床研究数据较少的新药时，需要保持谨慎态度。孕妇健康状况不佳给胎儿带来的风险可能超过药物经胎盘对胎儿的危害。

- 怀孕期间患者可以继续使用口服或雾化吸入抗生素（除四环素之外）进行预防性治疗。由于四环素对胎儿的牙齿和骨骼具有不良影响，因此妊娠期禁止使用该类药物。

- 当患者出现感染性恶化时应积极治疗，及时入院并静脉注射青霉素和氨基糖苷类药物。若致病菌为耐药假单胞菌，则可使用头孢菌素类药物。

- 具体的抗生素治疗方案应以痰培养结果为依据。

- 妊娠期静脉注射氨基糖苷类药物需谨慎，并需要定期监测孕妇体内药物浓度水平。

由于有些 CF 患者对支气管扩张剂的反应是可逆的，因此需要告知患者妊娠期间吸入和雾化吸入皮质类固醇是安全的（见"皮质类固醇"）。

目前认为吸入多糖酶 α（重组人脱氧核糖核酸酶）可以水解痰中的 DNA，降低痰液黏度，是安全的，在妊娠期可继续使用。

（八）避免长时间缺氧以及合适的分娩时机

- 尽管没有明显的感染性恶化，CF 患者在妊娠中晚期常会出现进行性加重的呼吸困难。

- 如果出现静息性缺氧，特别是血氧饱和度 80% 或低于 90% 时，建议入院卧床休息并进行氧疗。

- 若某些产妇症状恶化，则应及早分娩。

- 胎儿有生长受限的风险，孕妇需要在整个孕期接受胎儿超声检查，了解胎儿生长发育情况。

- 如果胎儿生长缓慢，可让孕妇入院卧床休息、补充营养和氧疗来改善。

- 大多数情况下，CF 孕妇在足月后可经阴道分娩。

- 出现产科指征时可行剖宫产，但应尽量避免行全身麻醉。

- 手术助产分娩可以避免第二产程延长。

- 在第二产程中长时间用力和重复的 Valsalva 动作易导致 CF 患者发生气胸。

- 通常应该鼓励母乳喂养，尽管乳母在产褥期可能会继续需要营养补充剂。大多数使用的药物会分泌到母乳中，但一般不作为母乳喂养的禁忌。对患有 CF 女性的母乳分析显示，钠和蛋白质含量是正常的。

囊性纤维化（CF）——要点

- 应联合 CF 中心对孕产妇进行监护。
- 妊娠结局与孕前肺功能有关。
- 围产期结局通常良好。
- 早产率高。
- 合并肺心病 / 肺动脉高压时，患者结局则有许多不确定性，甚至会进一步恶化。
- 应向患者提供专业饮食建议，并额外补充所需的热量。
- 积极治疗加重的感染。
- 有患妊娠期糖尿病的风险。
- 为缓解孕产妇的症状，必要时行引产 / 早产。

九、肺移植

- 患 CF 和间质性肺疾病的孕妇可以接受肺移植，并考虑妊娠。
- 与接受肾、心、肝和胰腺移植的女性相比，接受肺移植的女性在怀孕后的远期结局较差。有病例显示，患者分娩后数年内出现了闭塞性细支气管炎和免疫排斥反应。
- 研究数据显示，既往进行过肺移植的孕妇发生早产的风险较高，平均孕周为 33～34 周。
- 妊娠期间的免疫抑制问题与同种异体肾移植的问题相似（见"肾移植"）。

（一）严重限制性肺疾病

- 由于呼吸功能比心脏功能有更大的储备量，患有严重肺病的患者在怀孕期间恶化的可能性比患有严重心脏病的患者小。因此，尽管孕妇的心输出量和每分钟通气量都有相对（约 40%）的增加，但对于每分钟通气量来说，这只是身体所能达到的最大通气量的一小部分。
- 对于脊柱侧凸、系统性硬化症（见第 8 章）、间质性肺疾病（interstitial lung disease，ILD）和其他严重限制性肺部疾病的患者来说，我们很难准确地预测能确保妊娠的最小 FVC。尽管已经提出将成功妊娠的 FVC 临界值定义为 1L 或 50% 预计值，但也不乏存在比这更严重病变的女性后期成功分娩的案例。
- 红细胞增多症是提示缺氧程度的间接证据，其本身又与血液高凝引起的血栓风险增加有关。
- 患有脊柱后凸的女性常在妊娠晚期因呼吸功能恶化而早产。当出现骨盆畸形或胎位异常时，则建议剖宫产终止妊娠。
- 对每位患者均应进行个性化的评估。研究表明无论是何种病因导致的呼吸功能不全，严重的高碳酸血症或缺氧、肺动脉高压和肺心病均与不良妊娠结局的发生密切相关。

（二）管理

- 应从孕前咨询开始。
- 对于患有 ILD 的孕妇，孕期应继续使用泼尼松或硫唑嘌呤进行免疫抑制，同时患者孕前需停用霉酚酸酯。对于病情严重的患者可根据需要给予利妥昔单抗（妊娠早期）或环磷酰胺（妊娠中晚期）治疗。

- 多学科的监护和分娩计划是必不可少的，特别是对于夜间缺氧的患者，她们可能需要呼吸内科医生协助无创通气。
- 产科与麻醉科之间的有效沟通是非常重要的。对于呼吸储备功能受限的孕妇来说，麻醉阻滞平面越高风险也越高。另外，哈林顿棒的植入亦可能影响局麻效果。
- 由于麻醉原因，选择性剖宫产可能偶尔适用于区域阻滞麻醉不可行的女性，而且由于气道问题，紧急全身麻醉被认为风险太大。

严重限制性肺疾病——要点

- 患有严重肺病的女性比患有严重心功能不全的女性更能耐受怀孕。
- 如果 FVC>1L，通常可成功妊娠，但在妊娠前需要进行个体化评估。
- 对于 ILD 患者，妊娠期无须中断免疫抑制剂治疗。
- 妊娠期患有呼吸系统疾病，同时合并肺动脉高压和肺心病，常提示患者预后不良。

（黄莉萍　**译**　李映桃　魏立平　**校**）

参考文献

[1] British Thoracic Society, Scottish Intercollegiate Guidelines Network. (2009). British guideline on the management of asthma.*Thorax*, 63(Suppl IV), iv1–iv121.May 2008, Revised May 2011 http://www.sign.ac.uk/guidelines/fulltext/101/ update with 2014 publication.

[2] British Thoracic Society: Guidelines for the management of community acquired pneumonia in adults update. (2009). www.brit-thoracic.org.uk/clinical-information/pneumonia/pneumonia-guidelines.

[3] Cystic fibrosis Trust. Standards for the Clinical Care of Children and Adults with Cystic Fibrosis in the UK. Second edition. December 2011. (PDF 330KB).

[4] Edenborough, F.P., Borgo, G., Knoop, C. et al. (2008). Guidelines for the management of pregnancy in women with cystic fibrosis.*J Cyst Fibros*, 7(Suppl 1), S2–S32.

[5] Geake, J., Tay, G., Callaway, L., Bell S.C. (2014). Pregnancy and cystic fibrosis: Approach to contemporary management.*Obstetric Med*, 7, 147–155.https://www.cysticfibrosis.org.uk/the-work-we-do/resources-for-cf-professionals/consensus-documents (accessed Sept 2019)

[6] Knight, M., Kurinczuk, J.J., Nelson-Piercy, C., Spark, P., Brocklehurst, P. on behalf of UKOSS. (2009). Tuberculosis in pregnancy in the United Kingdom. *BJOG*, 116, 584–588.

[7] Knight, M., Pierce, M., Seppelt, I., Kurinczuk, J.J., Spark, P., Brocklehurst, P., McLintock, C., Sullivan, E.; UK's Obstetric Surveillance System, the ANZIC Influenza Investigators, Australasian Maternity Outcomes Surveillance System.(2011). Critical illness with AH1N1v influenza in pregnancy: A comparison of two population-based cohorts.*BJOG*, 118, 232–239.

[8] Knight, M., Bunch, K., Vousden, N., Morris, R., Simpson, N., Gale, C., O'Brien, P., Quigley, M., Brocklehurst, P., Kurinczuk, J. The UK Obstetric Surveillance System SARS-CoV-2 Infection in Pregnancy Collaborative Group (2020).Characteristics and outcomes of pregnant women hospitalised with confirmed SARS-CoV-2.infection in the UK: A national cohort study using the UK Obstetric Surveillance System (UKOSS) https://www.medrxiv.org/content/10.1101/2020.05.08.20089268v1

[9] Reynaud, Q., Rousset Jablonski, C., Poupon-Bourdy, S., Denis, A., Rabilloud, M., Lemonnier, L., Nove-Josserand, R., Durupt, S., Touzet, S., Durieu, I.; Participating Centers of the French Cystic Fibrosis Registry. (2019). Pregnancy outcome in women with cystic fibrosis and poor pulmonary function.*J Cyst Fibros*, pii, S1569-1993(19)30804-5. [Epub ahead of print]

[10] Royal College of Obstetricians and Gynaecologists, United Kingdom. (2015). Chicken pox in pregnancy. Green-top guideline no 13. RCOG. https://www.rcog.org.uk/globalassets/documents/guidelines/gtg13.pdf

[11] Schatz, M., Dombrowski, M.P. (2009). Asthma in pregnancy. *N Engl J Med*, 360(18), 1862–1869.

第5章 糖尿病

Diabetes mellitus

一、妊娠期生理变化

- 妊娠期间机体处于一种生理性胰岛素抵抗及糖耐量相对不耐受的状态，尤以妊娠晚期为甚。

- 妊娠期间机体葡萄糖的代谢能力发生明显改变。与非妊娠期相比，表现为空腹血糖降低和餐后或服糖后血清葡萄糖水平升高。

- 早孕期胰岛素敏感性增加，但中、晚孕期胰岛素抵抗进行性增加。早孕期过后，随着孕周增加，胎盘分泌的拮抗胰岛素的激素（如人胎盘催乳素、胰高血糖素及皮质醇等）随孕周增大，导致糖耐量逐渐降低。

- 正常孕妇的胰岛素分泌量孕晚期约达孕早期的 2 倍。

- 因妊娠期生理性的糖代谢改变，若胰岛素分泌量的增加无法补偿妊娠生理性的胰岛素抵抗，就会出现因胰岛素的分泌相对不足导致的妊娠期糖尿病或糖尿病合并妊娠。

- 妊娠期糖尿病（gestational diabetes mellitus，GDM）诊断标准的"阈值"取决于妊娠期正常的糖耐量。

- 妊娠期肾糖阈的下降可致大多数女性妊娠期出现尿糖阳性。尿糖阳性并不是一个诊断葡萄糖耐量受损（impaired glucose tolerance，IGT）或妊娠合并糖尿病的可靠方法。

- 妊娠期间饥饿可致甘油三酯分解增加，产生脂肪酸和酮体，使得酮症酸中毒的风险增加，这在妊娠晚期最为明显。

二、妊娠合并糖尿病

妊娠合并糖尿病可分为两种类型（图 5-1）。

- 1 型糖尿病，胰岛素依赖型糖尿病，多发生于儿童或青少年期。
- 2 型糖尿病，非胰岛素依赖型糖尿病，多发生于成年人。

（一）发生率

在英国，1 型糖尿病的发病率约为 0.5%，2 型糖尿病发病率为 3%～4%（在育龄期女性中发病率较低，但在加勒比非洲裔较高，亚裔高达 10% 的发病率）。

英国糖尿病合并妊娠的发生率约为 0.4%（1 型糖尿病发病率为 0.27%，2 型糖尿病发病率为 0.1%）。

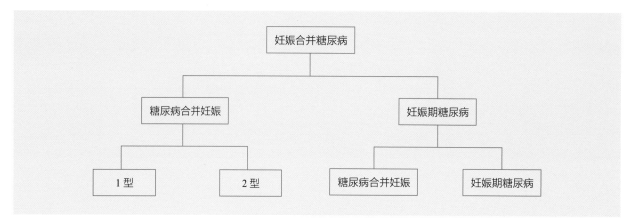

▲ 图 5-1　妊娠合并糖尿病分类

（二）临床特征

1 型糖尿病

- 患者大都为 11—14 岁的儿童及青少年。

- 大多数为非超重的白种人。

- 临床特征与胰岛素绝对缺乏有关。若未经治疗，可致口渴、多尿、视物模糊、体重减轻和酮症酸中毒等症状。

2 型糖尿病

- 患者大都为老年人及超重者。

- 所有人种都会累及。但在英国，亚洲人、拉美及非洲人和中东人中 2 型糖尿病更为常见。

- 在肥胖及高龄孕妇中也更为常见。

- 2 型糖尿病的病因一是个体外周对胰岛素的抵抗，二是胰岛素的分泌相对不足。

- 因 2 型糖尿病患者可长期处于无临床症状的高血糖状态。因此一旦确诊，需筛查因长期高血糖可能导致的潜在的并发症。

- 虽然部分患者有时需注射胰岛素治疗，但即使停药也不会自发引起酮症（非妊娠期）

糖尿病（1 型和 2 型）可具有以上特征或具有以下并发症。

- 念珠菌感染（外阴瘙痒）。

- 皮肤葡萄球菌感染。

- 大血管病变（冠状动脉疾病、脑血管疾病、外周血管疾病）。

- 微血管病变（糖尿病视网膜病变、肾病或神经病变）。

糖尿病女性的预期寿命降低与大血管疾病加速（双重脑卒中风险、4 倍心肌梗死风险）和微血管病有关。

（三）发病机制

1 型糖尿病

1 型糖尿病是一种与器官相关的特异性自身免疫性疾病，可在患者血清中发现破坏胰腺和胰岛细胞的自身免疫抗体。与遗传和人类白细胞抗原（human leukocyte antigen，HLA）DR_3 和 DR_4 密切相关。因其季节性的发病特点推测病因可能与春秋季某种病毒感染有关。

2 型糖尿病

对照 1 型糖尿病，没有证据表明 2 型糖尿病与自身免疫相关，遗传与后天因素影响更大。伴随年龄与体重的增加，2 型糖尿病的发病率也随之增加。

（四）糖尿病的诊断（非孕期）

除非患者出现典型的糖尿病症状，如明显多饮、多尿及无法解释的体重下降，仅需单次测试满足以下任一条件即可诊断，否则需要间隔数日再次复查才能确诊。

- 随机静脉血浆葡萄糖≥11.1mmol/L；
- 空腹静脉血浆葡萄糖≥7.1mmol/L（全血血糖≥6.1mmol/L）；
- 75g 口服无水葡萄糖糖耐量（oral glucose tolerance test，OGTT）测试，服糖后 2h 血浆葡萄糖≥11.1mmol/L。

另外，在妊娠期外也可以用糖化血红蛋白（HbA1c）>48mmol/L（6.5%）诊断糖尿病。HbA1c 处于 42~47mmol/L（6.0%~6.4%）的患者是糖尿病的高危人群，应给予这部分人生活方式的指导和每年血糖监测。

糖耐量受损的诊断

- 糖耐量受损指的是空腹血糖<7.0mmol/L 和 OGTT 服糖后 2h≥7.8mmol/L，但<11.1mmol/L。
- 空腹血糖受损指的是空腹血糖≥6.1mmol/L，但<7.0mmol/L。

（五）与妊娠的相互影响

1. 妊娠对糖尿病的影响

- 由于正常妊娠伴随着机体对胰岛素需要量增加及胰岛素抵抗增加，1 型糖尿病孕妇随妊娠进展需要增加一定剂量的胰岛素，最大胰岛素剂量通常至少达到妊娠前剂量的 2 倍。2 型糖尿病孕妇通常需要在治疗中启用胰岛素或增加胰岛素剂量。孕 28~32 周，胎儿处于迅速增长阶段，胰岛素用量也随之迅速增长。
- 糖尿病肾病女性在妊娠期间可出现肾功能恶化，尤其是蛋白尿程度。中、重度肾功能不全患者 [慢性肾疾病（chronic kidney disease，CKD）3~5 期，血肌酐>125μmol/L] 和伴有高血压患者（见第 10 章）更可能出现肾功能恶化（可能不可逆转）。相比之下，轻度肾功能不全患者的任何肾功能恶化通常会在分娩后发生逆转，而且妊娠对肾功能没有造成长期的不利影响。
- 糖尿病的女性妊娠期患视网膜病变发生风险增加 2 倍，且在妊娠的初期就会表现出来。在早孕期，若糖尿病女性过度控制血糖可诱发和加重糖尿病视网膜病变，其原因是可能减少了视网膜的血供。1 型糖尿病的视网膜病变风险高于 2 型糖尿病，并且随着代谢控制不佳、舒张期高血压、肾病、贫血和严重视网膜基底层病变的加重而增加。
- 低血糖在妊娠期更常见（主要与过度控制血糖有关），也可能与相对的"无感知低血糖"有关。在英国许多由糖尿病引起的产妇死亡是由低血糖所致。
- HbA1c 每下降 1%，低血糖概率就会增加 33%。
- 糖尿病酮症酸中毒（diabetic ketoacidosis，DKA）在妊娠期很少见（1%~3%），可能与孕期血糖的严密监测有关，但在出现呕吐、感染或需皮质类固醇治疗时 DKA 风险增加。在最近的孕产妇死亡的保密调查中发现，DKA 是糖尿病孕产妇最常见的死亡原因。

- 患有自主神经病变和胃轻瘫的女性在怀孕期间可出现症状恶化。

2. 糖尿病对妊娠的影响（表 5-1）

(1) 对母体影响

- 糖尿病血糖控制不良者流产风险相对增加。

- 患有糖尿病的女性患子痫前期的风险增加 3～4 倍，如果有高血压或慢性肾脏疾病，这种风险会进一步增加（约为 30%）。

- 子痫前期发生率与怀孕及妊娠前半期的血糖控制水平有一定联系。早孕期 HbA1c 每增加 1%，子痫前期风险增加 60%，而 HbA1c 在 20 周前每下降 1% 则风险降低 40%。

- 糖尿病肾病的孕妇常常由于蛋白尿和低蛋白血症伴发严重水肿，而发生的正色素正细胞性贫血，可能只对静脉注射铁剂和重组促红细胞生成素治疗有反应。

- 糖尿病极大地增加了妊娠期间感染的风险，尤其是泌尿系统、呼吸系统、子宫内膜和伤口感染。念珠菌阴道病在糖尿病孕妇中也非常常见。

- 剖宫产率增至 65%，这至少部分与提早引产有关。

(2) 对胎儿影响

- 胎儿先天性畸形的风险增加。在英国孕产妇和儿童健康机密调查（confidential enquiry into maternal and child health，CEMACH）对既往就存在糖尿病女性的研究中发现总发病率为 4%（双重背景下），而神经管缺陷和先天性心脏病的发病率增加了 3 倍。患病风险与怀孕前后血糖控制程度及 HbA1c 直接相关。HbA1c<8% 的女性患病风险约为 5%，而 HbA1c>10% 的女性患病风险高达 25%。如果 HbA1c 达到正常水平则可消除神经管缺陷及先心病的风险。美国和澳大利亚认为当 HbA1c<7% 后怀孕是安全的，而英国建议 HbA1c<6.1%（43 mmol/L）后再怀孕。

表 5-1　糖尿病合并妊娠的并发症

母　体	胎　儿
胰岛素需求量增加	先天性畸形
低血糖	增加新生儿死亡率
感染	增加围产儿死亡率
酮症酸中毒	巨大儿
视网膜病变	死产
加重蛋白尿及水肿	早产（部分为医源性）
流产	新生儿低血糖
羊水过多	红细胞增多症
肩难产	黄疸
子痫前期	新生儿呼吸窘迫综合征
增加剖宫产率	

- 骶骨发育不全是与糖尿病相关的一种罕见的特殊的先天性发育畸形，更常见的是先天性心脏发育缺陷、骨骼异常和神经管发育缺陷。

- 糖尿病女性的围产儿和新生儿死亡率可增加 5～10 倍，这也与备孕期和孕早期的 HbA1c 水平有关。在 CEMACH 妊娠合并糖尿病的研究中发现，英国 1 型和 2 型糖尿病女性的围产儿死亡率约为 3%。

- 患有糖尿病的孕妇有不明原因突然胎死宫内的风险。这种风险与糖尿病的控制程度成反比，该风险在怀孕 36 周后达到最高峰。多因素可用以解释突发的胎死宫内，包括高血糖和乳酸酸中毒下的慢性缺氧（更常见于巨大儿，见后文）。这种胎死宫内常无法通过常规的胎心监护、超声多普勒血流监测技术或生物物理评分来预测。

- 母体高血糖对胎儿有害，尤其是 DKA。母体 DKA 中毒与胎儿高死亡率有关（10%～25%）。

- 相比之下，胎儿对母体低血糖有较好的耐受性。

- 糖尿病孕妇的新生儿患各种疾病的概率增加。患各种并发症的情况可以用改良的 Pedersen 假说来解释（图 5-2）。

- 胎儿高胰岛素血症可导致胎儿慢性缺氧，进而刺激胎儿骨髓外造血并导致胎儿红细胞增多症和新生儿黄疸。

- 糖尿病女性的新生儿呼吸窘迫综合征（respiratory distress syndrome，RDS）增加，且不可完全归因于剖宫产率和早产率的增加。

- 可以从很多方面对巨大儿进行定义，传统上定义为出生体重>4.5kg 或 >胎龄的第 90 百分位。胰岛素是一种增加合成代谢、促进生长的激素，患有糖尿病的孕妇分娩的巨大胎儿的特征是肥胖、新生儿红细胞增多症、多器官增大，肝脏尤甚。

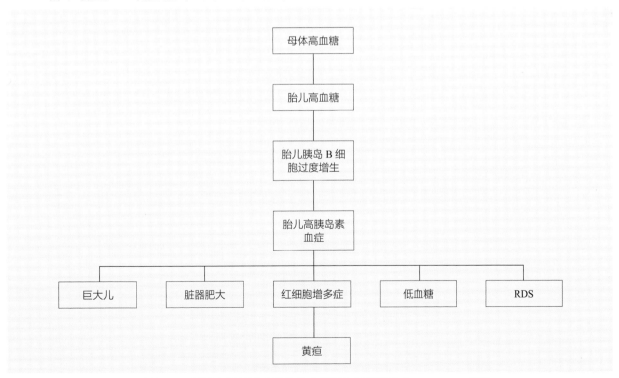

▲ 图 5-2　妊娠合并糖尿病胎儿效应病理生理学的改良 Pendersen 假说

RDS. 呼吸窘迫综合征

- 巨大儿更常见于糖尿病控制不良者，但也可见于控制良好的孕妇。当孕妇平均血糖浓度＞7.2mmol/L 时，巨大儿的发生率显著增加。在 CEMACH 妊娠合并糖尿病的研究中发现新生儿出生体重＞4kg 的发生率为 21%，肩难产的发生率为 8%。

- 在胎儿高胰岛素血症的情况下，钳闭脐带后，新生儿的葡萄糖供应被"切断"，从而有发生新生儿低血糖的危险。

- 巨大儿常伴有羊水过多（与胎儿多尿有关），因羊水过多可有胎膜早破和脐带脱垂的风险。巨大儿会增加分娩创伤的风险，尤其是肩难产的风险。

（六）管理

- 糖尿病女性均应进行专业的孕前咨询（见"复发 / 孕前咨询"）。

- 妊娠合并糖尿病的孕妇应由有经验的产科医生和内科医生进行联合管理，并且有经验的专业营养师、护士和助产士也应该参与到这一联合管理中。

- 有证据表明，在三级医疗机构监管可以改善妊娠结局。

1. 医学管理

- 最重要的管理目标是实现血糖达标，因为许多围产期不良结局均与产妇糖尿病控制程度有关。

- 为了达到预期的血糖控制水平，糖尿病孕妇需要使用葡萄糖氧化酶试纸和血糖仪，增加自我血糖监测（home blood glucose monitoring，HBGM）的频率，或者理想情况下使用连续血糖监测仪（continuous glucose monitoring sensor，CGMS）（如 Freestyle Libre® 传感器）。使用 CGMS 的患者血糖达标范围内的时间也越多。

- 在孕早期首次需要严格控制血糖时，以及在胰岛素剂量调整期，HBGM 可协助糖尿病女性独立地自我调整胰岛素剂量，这一点是值得鼓励的。

- 目标毛细血管血糖值：空腹为 3.5～5.3mmol/L，餐后 1h＜7.8mmol/L（1 型、2 型和妊娠期糖尿病的参考值相同）。

- 建议使用胰岛素控制血糖的孕妇监测睡前的血糖水平。

- 新生儿出生体重和新生儿低血糖与母体餐后血糖水平的相关性较餐前血糖更强。

- 使用餐后目标血糖也能更好地改善孕妇的 HbA1c 水平。

- 使用 CGMS 的孕妇有较低的 LGA 发生率，并且可改善新生儿预后。

(1) 1 型糖尿病的管理

- 患有 1 型糖尿病的女性在整个怀孕期间需要增加胰岛素的剂量，尽管胰岛素的需求在早孕期有可能会下降或改变。

- 强化血糖控制的必然结果是增加了低血糖的发生风险。孕妇应注意低血糖出现的风险，尤其是在早孕期的无症状低血糖风险。

- 妊娠合并糖尿病孕妇通常需在上午、下午和晚上加餐。为了防止低血糖，孕妇可携带浓缩葡萄糖溶液。在女性不能或不愿意进食或进饮的情况下，可以教其亲属或伴侣肌内注射胰高糖素以避免严重低血糖。并告知孕妇，胰高血糖素只能暂时升高血糖，随后仍然应该进食含糖的食物或饮料。

- 大多数孕妇采用基础 - 餐时胰岛素注射方案，餐时胰岛素采用速效胰岛素类似物，如赖脯胰岛素、门冬胰岛素。

- 使用速效胰岛素类似物后仍持续出现严重低血糖的孕妇，建议改用胰岛素泵治疗 / 持续皮下胰岛素输注（continuous subcutaneous insulin infusion，CSII），尽管暂时没有明显证据表明使用 CSII 能更好地控制血糖或改善妊娠结局。

- 妊娠期首选的长效胰岛素类似物是地特胰岛素和甘精胰岛素。为了更好地控制餐前血糖，甘精胰岛素可于孕 16～20 周开始注射。在一些国家中效胰岛素（精蛋白锌）胰岛素仍用于妊娠期。

- 对于未怀孕的糖尿病患者，在有伴发疾病的期间不应停止胰岛素的使用，且在出现感染时可能需增加剂量。

- 使用糖皮质激素时胰岛素需要量增加（见后文）。

- 孕妇应准备血酮检测试纸和仪器，如果出现高血糖或身体任何不适时应及时检测血酮体。

(2) 2 型糖尿病的管理

- 国家临床优化研究院（The National Institute for Clinical Excellence，NICE）关于妊娠期糖尿病管理指南中指出，妊娠期二甲双胍可作为胰岛素的联合用药或替代用药。

- 大多数 2 型糖尿病女性在孕期均需胰岛素治疗，即使其在非孕期通过饮食（伴或不伴服用降糖药物）就可控制血糖。

- 与拒绝使用胰岛素和拒绝接受治疗的女性相比，服用口服降糖药的女性最终结局均得到改善。

- 噻唑烷二酮类（如罗格列酮、吡格列酮）可降低外周胰岛素抵抗。在非妊娠期作为二线治疗药物可与二甲双胍或磺脲类药物联合应用，或当二甲双胍或磺酰脲类药物不能耐受或有禁忌时，作为二线药物使用。妊娠期该类药物是禁用的。

- 磷酸西他列汀是一种二肽基肽酶 -4（dipeptidyl peptidase-4，DPP-4）抑制剂。其可增加胰腺的胰岛素分泌，减少胰高血糖素分泌。此类药物妊娠期禁用。

- 胰高血糖素样肽 -1（glucagon-like peptide-1，GLP-1）受体激动剂和 SGLT2 抑制剂在妊娠期也是禁用的。

- 妊娠期严格坚持低糖、低脂、高纤维饮食有助于血糖控制，但应避免饥饿和过于严格控制热量摄入所致的酮症酸中毒风险。

2. 糖尿病并发症

- 孕前或在早孕期的眼底检查已超过 3 个月或已孕 28 周尚未做过眼底检查的患者，应使用托吡卡胺散瞳后进行详细的视网膜数字成像检查。若存在糖尿病视网膜病变，第二次的检查应安排在孕 16～20 周。妊娠期可行激光光凝手术治疗和预防增生性视网膜病变。

- 糖尿病性视网膜病变不是尽快控制血糖或者阴道分娩的禁忌证。

- 增殖性糖尿病视网膜病变的女性应在产后 6 个月进行眼科随访。

- 如果血清肌酐≥120μmol/L 或尿蛋白＞0.5g/d 或尿白蛋白 - 肌酐比值（albumin creatinine ratio，ACR）＞30mg / mmol，NICE 建议在妊娠前或妊娠初期转诊至肾脏科医生处置。患有糖尿病肾病的患者需要定期监测肾脏功能和尿蛋白定量 [尿蛋白 - 肌酐比值（protein creatinine ratio，PCR）或尿白蛋白 - 肌酐比值（ACR）]（见第 10 章）。

- 30% 的糖尿病肾病孕妇发现有高血压，高达 75% 的孕妇在妊娠结束后会发展成为高血压。

- 妊娠期严格控制血压对于预防持续的肾脏损害很重要。因此，患有高血压或肾病的糖尿病孕妇采用的血压控制阈值较正常孕妇低（如 135/85mmHg）。

3. 产科管理

- 建议尽早产检和孕前评估。

- 所有糖尿病孕妇应在孕期服用小剂量阿司匹林以降低发生子痫前期的风险。

- 糖尿病孕妇胎儿先天畸形的风险较高，应在孕 11～13 周行 NT 检查，并在孕 18～20 周进行详细的胎儿超声检查，包括胎儿四腔心结构的检查。

- 全面的检查包括定期测量血压和尿液分析检查以早期排查子痫前期。

- 孕晚期应定期行超声检查，监测胎儿生长发育情况及羊水量（如孕 28 周、32 周、36 周），评估是否发生巨大儿及羊水过多。

- 在使用糖皮质激素促进胎儿肺部成熟治疗过程中，妊娠合并糖尿病孕妇应加大胰岛素用量并严密监测血糖情况，避免高血糖及 DKA 的发生。

- 分娩时间与分娩方式应权衡早产及其相关并发症的发生风险，以及迟发型胎儿宫内生长受限和巨大儿及其并发症的风险。

- NICE 建议择期引产或剖宫产的适应证为孕 37～38^{+6} 周，胎儿生长发育正常的糖尿病孕妇。

- 糖尿病女性的剖宫产率（急诊及择期）均增加。在 CEMACH 研究中，总剖宫产率为 67%，急诊剖宫产率为 38%。与之相关且不可避免的是巨大儿发生率高（21% 的新生儿出生体重超过 4kg，6% 大于 4.5kg）。

产时管理

- 不需要注射长效胰岛素的 2 型糖尿病孕妇，通常无须静脉使用胰岛素输注。

- 1 型糖尿病的女性建议使用输液泵来调整胰岛素的用量。在产程的活跃期及分娩期可通过双管静脉输液装置来单独调整胰岛素剂量及葡萄糖静脉输入量以预防低血糖的发生。

- 使用胰岛素皮下泵的孕妇应在产程中继续使用，但在剖宫产时应停止使用胰岛素泵。

- 建议每小时检测 1 次毛细血管血糖，应根据每日胰岛素个体需求量调整胰岛素的输注速度。

- 胰岛素的常规剂量为 2～6U/h。为避免低血糖的发生，产程中或产时的目标血糖为 4～7mmol/L。

- 建议每 8 小时输注 5% 或 10% 葡萄糖注射液 500ml。注意及时静脉补充钾，因胰岛素会将细胞外钾运入细胞内，在血糖极高的状态下，可出现低钾血症。

- 1 型糖尿病孕妇在胎盘娩出后，泵入的胰岛素量需立即减半。

- 产褥期胰岛素用量会迅速地降至孕前的剂量。

- 一旦 1 型糖尿病的女性产后恢复正常饮食，如果计划母乳喂养，应将皮下胰岛素注射量调整为孕前量或 25%～40% 孕前量，这与能量消耗增加有关。产后不建议严格控制血糖，并且大多数糖尿病女性能够自我调整胰岛素的剂量。

- 2 型糖尿病女性在母乳喂养期间可继续服用二甲双胍或格列本脲。其他口服降血糖药在母乳喂养期间应避免使用。

（七）孕前咨询

- 孕前咨询是妊娠合并糖尿病管理中最重要的一环。

- 应告诫糖尿病女性，血糖控制良好和降低 HbA1c 水平可降低胎儿先天性畸形的风险和子痫前期的风险，并可改善妊娠结局。
- 建议糖尿病女性孕前口服叶酸 5mg/d 并持续至孕 12 周。
- 若母亲患 1 型糖尿病，则孩子患糖尿病的概率为 2%～3%；若父亲患 1 型糖尿病，则孩子患糖尿病的概率为 4%～5%。
- 孕前咨询可改善糖尿病女性在备孕期的血糖控制情况，并可评估糖尿病并发症的严重程度如高血压、肾病和视网膜病变等。
- 存在微量白蛋白尿（30～300mg/d）时，子痫前期的风险增加，尽管风险程度低于临床肾病患者（＞300mg/d）。故孕前应检测 ACR 或 PCR 并进行尿蛋白定量及记录。
- 孕前咨询可为糖尿病女性提供更准确的妊娠风险分析和评估，如发生子痫前期的风险。
- 如有必要可在备孕期进行光凝治疗增生性视网膜病变。
- 妊娠的禁忌证包括缺血性心脏病、未经治疗的增生性视网膜病变、严重的胃轻瘫和严重的肾功能不全（CKD 4/5，肌酐＞250μmol/L）。
- 意外妊娠是妊娠合并糖尿病及妊娠期糖尿病女性发生大于胎龄儿的危险因素。

孕前糖尿病——要点

- 胎儿先天性畸形风险增加与围生期血糖控制程度有关。
- 妊娠期胰岛素需求增加。
- 口服降血糖药（二甲双胍、格列本脲）可用于 2 型糖尿病。
- 避免使用噻唑烷二酮和 DPP-4 抑制剂（西格列汀）。
- 妊娠期视网膜病变可能会恶化。
- 糖尿病的女性，尤其是合并肾病和高血压者，患子痫前期的风险大大增加，建议应给予小剂量阿司匹林口服。
- 糖尿病女性新生儿死亡率及致残率较正常增加，围产期并发症与孕妇高血糖、胎儿高胰岛素血症及巨大儿有关，这些并发症在血糖严格控制后可得到改善。
- 妊娠合并糖尿病女性应由专业的产科及内科医师共同管理。
- 孕期管理最重要的目标是将血糖控制在接近正常水平。
- 根据餐后微量血糖值，调整一天四次基础餐时胰岛素皮下注射或皮下胰岛素泵的注射剂量，可以改善母儿预后。

三、妊娠期糖尿病

美国国家糖尿病数据组（1985 年）对妊娠糖尿病的定义是"在本次妊娠期间发生或诊断的不同程度的糖耐量异常。"因此，它包括既往存在但未被确诊的糖尿病女性（图 5-1）。

（一）发生率

- 变化幅度大，取决于异常葡萄糖耐量水平的标准（见"筛查与诊断"）及研究人群的种族和人口统计学特征。

- 以非孕妇 IGT 的标准，其发生率为 3%～6%。
- 依据国际糖尿病与妊娠研究组（International Association of the Diabetes and Pregnancy Study Groups，IADPSG）最新诊断标准（见后文），GDM 发生率约为 18%，但在不同中心研究显示发病率为 9%～26%。
- 在英国，与白种人相比，印度裔女性 GDM 患病率增加 11 倍，东南亚女性患病率增加 8 倍，阿拉伯 – 地中海女性患病率增加 6 倍，非洲 – 加勒比地区女性患病率增加 3 倍。
- 在欧洲的原住民白种人中，英国 GDM 发病率为最低，而在其他内陆多种族聚集城市中发生率却较高。

（二）临床特征

- GDM 通常在妊娠中晚期发生而且无症状，因其为母体糖代谢的改变以及身体对胰岛素敏感性的降低所导致。
- GDM 可通过常规生化指标筛查而诊断（见后文），在出现巨大儿、羊水过多、严重的持续性尿糖及反复感染等症状时应高度怀疑。
- 有时可因 IUD 或分娩巨大儿后经回顾性追踪随机血浆葡萄糖或 HbA1c 而诊断 GDM。
- GDM 在下列女性中更常见：前次 GDM 妊娠史、糖尿病家族史、大于胎龄儿分娩史、肥胖或高龄孕妇。
- GDM 与围生期发病率（图 5–2）和死亡率增加相关，但其程度要比 PGDM 低。糖尿病孕妇主要风险为巨大儿。
- GDM 不像 PGDM，除了怀孕前未确认的糖尿病和早孕期高血糖的患者外，胎儿先天性畸形率并没有增加。
- GDM 可增加患子痫前期的风险。

（三）GDM 的重要性

诊断 GDM 三个重要条件如下。

- GDM 患者 10～15 年后患 2 型糖尿病的风险大大增加（40%～60%）。
  - 2 型糖尿病往往诊断较迟，10%～30% 的患者在诊断时已经出现眼部或肾脏损害。
  - 通过合适的饮食及生活方式的调整，避免肥胖并延缓日后糖尿病的发生。体重每增加 4～5kg，患 2 型糖尿病的风险则增加 1 倍。
  - 即使无法预防疾病的发生，对高风险的女性进行每年度的血糖监测及医学健康指导也是有益的，早期诊断可阻止微血管并发症的进一步进展。
- 一小部分孕妇（1‰）在孕期诊断 GDM 前已经患有糖尿病。因此，这些孕妇在孕期更容易出现 PGDM 的临床症状（见"孕前糖尿病"），包括 1 型糖尿病及酮症酸中毒。
- GDM 孕妇较正常孕妇有更高的巨大儿及不良妊娠结局发生率。
  - 空腹血糖与餐后血糖与新生儿出生体重、新生儿低血糖和初次剖宫产有相关性，但没有阈值效应。
  - 许多临床研究探讨的妊娠结局并没有控制孕妇体重、年龄等混杂因素，也缺乏对照组或"未治疗组"。因此，肥胖女性和具有巨大儿分娩史的女性有发生 GDM 和分娩巨大儿的风险，但因果关系很难确定。

- 仅仅 20%～30%GDM 孕妇分娩巨大儿，大多数的巨大儿与孕妇肥胖而不是与 GDM 相关。
- GDM 治疗是否能够改善妊娠结局？澳大利亚糖不耐受研究（Australian Carbohydrate Intolerance Study，ACHOIS）回答了这个有争议的问题。该研究将 IGT（OGTT 后 2h 血糖为 7.8～11.1mmol/L）的女性患者随机分配为治疗组（饮食、监测和必要时胰岛素治疗）或常规组（产科监护）。结果表明，治疗组与常规组相比，出生体重、巨大儿、围产期死亡率和发病率都有所下降。
- 母婴医学网络试验（Maternal-Fetal Medicine Units network trial）与 ACHOIS 相似的实验方法也表明，治疗 GDM 可显著降低新生儿出生体重、巨大儿、剖宫产和孕产妇体重增加过度的风险。
- 降低人群的出生体重引出了关于低出生体重与成人高血压和心血管疾病关系这一问题。
- 诊断 GDM 的女性，按"高危妊娠"管理本身也会增加不良妊娠结局，最明显的例子是剖宫产率增加。

（四）筛查与诊断

- 高血糖和不良妊娠结局（the hyperglycaemia and adverse pregnancy outcomes，HAPO）研究表明，不良妊娠结局的增加与孕妇血糖水平升高程度相关，而且没有明显阈值。
- 基于此，国际糖尿病与妊娠研究组（IADPSG）基于对妊娠期血糖的普遍筛查，制定了 GDM 的诊断共识。按 HAPO 研究中新生儿出生体重＞第 90 百分位数、脐带 C 肽＞第 90 百分位数、体脂比＞第 90 百分位数等妊娠结局的 1.75 倍时的血糖平均水平，为 GDM 的诊断标准。
- IADPSG 诊断标准是服用 75g 葡萄糖行 OGTT 后满足其中一项或多项即可诊断 GDM。
  - 空腹血糖≥5.1mmol/L（92mg/dl）。
  - 服糖后 1h≥10.0mmol/L（180mg/dl）。
  - 服糖后 2h≥8.5mmol/L（153mg/dl）。

应用此标准，可增加 1.5 倍子痫前期、肩难产和产伤的风险。

- 世界卫生组织专家委员会建议使用 IADPSG 标准，但美国国立卫生研究院的结论是目前由于 HAPO 不包括治疗组或成本效用分析，因此采用 IADPSG 标准是证据不足的。
- 目前 NICE 主张仅在孕 24～28 周时对以下几类人群进行 OGTT 筛查。
  - 一级亲属有糖尿病家族史。
  - 既往分娩巨大儿（＞4.5kg）。
  - 肥胖 [体重指数（body mass index，BMI）＞30kg/m²]。
  - 糖尿病患病率高的人群（南亚、加勒比和中东人群）。
- NICE 诊断 GDM 的标准是空腹血糖≥5.6mmol/L 或服糖后 2h 血糖≥7.8mmol/L。
- 既往患 GDM 的孕妇应自我监测血糖或在 16～18 周时进行 OGTT 筛查，若结果为阴性，则在 28 周时再次筛查。
- NICE 不建议用随机血糖、空腹血糖、尿液分析或葡萄糖激发试验筛查 GDM。但其建议所有

GDM 女性在诊断时检测 HbA1c 水平，以筛查出之前可能患 2 型糖尿病的患者。

（五）管理

与 PGDM 一样，产科医师和内科医师的密切合作至关重要。GDM 孕妇应在具有多学科合作的产科糖尿病专科门诊接受管理。

1. 医学管理

- 治疗的主要内容是生活方式指导，包括饮食上减少脂肪、增加纤维和调节碳水化合物摄入量。推荐使用低升糖指数的碳水化合物，如麸皮，可使葡萄糖释放更慢更均匀。在一项试验中，低升糖指数饮食的 GDM 患者需要胰岛素的量（29%）明显少于高纤维饮食的患者（59%）。

- NICE 建议 BMI＞27 的女性应将热量限制在 25kcal/（kg·d），这并不会增加尿酮的风险。

- 要快速识别患者饮食中的高热量碳酸饮料、新鲜果汁或高热量零食，去除这些高热量食品后，患者血糖可得到迅速改善。

- 鼓励患者每天进行 30min 适度锻炼。

- 与 PGDM 相同，HBGM 是管理的一部分，它可让患者得到实时反馈。

- 使用药物干预降糖的指征为 2 周内尽管已进行了饮食及生活方式的指导，空腹血糖仍＞5.3mmol/L 或餐后 1h 血糖仍＞7.8mmol/L。这并不是饮食治疗的替代，而是补充。患者依然需要重视饮食方式的调整，这对患者在妊娠期也是有益的。

- NICE 指南支持使用二甲双胍和格列本脲治疗 GDM。临床研究表明，起始治疗使用胰岛素或二甲双胍对围产期结局的影响没有差异。46% 服用二甲双胍的患者仍需要注射胰岛素来实现血糖达标。

- 格列本脲不通过胎盘，孕期可安全应用。二甲双胍适用于超重的患者，对于胰岛素分泌不足的患者来说，格列本脲的有效性大于二甲双胍。它适用于不能耐受二甲双胍的患者或者二甲双胍用量不足并拒绝使用胰岛素的患者。

- 与 PGDM 相同，速效胰岛素可在餐前使用。若空腹血糖升高，可在晚上使用中效胰岛素。

- 根据餐后血糖调整每天 4 次的基础 - 餐时胰岛素注射方案较根据餐前血糖值调整每天 2 次的预混胰岛素注射方案，能更好地改善血糖控制和改善妊娠结局。

2. 产科管理

- GDM 可增加子痫前期风险，患者应接受全方位的医院管理，尤其是足月后应定期检查血压和尿液分析。

- 建议定期对胎儿生长进行超声评估，因为这可能会影响分娩的时间和方式，以及可能会影响开始胰岛素治疗的决定。

- NICE 关于 GDM 患者的分娩时间和模式的建议与已有糖尿病患者相同，即在 40^{+6} 周通过引产或选择性剖宫产提供选择性分娩。

- 糖尿病不是剖宫产后阴道分娩的禁忌证。

(1) 产时管理

- 因为产时孕妇进食减少，孕期注射胰岛素的孕妇在产时可不注射，尤其是使用小剂量（＜20U/d）胰岛素的患者。使用大剂量胰岛素的孕妇，按照 PGDM 患者进行管理，应静脉应用葡萄糖和持续调整胰岛素。

- 与 PGDM 一样，GDM 女性产时目标血糖为 4～7mmol/L。
- 在胎盘娩出后，应停止输注胰岛素及所有口服降糖药。
- 在转入产后护理病房前应检测血糖是否正常。

(2) 产后管理

- NICE 建议在产后 6～13 周进行空腹血糖（fasting blood glucose，FBG）检查，每年进行一次糖尿病筛查。
  - 若 FBG<6mmol/ L，每年复测。
  - 若 FBG 6～6.9mmol/ L，患 2 型糖尿病高风险。
  - 若 FBG≥7.0mmol/ L，可能为 2 型糖尿病。
- 其他国家 / 地区使用其他产后筛查，如产后 6 周行 OGTT。应告知 GDM 患者高血糖的临床症状及远期患糖尿病的风险（见"GDM 的重要性"）。她们应接受特别是减少脂肪摄入量等饮食和运动的生活方式指导。应鼓励肥胖患者产后减肥，并避免肥胖的发生。
- 没有糖尿病家族史的身材偏瘦的白种人女性可能患有 1 型糖尿病，对这些人应筛查抗谷氨酸脱羧酶抗体。
- 有常染色体显性遗传或母系遗传型家族史的糖尿病患者，应进行成年发病型糖尿病（单基因糖尿病）的基因检测，其最常见的原因是葡萄糖激酶基因突变。

（六）复发

- GDM 常在下次妊娠时再次出现。
- 如果孕前减重并进行饮食结构的改变，可避免发生 GDM。
- 应告知 GDM 再次出现和未来发生 2 型糖尿病的患病风险。
- 充分避孕和孕前咨询十分重要。
- GDM 女性下次怀孕前应行空腹血糖或 HbA1c 筛查，以排除已患糖尿病的可能。

妊娠期糖尿病——要点

- GDM 的患病率取决于人群和诊断标准。少数裔的患病风险是增加的。
- 诊断 GDM 的重要性与产后发展为糖尿病的高风险有关，孕前糖尿病与巨大儿和不良妊娠结局的风险有关。
- 孕妇高血糖与不良妊娠结局的关系呈线性，没有阈值限制。诊断标准目前尚未基于成本效用分析。
- GDM 治疗后可降低新生儿出生体重及围产期不良妊娠结局。
- 饮食和运动是控制 GDM 的首要方法，随后是口服降糖药，最后是胰岛素。
- 妊娠期与产褥期为饮食与生活方式的改变提供了良好的健康教育契机。

（王振宇 李映桃 温景锋 **译** 张 莹 **校**）

参考文献

[1] CEMACH (Confidential Enquiry into Maternal and Child Health). Improving the Health of Mothers, Babies and Children (2005) Pregnancy in Women with Type 1 and Type 2 Diabetes 2002–2003. England, Wales and Northern Ireland, Executive Summary.

[2] Crowther, C.A., Hiller, J.E., Moss, J.R., McPhee, A.J., Jeffries, W.S., and Robinson, J.S. Australian Carbohydrate Intolerance Study in Pregnant Women (ACHOIS) Trial Group (2005) Effect of treatment of gestational diabetes mellitus on pregnancy outcomes.*N Engl J Med*, 352, 2477–2486.

[3] de Veciana, M., Major, C.A., Morgan, M.A. et al. (1995) Postprandial versus preprandial blood glucose monitoring in women with gestational diabetes mellitus requiring insulin therapy.*N Engl J Med*, 333, 1237–1241.

[4] Feig, D.S., Corcoy, R., Donovan, L.E., Murphy, K.E., Barrett, J.F.R., Sanchez, J.J., Wysocki, T., Ruedy, K., Kollman, C., Tomlinson, G., and Murphy, H.R., CONCEPTT Collaborative Group (2018) Pumps or multiple daily injections in pregnancy involving Type 1 Diabetes: A prespecified analysis of the CONCEPTT Randomized Trial.*Diabetes Care*, Dec;41(12):2471–2479. doi: 10.2337/dc18-1437.

[5] Feig, D.S., Donovan, L.E., Corcoy, R. et al. (2017) Continuous glucose monitoring in pregnant women with type 1 diabetes (CONCEPTT): A multicentre international randomised controlled trial.*Lancet*, 390, 2347e59.

[6] Kim, C., Newton, K.M., and Knopp, R.H. (2002) Gestational diabetes and the incidence of type 2 diabetes: A systematic review.*Diabetes Care*, 25, 1862–1868.

[7] Landon, M.B., Spong, C.Y., Thom, E. et al. (2009) A multicenter, randomized trial of treatment for mild gestational diabetes.*N Engl J Med*, 361, 1339–1348.

[8] Metzger, B.E., Gabbe, S.G., Persson, B. et al.; International Association of Diabetes and Pregnancy Study Groups Consensus Panel (2010) IADPSG recommendations on the diagnosis and classification of hyperglycemia in pregnancy.*Diabetes Care*, 33, 676–682.

[9] Metzger, B.E., Lowe, L.P., Dyer, A.R. et al.; HAPO Study Cooperative Research Group (2008) Hyperglycemia and adverse pregnancy outcomes.*N Engl J Med*, 358, 1991–2002.

[10] National Institute for Clinical Excellence (2015) Diabetes in pregnancy: management from preconception to the postnatal period, [NG3]. https://www.nice.org.uk/guidance/ng3

[11] Rowan, J.A., Hague, W.M., Gao, W., Battin, M.R., and Moore, M.P. (2008) Metformin versus insulin for the treatment of gestational diabetes. *N Engl J Med*, 358, 2003–2015.

第6章 甲状腺和甲状旁腺疾病

Thyroid and parathyroid disease

一、甲状腺疾病

（一）生理变化（见第 16 章，表 16-6）

- 肝脏合成甲状腺结合球蛋白增加。

- 与之相应，总甲状腺素（T_4）和总三碘甲状腺素（T_3）水平升高。

- 妊娠期游离甲状腺素的水平变化较小，但在孕中期及孕晚期有所下降。

- 血清促甲状腺激素（TSH）的浓度在孕早期先升高后下降，其正常值范围较非孕期更广。妊娠期 TSH 浓度具有显著的地域性和种族差异，如有可能，应使用基于本地人群的各妊娠期正常值范围。反之，则应以 4.0mU/L 作为上限。

- 妊娠剧吐可能与甲状腺毒症相关，在高达 60% 的妊娠剧吐病例中存在游离甲状腺素（FT_4）升高和 TSH 受抑制。这与人绒毛膜促性腺激素（hCG，TSH 与其结构相似）浓度增加有关。hCG 具有促甲状腺素活性（类似于 TSH）。

- 类似地，游离 T_4 和 T_3 的正常范围缩小。与非孕期相比，FT_4 正常范围更窄、更低，并且在整个妊娠期都会降低。

- 妊娠期单独使用 TSH 水平评估甲状腺功能不可靠。

- 妊娠期处于相对碘缺乏状态，有以下两大原因。

  - 因为向胎儿胎盘单位主动转运增多，母体对碘的需求增加。

  - 由于肾小球滤过率增加和肾小管重吸收减少，尿碘排泄量增加了 2 倍。

- 由于血浆碘水平下降，甲状腺从血液摄碘量增加了 3 倍。

- 如果膳食碘摄入不足，则甲状腺反应性肥大以摄取足够量的碘。

- 孕妇甲状腺功能的生化评估，应包括 FT_4 的测定，在某些情况下还应测定 FT_3。

（二）甲状腺功能亢进症

1. 发生率

- 甲状腺功能亢进症女性比男性更常见（比率为 10∶1）。

- 约 500 例孕妇中就有 1 人合并甲状腺毒症。

- 近 50% 的受累女性有自身免疫性甲状腺疾病家族史。

- 大多数妊娠期病例孕前即被诊断，且仍在治疗中。

2. 临床特征

- 许多典型特征在妊娠期很常见，包括怕热、心动过速、心悸、手掌红斑、情绪障碍、呕吐和甲状腺肿。
- 妊娠期最突出的特征是体重减轻、震颤、持续心动过速、上睑迟滞和突眼。后一种特征提示患有甲状腺疾病，而不一定是甲状腺毒症的活跃期。
- 甲状腺相关性眼病可能发生在甲状腺功能亢进之前，且可见于多达 50% 的 Graves 病患者。
- 如果甲状腺毒症是在妊娠期第一次发生，通常出现在早孕晚期或孕中期的早期。

3. 发病机制

- 约 95% 的妊娠期甲状腺功能亢进症为 Graves 病所致。
- Graves 病是一种由刺激性 TSH 受体抗体（TRAb）引起的自身免疫性疾病。
- 育龄期女性发生甲状腺功能亢进症，还见于以下罕见情况，包括毒性多结节性甲状腺肿或毒性腺瘤，或偶有亚急性甲状腺炎，急性（de Quervains/ 病毒性）甲状腺炎，以及碘、胺碘酮或锂治疗引起。

4. 诊断

- 游离 T_4 和游离 T_3 升高。早、中、晚孕期都具有相应的正常范围。
- TSH 被抑制，尽管这可能是早期妊娠的一个特征。
- 与妊娠剧吐的鉴别可能很困难（见第 12 章）。孕前存在症状或甲状腺眼病，提示存在甲状腺毒症。

5. 与妊娠的相互影响

(1) 妊娠对甲状腺毒症的影响

- 甲状腺毒症通常在妊娠期有所改善，特别是在孕中期和孕晚期。
- 与其他自身免疫疾病一样，妊娠期处于相对免疫抑制状态，刺激性 TRAb 水平可能下降，从而改善了 Graves 病，并降低了抗甲状腺治疗的要求。
- 妊娠早期病情可能会加重，可能与 hCG 的产生有关，以及产褥期（尤其在妊娠期有所改善的情况下），则可能与妊娠期抗体水平下降的逆转有关。
- 妊娠对 Graves 眼病没有影响。

(2) 甲状腺毒症对妊娠的影响

- 如果甲状腺毒症严重且未经治疗，可能抑制排卵并导致不孕症。
- 妊娠且未经治疗的患者，流产率、胎儿生长受限（FGR）、早产和围产期死亡率增加。
- 甲状腺刺激抗体可能导致胎儿或新生儿甲状腺毒症（见"临床症状"）。
- 甲状腺毒症可导致窦性心动过速、室上性心动过速或心房颤动。如果控制不良，母亲可能会出现甲状腺危象和心力衰竭，尤其是在产时。
- 接受过抗甲状腺药物治疗、病情控制良好者，或既往已治疗、当前的 Graves 病得到缓解的女性，通常妊娠期母体和胎儿的结局良好，不受甲状腺毒症的影响。
- 甲状腺肿向胸腔后延伸，极少导致气管阻塞或吞咽困难。如果患者需要插管，这将另当别论。

6. 管理

(1) 抗甲状腺药物

- 卡比马唑（译者注：又称甲亢平，是甲巯咪唑的前体药体）和丙基硫尿嘧啶（propylthiouracil，PTU）是英国最常用的抗甲状腺药物。大多数患者起始用量是每天 15～40mg 卡比马唑（或 PTU 150～400mg）治疗 4～6 周。PTU 常因其可导致肝衰竭的罕见并发症而被避免使用。抗甲状腺药物的作用，须待预先合成释放的激素耗尽才显示出来，这一过程可能需要 3～4 周，然后逐渐降低至维持剂量 5～15mg（或 PTU 50～150mg）。自 Graves 病情出现开始，治疗应持续 12～18 个月，但复发率高。复发后的治疗，包括放射性碘、手术或长期口服抗甲状腺药物。

- 两种药物均可通过胎盘屏障，PTU 低于卡比马唑，大剂量可能导致胎儿甲状腺功能减退和甲状腺肿。卡比马唑和甲巯咪唑在妊娠阶段，尤其是妊娠第一阶段使用时，会引起一种罕见的情况，即先天皮肤发育不良——皮肤的缺失，最常累及头皮。最近的研究表明，PTU 和卡比马唑（和甲巯咪唑）都有发生先天性畸形的风险（2%～4%），而卡比马唑和甲巯咪唑可能更严重。

- 因此一些专家建议在妊娠前或妊娠早期将卡比马唑换为 PTU。然而，继续服用当前正在使用的抗甲状腺药物，较妊娠前和妊娠期更换药物可能更可取。

- 治疗的目的是尽快控制甲状腺毒症，并以最低剂量的抗甲状腺药物维持对甲状腺毒症的最佳控制。妊娠女性应无甲亢的临床症状，FT_4 在妊娠期正常范围的上限。

- 新诊断的甲状腺毒症应使用高剂量卡比马唑（45～60mg/d）或 PTU 450～600mg/d 积极治疗 4～6 周，之后通常可以逐渐减少剂量。

- 1%～5% 服用抗甲状腺药物的患者会出现药物皮疹或荨麻疹，应改用其他制剂。更罕见的是，卡比马唑和 PTU 可能会导致中性粒细胞减少症和粒细胞缺乏症。应要求服药期间女性报告任何感染的迹象，特别是咽喉痛。如果有感染的临床证据，应进行全血细胞计数，如果有任何临床或实验室证据表明中性粒细胞减少症，应立即停用药物。肝损伤是 PTU 的另一种罕见不良反应（发生率 1/10 000），这就是为什么它不是非妊娠阶段的甲亢一线药物的原因。

- PTU 用于新诊断的妊娠病例（经胎盘和母乳的转移较少），但妊娠前已经使用卡比马唑者妊娠期无须改用 PTU。

- 新诊断为甲亢女性，应该每月复诊一次，但规律服用抗甲状腺药物的女性，甲状腺功能检测频率可稍低。

- 患 Graves 病的孕妇早孕期，由于 hCG 水平升高和妊娠呕吐导致药物吸收减少，通常病情会短暂恶化。妊娠后，由于机体免疫抑制状态，导致抗体水平的下降，服用药物剂量通常会减少。近 30% 患者在妊娠最后几周可停用全部药物。

- 随着产后母亲抗体水平的升高，Graves 病可能会在产后复发。所有孕前甲亢女性，分娩后 2～4 个月均应接受复查。已经停止用药的通常有必要重新用药。区分复发与真正的产后甲状腺炎很重要（见"产后甲状腺炎"）。

- 剂量≤ 150mg/d 的 PTU 或 15mg/d 的卡比马唑，对胎儿影响较小。

- 母乳中 PTU 很少，乳汁中 PTU 含量仅为乳母用药总量的 0.07%。因此乳母服用 PTU ≤ 150mg/d 或卡比马唑≤ 15mg/d 是安全的（母乳喂养婴儿接受剂量的 0.5%）。

- 母亲服用高剂量抗甲状腺药物且哺乳期间服药者，应采脐带血测甲状腺功能并定期监测新生儿的甲状腺功能。
- 管理妊娠期甲状腺毒症时，没有"阻断＋替代"这一方案。高剂量抗甲状腺药物可能会导致胎儿甲状腺功能减退，但甲状腺素"替代"难以通过胎盘屏障达到胎儿的需要量。

(2) β 受体阻滞剂

- 通常用于甲状腺毒症的早期治疗或复发期间，以改善心动过速、出汗和震颤的交感神经症状。
- β 受体阻滞剂还减少 T_4 向 T_3 的转换。
- 抗甲状腺药物生效后停用，临床症状通常在 3 周内有明显改善。
- 普萘洛尔 40mg，每日 3 次，短时间内对胎儿无害。

(3) 手术

- 在妊娠期很少行甲状腺切除术，但如果需要，最好在妊娠中期进行。
- 通常适用于与大甲状腺肿相关的吞咽困难或呼吸困难、确诊或疑似癌变及对两种抗甲状腺药物均过敏的患者。
- 25%～50% 的患者在甲状腺手术后甲状腺功能低下，因此需要密切随访，以确保迅速诊断，及时进行替代治疗。
- 由于切除甲状旁腺而引起的低钙血症也是一种风险，发生率为 1%～2%。

(4) 放射性碘

- 禁止在妊娠及妊娠哺乳期进行放射性碘治疗，因为它会被胎儿甲状腺吸收（10～12 周后），导致甲状腺破坏和甲状腺功能减退（甲减）。
- 诊断性放射性碘扫描（与治疗相反）在妊娠期也属禁忌，哺乳期则可以进行，但应在术后 24h 内停止母乳喂养。
- 考虑到发生染色体损伤和遗传变异的理论性风险，在接受放射性碘治疗后至少 4 个月内应避免妊娠。

7. 新生儿／胎儿甲状腺毒症

- 是由通过胎盘屏障的甲状腺刺激抗体（thyroid-stimulating antibodie，TSI）引起的。
- 既往或当前患 Graves 病母亲的婴儿发生率约 1%，但在妊娠晚期病情活跃的患者最常见，尤其是病情控制不佳时。
- 测量 TSI 的水平，可以预测婴儿的风险。妊娠晚期的检测有利于预测胎儿甲状腺毒症。如果在妊娠早期检测到高滴度的抗体，或者抗体水平没有随着妊娠进展而下降，应考虑胎儿甲状腺毒症，并进行产科超声检查。如果妊娠晚期检测到抗体，则应进行脐带血和新生儿甲状腺功能试验（thyroid function test，TFT）检查。
- 切记，接受过治疗的 Graves 病母亲的婴儿，仍具有发生新生儿／胎儿甲状腺毒症的可能。特别关注接受甲状腺切除术或放射性碘后服用甲状腺素（因此被归类为"甲状腺功能减退"）的女性。

(1) 临床特征

- 如果尚在母体中，则可能出现胎儿心动过速、FGR 或甲状腺肿。若不治疗，胎儿死亡率可达到 25%。
- 新生儿病情可能会延迟 1 天至 1 周出现，此期间来自母亲的抗甲状腺药物和（或）阻断抗体被清除。

- 患甲状腺毒症的新生儿最常见的临床症状有体重减轻或体重增加不良、心动过速、易怒、紧张、进食不良、呕吐、过度亢奋、肝脾肿大、凝视和眼睑挛缩，严重而未治疗者可出现充血性心力衰竭。

- 未经治疗者，其死亡率约为 15%。新生儿甲状腺毒症随着母体 TSI 抗体的清除而好转，临床症状通常在出生后 4 个月内消失。

(2) 诊断

- 建议连续超声检查胎儿生长、心率和胎儿颈部（对于甲状腺肿），特别是对于那些控制不良或新诊断甲状腺毒症的母亲，尤其当 TSI 水平很高时。

- 经皮穿刺胎儿血液取样测量胎儿甲状腺功能结果准确，但具有一定的风险。

(3) 管理

- 治疗方法是使用抗甲状腺药物。胎儿有甲状腺毒症时，给母亲服药治疗。如果孕妇甲状腺功能正常，则这些药物须与甲状腺素联合使用。

- 对于新生儿必须立即开始治疗，治疗几周后，来自母亲的 TSI 会从新生儿循环中消失。

甲状腺功能亢进症——要点

- 未经治疗的甲状腺毒症对母亲和胎儿都有危险。
- Graves 病通常在妊娠期有所改善，但可能会在产后加重。
- 卡比马唑和 PTU 都可以通过胎盘屏障，高剂量可能导致胎儿甲状腺功能减退和甲状腺肿。
- 抗甲状腺药物应使用尽可能低的维持剂量。
- 女性不需要在妊娠前或妊娠期从一种抗甲状腺药物换成另一种。
- 服用卡比马唑<15mg/d 或 PTU<150mg/d 有效控制甲状腺毒症的患者，通常母体和胎儿的结局良好，不受甲状腺毒症的影响。
- 该剂量的抗甲状腺药物不影响母乳喂养。
- 为了控制甲状腺毒症症状，β受体阻滞剂可短期安全使用。
- 经胎盘途径的 TSI 引起新生儿或胎儿甲状腺毒症很罕见，但很危险。

（三）甲状腺功能减退症

1. 发病情况

- 甲状腺功能减退症在女性中比男性更常见。
- 有甲状腺功能减退家族史的患者尤其常见。
- 妊娠期间发生率约为 1%。
- 妊娠期的病例，大多数在孕前已经被诊断过，并将接受替代治疗。

2. 临床特征

- 甲状腺功能减退症许多典型特征常见于正常妊娠时。
- 这些症状包括体重增加、嗜睡和疲劳、脱发、皮肤干燥、便秘、腕管综合征、液体潴留和甲状腺肿。

- 妊娠期最典型特征是畏寒、反应缓慢、脉率慢和肌腱松弛反射延迟（特别是脚踝）。
- 甲状腺功能减退症与其他自身免疫性疾病有关，如恶性贫血、白癜风、1 型糖尿病。

3. 发病机制

- 大多数病例是由于与微粒体自身抗体相关的甲状腺自身免疫性破坏。
- 主要有两种亚型，即萎缩性甲状腺炎和桥本甲状腺炎。后者是自身免疫性甲状腺炎和甲状腺肿组合的名称。
- 甲状腺功能减退症可能由医源性造成，包括放射性碘治疗、甲状腺切除术或与药物（胺碘酮、锂、碘或抗甲状腺药物）有关。短暂性甲状腺功能减退可见于亚急性甲状腺炎与产后甲状腺炎（见"产后甲状腺炎"）。
- 妊娠期最常见的原因是桥本甲状腺炎和治疗后的 Graves 病。

4. 诊断

- 通过检测证实游离 T_4 低而诊断。孕期每个阶段 FT_4 正常范围不一样，因为 FT_4 在妊娠中期和妊娠晚期会下降。
- TSH 升高，在正常妊娠晚期或妊娠早期也可能出现（见第 16 章，表 16–6）。
- 甲状腺自身抗体的出现可能有助于诊断，但这些抗体仅见于 20%～30% 的人群，且不应该单独使用。

5. 与妊娠的相互影响

(1) 妊娠对甲状腺功能减退症的影响。

- 妊娠本身对甲状腺功能减退症可能没有影响。
- 约 25% 女性在妊娠期需要增加甲状腺素剂量，但在英国不建议常规增加剂量。
- 剂量增加仅适用于根据妊娠正常范围解释的异常 TFT。
- 依从性差也会导致 TSH 升高而 FT_4 正常。
- 如果在孕早期需要增加剂量，这可能是由于妊娠前用药剂量不足，而且大多数人不需要在产后减少剂量。

(2) 甲状腺功能减退症对妊娠的影响。

- 如果甲状腺功能减退症严重且未经治疗，则可能抑制排卵和导致不孕。患者可能诉月经量过少或过多。
- 成功妊娠但未经治疗的女性，自然流产、贫血、胎死宫内、子痫前期和低出生体重儿的发生率会增加。
- 胎儿早期依赖母体提供甲状腺激素，直到妊娠 12 周左右才开始有自主甲状腺功能。
- 母亲未经治疗的、临床甲状腺功能减退症（根据 TSH 水平升高，或早孕晚期、孕中期的早期 FT_4 降低来判断）与后代智商低和神经发育迟缓之间存在关联。尚无研究对妊娠期甲状腺功能减退的筛查和甲状腺素替代治疗，与后代智力存在相关关系。
- 母亲严重碘缺乏可能导致儿童永久性的脑损伤——神经型克汀病（聋哑、痉挛性运动障碍和甲状腺功能减退）。
- 接受适当替代治疗和在妊娠开始时甲状腺功能正常的女性，孕妇和胎儿的结局通常良好，且不受甲状腺功能减退的影响。

6. 管理

- 大多数甲状腺功能减退症女性的甲状腺素维持剂量为 $100\sim200\mu g/d$，尽管个体所需剂量有所不同。

- 甲状腺素通过胎盘屏障的量极少，应告知孕妇甲状腺素替代治疗不会使胎儿有罹患甲状腺毒症的风险。

- 计划妊娠的女性应该检查甲状腺功能，以确保在妊娠前充分的评估及治疗。在妊娠早期应进行复测。

- 接受甲状腺素治疗的女性，甲状腺功能应每 3 个月检查一次。甲状腺素剂量调整 $4\sim6$ 周后应检查甲状腺功能。

- 大多数在妊娠开始时甲状腺功能正常的女性，妊娠期及产后不需要调整甲状腺素的剂量。

- 偶尔，患产后甲状腺炎的女性可能将永久性甲状腺功能减退（见"产后甲状腺炎"）。再次妊娠时，如未被诊断甲减，可能会停用甲状腺素。

- 孕早期 TSH 升高很常见，不需要增加甲状腺素剂量，除非低血清 FT_4 证实治疗不充分，或尽管 FT_4 正常但 TSH 仍持续高水平（$>4mU/L$）（亚临床性甲状腺功能减退症）

- 妊娠初期甲状腺素替代不足并不多见，但是剂量需求增加很可能会在产后持续下去，这证实已有的治疗不足，而非妊娠本身需求的增加。

- 妊娠期新诊断甲状腺功能减退症的患者，应立即开始服用甲状腺素。若无心脏病史，起始剂量为 $100\mu g/d$ 较合适。如果有心血管疾病史，宜从较低剂量开始。

- 妊娠期对甲状腺素需求增加的女性，产后如果剂量不减少，有可能出现甲状腺功能亢进症。因此，对于妊娠期剂量调整的患者，产后检查甲状腺功能很重要。

7. 亚临床性甲状腺功能减退症

- 是指 TSH 高（$>97.5\%$）而甲状腺素浓度正常，且没有甲状腺功能障碍的特定症状或体征的患者。

- 普通人群发病率约为 5%，女性更常见，尤其是抗甲状腺抗体阳性者。

- 它可能是连续甲状腺储备功能减少的一种表现。$TSH<10mU/L$、甲状腺抗体阴性者进展为临床甲状腺功能减退症的患者，非孕期每年发生率不到 3%。除非 $TSH>20mU/L$，否则不建议治疗。

- 有证据表明亚临床性甲状腺功能减退症具有不良妊娠结局（早产增加、胎盘早剥风险增加），但甲状腺素治疗改善妊娠结局的证据较少。

- 抗体阳性或 TSH 升高的女性，因为生育力低或既往有流产史，应在妊娠前进行 TFT 检查。TSH 升高或游离 T_4 降低提示需要进行甲状腺素治疗。TSH 波动于 $2.5\sim4.0mU/L$ 时，不需要治疗。

- Meta 分析表明，对于亚临床性甲状腺功能减退症和（或）甲状腺自身免疫疾病女性及甲状腺功能正常但甲状腺抗体阳性女性，进行辅助生殖时，补充甲状腺素可以改善临床结局，如减少流产、早产与提高活产率。

- 然而，一项 Cochrane 综述发现，甲状腺功能正常而甲状腺过氧化物酶抗体阳性的孕妇，左旋甲状腺素治疗和空白对照相比，对子痫前期的疗效没有差异。但可减少早产，流产也有减少趋势。一项随机试验显示，对于甲状腺过氧化物酶抗体阳性的正常甲状腺功能女性，甲状腺素治疗未使其获益，没有获得更高的活产率。

- 指南支持，对甲状腺抗体阳性的亚临床性甲状腺功能减退症女性每日使用 25～50μg 甲状腺素治疗。
- 目前没有足够的证据支持，对甲状腺抗体阳性且甲状腺功能正常的孕妇进行甲状腺素治疗。
- 一项涵盖 2 万多名女性的大型随机双盲研究提示，对甲状腺功能减退症进行产前筛查不合理。筛查并治疗以维持 TSH 在 0.1～1.0mU/L 对 3 岁儿童的认知功能没有影响。

8. 新生儿 / 胎儿甲状腺功能减退症

- 罕见（1/180 000），通常认为是由于阻断性 TSH 受体抗体通过胎盘导致的，占先天性甲状腺功能减退症的 2%。
- 这些抗体在患有萎缩性甲状腺炎女性中更常见，而不是桥本甲状腺炎。
- 存在胎儿甲状腺肿即可怀疑该诊断。
- 在英国，所有新生儿均进行 TSH 检测，是 Guthrie 足跟采血筛查的一部分。

甲状腺功能减退症——要点

- 未治疗的甲状腺功能减退症与不孕、流产和死胎率增加有关。
- 妊娠本身对甲状腺功能减退症可能没有影响。
- 接受适当药物替代治疗时，母体和胎儿结局通常良好，不受甲状腺功能减退症的影响。
- 极少量的甲状腺素能穿过胎盘，母体甲状腺素替代治疗不会导致胎儿甲状腺毒症。
- 如果妊娠初期甲状腺功能正常，妊娠期或产后大多数女性不需要调整甲状腺素剂量。任何剂量增加都应基于 TFT 妊娠参考范围。
- 可以考虑使用甲状腺素治疗妊娠亚临床性甲状腺功能减退症，特别是当女性甲状腺抗体阳性时。

（四）产后甲状腺炎

1. 发病情况

- 发病率取决于是否采取积极措施进行诊断，以及当地饮食碘的摄入。
- 发病率 1%～17%（平均 7.5%）。
- 甲状腺功能减退家族史的女性，以及甲状腺过氧化物酶（抗微粒体）抗体阳性女性更常见，其中约 50% 会患上产后甲状腺炎。

2. 临床特征

- 许多病例并无症状。发病时间通常在产后 3～4 个月，也可能推迟至产后 6 个月。
- 产后甲状腺炎可以是单相症状，表现为短暂性甲状腺功能减退（40%）或甲状腺功能亢进（40%）；或双相性症状（20%），先表现甲状腺功能亢进，后表现为甲状腺功能减退（产后 4～8 个月）。
- 症状往往不典型，和产后的状态有关。
- 在甲状腺功能亢进阶段，可能会出现疲劳或心悸。

- 在甲状腺功能减退阶段，可能会出现嗜睡、疲劳或抑郁。
- 约 50% 的患者中存在甲状腺肿（小、无痛感）。
- 约 25% 的患者一级亲属患有自身免疫性甲状腺疾病。

3. 发病机制

- 自身免疫性破坏，导致甲状腺首先释放已形成的甲状腺素（非因腺体功能亢进），进而甲状腺素储备耗尽，表现为甲状腺功能减退。
- 细针活检显示为淋巴细胞性甲状腺炎（类似于桥本甲状腺炎）。
- 产后甲状腺炎可能是此前亚临床甲状腺炎的激活，这可能是妊娠免疫抑制状态在产后被逆转、抗微粒体抗体水平反弹引起的。

4. 诊断

- 由于多达 50% 的甲状腺过氧化物酶抗体阳性的女性会出现产后甲状腺炎，部分学者建议产后 2～3 个月常规筛查 TFT。另一些学者则认为，由于许多病例没有症状且多数可自然缓解，筛查并无价值。
- 产后甲状腺炎在 1 型糖尿病女性筛查中常见，因此有必要进行筛查。
- 诊断易被忽视，因为症状不典型，与正常产后生理状态难以区分。
- 通过生化检测以确诊甲状腺功能亢进或减退。
- 近 75%～85% 的患者抗甲状腺抗体呈阳性。
- 为区分产后甲状腺炎与 Graves 病产后暴发，可以进行放射性碘或锝扫描。产后甲状腺炎显示甲状腺摄取量低，而 Graves 病时摄取量高。产后甲状腺炎没有 TSI（甲状腺抗体），但 Graves 病存在。
- 与 Graves 病的鉴别很重要，因为 Graves 病需要使用抗甲状腺药物治疗（见"管理"）。

5. 管理

- 大多数患者无须治疗而自然康复。
- 是否需要治疗应由有无症状而非生化异常来决定。
- 甲状腺功能亢进期如果需要治疗，应使用 β 受体阻滞剂，而不是抗甲状腺药物。抗甲状腺药物减少甲状腺素的合成，因为产后甲状腺炎主要导致甲状腺素释放增加，而不是合成增多。
- 甲状腺功能减退期更需要治疗，需要补充甲状腺素。
- 6～8 个月后，应停用甲状腺素，以确定患者是否已经康复。
- 实践中，许多女性在服用甲状腺素期间再次妊娠，通常很难区分由产后甲状腺炎或自身免疫性甲状腺炎引起的甲状腺功能减退。再次妊娠时，不建议停用甲状腺素，除非高度怀疑产后甲状腺炎并且 TSH 非常低或被抑制，或游离 T_4 在正常妊娠范围以上或上限。

6. 复发 / 预后

- 只有 3%～4% 的女性将出现永久性甲状腺功能减退。
- 10%～25% 的女性再次妊娠时复发。
- 20%～30% 的甲状腺过氧化物酶抗体阳性的产后甲状腺炎女性，产后 4 年内出现永久性甲状腺功能减退。因此，建议对她们进行长期随访，每年监测 TFT。
- 产后抑郁在甲状腺抗体阳性的女性中更为常见，无论甲状腺状况如何。

产后甲状腺炎——要点

- 有甲状腺功能减退家族史、甲状腺过氧化物酶抗体阳性和 1 型糖尿病的女性更常见。
- 通常是在产后 3～4 个月之间表现出来。
- 可能出现甲状腺功能亢进或减退症状，但需要高度怀疑。
- 是由一种破坏性的自身免疫性淋巴细胞性甲状腺炎引起的。
- 大多数患者可以自然康复，无须治疗。
- 产后甲状腺炎易复发，是未来发生甲状腺功能减退的一个重要预测因素。

（五）甲状腺结节

1. 发病情况

- 1%～2% 的孕妇有甲状腺结节。
- 妊娠期发现的结节，高达 40% 可能是恶性的。

2. 临床特征

- 下列特征提示恶性肿瘤。
  - 儿童期颈部或胸部照射病史。
  - 肿块固定。
  - 无痛性结节快速增长。
  - 淋巴结病变。
  - 变声。
  - 霍纳综合征。
- （亚急性）甲状腺炎的特征。
  - 结节出现之前，有明确的咽痛和全身不适史，与病毒感染相符。
  - 结节或甲状腺肿的压痛。
- 突然出现的结节可能提示囊性病变出血。

3. 诊断

- 应检测 TFT 和甲状腺抗体，以排除毒性结节或桥本甲状腺炎。
- 甲状腺球蛋白滴度（＞100μg/L）升高提示恶性肿瘤可能，因为 90% 的甲状腺癌会分泌甲状腺球蛋白。
- 超声检查有助于区分囊性和实性病变。前者更有可能是良性的，尤其是直径＜4cm 时。
- 囊性病变可以抽吸囊液送细胞学检查。
- 实体病变应该考虑细针穿刺或活检，特别是伴有恶性肿瘤的其他特征（例如，如果迅速增大或直径＞2cm；见上文）。
- 孕期禁止进行放射性碘扫描。

4. 管理

- 大多数甲状腺乳头状癌和滤泡癌生长缓慢，手术切除可以推迟到妊娠终止后，但如果必要，可以在孕中期和孕晚期进行手术。

- 术后应给予足够剂量的甲状腺素以抑制 TSH，因为残留肿瘤通常都是 TSH 依赖性的。
- 如果肿瘤残留或因转移需要放射性碘治疗，应该推迟到分娩后。
- 妊娠对先前已诊断和治疗的甲状腺恶性肿瘤没有不良影响。
- 被诊断和治疗过的甲状腺癌患者中，多数是乳头状（而不是滤泡状）癌，主要影响年轻患者。甲状腺素剂量应充足，以确保整个妊娠期 TSH 都受到抑制。

甲状腺结节——要点

- 必须考虑到妊娠期出现的单个甲状腺结节有恶性可能。
- 恶性肿瘤更有可能是较大、病灶固定，超声检查为实性。
- 应进行 TFT 检查，以排除其他引起结节和甲状腺肿的原因。
- 手术可以在中、晚孕期进行。

二、甲状旁腺疾病

（一）生理学的变化

- 妊娠和哺乳对钙的需求增加。
- 尿钙排泄增加。
- 这两个因素都要求维生素 D 介导的肠道钙吸收增加 2 倍。
- 妊娠期对维生素 D 的需求增加了 50%～100%。
- 总钙浓度和血清白蛋白都有所下降。
- 游离离子钙的浓度不变。

（二）甲状旁腺功能亢进症

1. 发病情况
- 原发性甲状旁腺功能亢进症是仅次于糖尿病和甲状腺疾病的第三大最常见的内分泌疾病，尽管它通常出现在育龄期后。
- 育龄女性发病率约为 8/100 000。
- 可能由甲状旁腺腺瘤或增生引起。

2. 临床特征
- 可能没有任何症状。
- 症状包括疲劳、口渴、呕吐、便秘和抑郁，但也可能是正常妊娠表现。
- 其他特征包括高血压、肾结石和胰腺炎。

3. 诊断
- 妊娠期诊断较困难，因为它会被妊娠期不断增加的钙需求所掩盖。显然，当纠正妊娠期低白蛋白时，血清总钙可能会升高。

- 甲状旁腺激素（PTH）水平升高（或在钙升高时可能不正常）。
- 超声检查有时能发现甲状旁腺腺瘤，但同位素检查在妊娠期是禁忌。
- 增生或腺瘤可能要到颈部手术探查时才能发现。

4. 与妊娠的相互影响

(1) 妊娠对甲状旁腺功能亢进症的影响。

- 妊娠和胎儿钙需求可以改善高钙血症。
- 母亲面临的风险是急性胰腺炎和高钙危象，特别是产后母亲向胎儿钙转移突然中断时。

(2) 甲状旁腺功能亢进症对妊娠的影响。

- 流产、宫内死胎和早产的风险增加。母亲高钙血症严重时（＞3.5mmol/L），胎儿死亡率高达 40%。
- 高达 25% 的病例将患高血压或子痫前期。
- 新生儿的风险是由母亲高钙水平抑制胎儿 PTH 引起的抽搐和低钙血症。胎儿降钙素水平较高，可促进骨矿化。许多母体甲状旁腺功能亢进是在新生儿抽搐或抽搐后回顾性诊断的。
- 急性新生儿低钙血症通常在出生后 5～14 天出现，如果是母乳喂养，可能会延迟 1 个月，还可能伴有低镁血症。

5. 管理

- 理想治疗方法是外科手术，妊娠期是安全的，通常建议在妊娠中期进行手术。
- 轻度无症状的甲状旁腺功能亢进症可以保守治疗。
- 应该建议母亲在怀孕期间增加液体的摄入量。
- Cinacalcet，一种拟钙制剂，在妊娠期的安全性数据有限。
- 所有出现晚期（出生后＞5 天）低钙抽搐或癫痫的婴儿，其母亲应检查血清钙浓度。

（三）甲状旁腺功能减退症

- 可能是由自身免疫性疾病引起的，但更常见的是甲状腺手术的并发症。
- 甲状腺术后甲状旁腺功能减退症发生率为 1%～2%。

1. 诊断

检查发现游离血钙水平低、PTH 水平低。

2. 与妊娠的相互影响

(1) 妊娠对甲状旁腺功能减退症的影响。

妊娠增加了对维生素 D 的需求，因此需要增加剂量以维持妊娠期血钙正常。

(2) 甲状旁腺功能减退症对妊娠的影响。

- 未经治疗的孕妇低钙血症会增加妊娠中期流产、胎儿低钙血症和继发性甲状旁腺功能亢进症、骨脱矿化和新生儿佝偻病的风险。
- 孕妇低钙血症，也可能是由于新生儿低钙抽搐而被首次诊断的。

3. 管理

- 维生素 D 和口服补钙剂可维持血钙正常。
- 妊娠期所需维生素 D 的量会增加 2～3 倍。

- 应每月测定孕妇血清钙和白蛋白。
- 维生素 D 的最佳疗法是口服阿法骨化醇（1α- 羟基胆钙化醇）或骨化三醇（1，25- 二羟基胆钙化醇），两者半衰期都很短，可以根据母体血钙水平进行剂量调整。
- 过量维生素 D 治疗会导致母体的高钙血症和胎儿骨骼过度矿化。
- 产后须降低维生素 D 剂量。

（四）维生素 D 缺乏症

1. 发病情况

- 维生素 D 缺乏症在英国的非白种人群中很常见。冬季和春季约有 16% 的英国人患有严重的维生素 D 缺乏症，北部以北的地区比率最高。女性患病的高危因素包括以下几个方面。
  - 皮肤色素沉着。
  - 缺乏阳光照射。
  - 坚持纯素食者。
  - 多次妊娠且分娩间隔短的女性。
  - 肥胖（肥胖孕妇占 61%，36% 体重指数＜25）。
  - 吸收不良（如腹腔疾病）。
  - 服用抗癫痫药、高效抗逆转录病毒药物、利福平。
  - 肝、肾疾病。
  - 酗酒。
- 妊娠期维生素 D 水平低是因为其需求增加。
- 不同研究表明，英国白种人孕妇维生素 D 缺乏 [25（OH）–D＜25nmol/L] 发病率为 5%～35%，黑人孕妇为 50%，亚洲、中东孕妇高达 80%。

2. 临床特征

(1) 母体。

- 骨质减少、体重减轻。
- 低钙血症。
- 骨软化。
- 肌病。
- 妊娠期糖尿病。
- 高血压、子痫前期与胎儿生长受限。
- 剖宫产风险增加。

(2) 胎儿。

- 母亲维生素 D 不足可能对胎儿骨骼产生不利影响。
- 新生儿缺钙 ± 手足抽搐。
- 儿童哮喘或特异反应性。
- 维生素 D 水平通过检测 25- 羟基维生素 D（25–OHD）来确定。
- 25–OHD＜25nmol/L 提示严重缺乏。

- 25-OHD 25～50nmol/L 提示不足。

3. 管理

- 英国和 NICE 指南建议，所有妊娠和哺乳期女性需每天常规补充维生素 D（400U 或 10μg/d）。

- 有症状（如骨疼痛、肌病）、低钙血症及高危女性，应检测维生素 D 水平。

- 建议高危女性（皮肤色素沉着增加、缺乏阳光照射、肥胖）至少服用 1000U/d。

- 有发生子痫前期高风险的孕妇应口服钙和维生素 D（800U/d）。

- 对于维生素 D 缺乏症（25-OHD＜25nmol/L）孕妇，应采用较高口服剂量（每周 20 000U，持续 6 周）或肌内注射（300 000U）。此后应继续补充 1000U/d。

（万　波　郭培奋 **译** 张　莹　李映桃 **校**）

参考文献

[1] Aghajafari, F., Nagulesapillai, T., Ronksley, P.E., Tough, S.C., O'Beirne, M., and Rabi, D.M.(2013) Association between maternal serum 25-hydroxyvitamin D level and pregnancy and neonatal outcomes: Systematic review and meta-analysis of observational studies.*BMJ*, 26, 346.

[2] Alexander, E.K., Pearce, E.N., and Brent, G.A. (2017) Guidelines of the American Thyroid Association for the Diagnosis and Management of Thyroid Disease During Pregnancy and the Postpartum.*Thyroid*, 27(3), 315–389. doi: 10.1089/thy.2016.0457.

[3] Cotzias, C., Wong, S.J., Taylor, E., Seed, P., and Girling, J. (2008) A study to establish gestation-specific reference intervals for thyroid function tests in normal singleton pregnancy.*Eur J Obstet Gynecol Reprod Biol*, 137, 61–66.

[4] DeGroot, L., Abalovich, M., Alexander, E.K. et al. (2012) Management of thyroid dysfunction during pregnancy and postpartum: An Endocrine Society clinical practice guideline.*J Clin Endocrinol Metab*, 97, 2543–2565.

[5] Dhillon-Smith, R.K., Middleton, L.J., Sunner, K.K. et al. (2019). Levothyroxine in women with thyroid peroxidase antibodies before conception.*N Engl J Med*, 380(14):1316–1325.

[6] Haddow, J.E., Palomaki, G.E., Allen, W.C. et al. (1999) Maternal thyroid deficiency during pregnancy and subsequent neuropsychological development in the child.*N Engl J Med*, 341, 549–555.

[7] Kothari, A., and Girling, J. (2008) Hypothyroidism in pregnancy: Pre-pregnancy thyroid status influences gestational thyroxine requirements. *BJOG*, 115, 1704–1708.

[8] Kuy, S., Roman, S.A., Desai, R., and Sosa, J.A. (2009) Outcomes following thyroid and parathyroid surgery in pregnant women.*Arch Surg*, 144, 399–406.

[9] Lazarus, J.H., Bestwick, J.P., Channon, S. et al. (2012) Antenatal thyroid screening and childhood cognitive function.*N Engl J Med*, 366, 493–501.

[10] Mahon, P., Harvey, N., Crozier, S., Inskip, H., Robinson, S., Arden, N., Swaminathan, R., and Cooper, C., The SWS Study Group, Godfrey, K. (2009) Low maternal vitamin D status and fetal bone development: Cohort study.*J Bone Miner Res*, 25, 14–19.

[11] Norman, J., Politz, D., and Politz, L. (2009) Hyperparathyroidism during pregnancy and the effect of rising calcium on pregnancy loss: A call for earlier intervention.*Clin Endocrinol (Oxf)*, 71, 104–109.

[12] Pearce, S.H.S., and Cheetham, T.D. (2010) Diagnosis and management of vitamin D deficiency.*BMJ*, 340, 142–147.

[13] Pop, V.J., Kuijpens, J.L., van Baar, A.L. et al. (1999) Low maternal free thyroxine concentrations during early pregnancy are associated with impaired psychomotor development in infancy.*Clin Endocrinol*, 50, 149–155.

[14] Reid, S.M., Middleton, P., Cossich, M.C., Crowther, C.A., and Bain, E. (2013) Interventions for clinical and subclinical hypothyroidism pre-pregnancy and during pregnancy.*Cochrane Database Syst Rev*, 31, 5, CD007752.

[15] Royal College of Obstetricians and Gynaecologists (2014) Vitamin D in Pregnancy (Scientific Impact Paper 43).http://www.rcog.org.uk/files/ rcog-corp/Vitamin_D_SIP_43.pdf

[16] Stuckey, B.G.A., Kent, G.N., and Allen, J.R. (2001) The biochemical and clinical course of postpartum thyroid dysfunction: The treatment decision.*Clin Endocrinol*, 54, 377–383.

[17] Tan, G.H., Gharib, H., Goeller, J.R., Vanheerden, J.A., and Bahn, R.S. (1996) Management of thyroid nodules in pregnancy.*Arch Intern Med*, 156, 2317–2320.

[18] Thangaratinam, S., Tan, A., Knox, E., Kilby, M.D., Franklyn, J., and Coomarasamy, A. (2011) Association between thyroid autoantibodies and miscarriage and preterm birth: Meta-analysis of evidence.*BMJ*, 9, 342.

[19] Velkeniers, B., VanMeerhaeghe, A., Poppe, K., Unuane, D., Tournaye, H., and Haentjens, P. (2013) Levothyroxine treatment and pregnancy outcome in women with subclinical hypothyroidism undergoing assisted reproduction technologies: Systematic review and meta-analysis of RCTs.*Hum Reprod Update*, 19, 251–258.

第7章　垂体与肾上腺疾病

Pituitary and adrenal disease

一、生理变化

（一）垂体

- 妊娠期间垂体前叶的体积逐渐增加，可高达 35%。
- 如果进行母乳喂养，产后垂体复旧速度会变慢。
- 孕期催乳素水平增加 10 倍，如果不进行母乳喂养，分娩后 2 周恢复正常。
- 催乳素的生理增加始于孕早期，并且被认为是通过雌激素和孕激素增加来介导的，与泌乳的开始和维持有关。
- 黄体生成激素（luteinizing hormone，LH）和促卵泡激素（follicle-stimulating hormone，FSH）的分泌被高浓度的雌激素和孕激素抑制，在妊娠期间检测不到。
- 妊娠期基础生长激素（growth hormone，GH）水平不变，但胎盘分泌类似于 GH 的人胎盘催乳素（human placental lactogen，hPL）和特定的胎盘 GH。
- 妊娠期抗利尿激素（antidiuretic hormone，ADH）（精氨酸升压素）的水平保持不变，但由于血清钠的减少，血浆渗透压在妊娠早期下降。平均渗透压从约 290mOsmol/L 下降至 280mOsmol/L。
- 人胎盘产生的胱氨酸氨基肽酶具有血管加压素酶和催产素酶的活性，因此 ADH 的分解增加。
- 胎盘分泌促肾上腺皮质激素（adrenocorticotrophic hormone，ACTH）和促肾上腺皮质激素释放激素，但垂体 ACTH 的水平不会因妊娠而改变。

（二）肾上腺

- 妊娠期间游离皮质醇和结合皮质醇的水平都会增加，而血清皮质醇和尿游离皮质醇的水平在妊娠足月时增加 3 倍。
- 肝脏合成的皮质醇结合球蛋白也增多。
- 孕妇正常分泌 ACTH 和皮质醇，并继续呈昼夜变化规律。
- 外源性皮质类固醇给药的抑制作用减弱（如低剂量地塞米松试验中的作用）。
- 血管紧张素 Ⅱ 的水平增加 2~4 倍。
- 血浆肾素活性增加 2~3 倍。
- 孕早期血浆和尿醛固酮水平增加 3 倍，孕晚期增加了 10 倍。

- 尿中儿茶酚胺、去甲肾上腺素和香草扁桃酸的水平不受妊娠的影响，尽管它们可能会和非孕患者一样，受到压力和药物的影响。

二、垂体疾病

（一）高催乳素血症

1. 病因学

引起高催乳素血症的原因包括以下几个方面。

- 正常妊娠。
- 垂体腺瘤（催乳素瘤）。
- 下丘脑和垂体柄病变（导致清除多巴胺对催乳激素分泌的抑制）。
- 空蝶鞍综合征。
- 甲状腺功能减退症[促甲状腺激素（TSH）刺激泌乳细胞]。
- 慢性肾脏疾病。
- 癫痫发作。
- 药物，如甲氧氯普胺。

催乳素瘤是妊娠期间最常见的垂体瘤。催乳素瘤分为"大"（＞1cm）和"微小"（＜1cm）催乳素瘤。

2. 临床特征

催乳素瘤可能有如下表现。

- 不孕症（抑制下丘脑分泌促性腺激素释放激素）。
- 闭经。
- 溢乳症。
- 额部疼痛。
- 视野缺损[双颞侧偏盲（由于视神经受压）]。
- 尿崩症。

妊娠期只有最后三个症状才具有鉴别价值。

3. 诊断

- 非妊娠期血清催乳素水平升高可用来诊断。正常妊娠时催乳素水平升高10倍，无助于诊断催乳素瘤。
- 如果怀疑垂体肿瘤，应进行其他垂体功能检查（如甲状腺功能检查）。
- 应该使用正规的视野测试来确认视野任何提示性症状或异常。
- 妊娠期诊断依赖于垂体磁共振成像（MRI）或计算机断层扫描（CT）检查。

4. 与妊娠的相互影响

(1) 妊娠对催乳素瘤的影响。

- 妊娠期间垂体会增大，因催乳素瘤的增大而引起临床问题风险很小。
- 大催乳素瘤的风险（15%）高于微催乳素瘤的风险（1.6%），且在孕晚期最高。
- 如果肿瘤在妊娠前已诊断并接受治疗，肿瘤增长的风险将降低（大催乳素瘤为3%～4%）。
- 超过40%的催乳素瘤在产后与哺乳后缓解。微催乳素瘤的缓解率高于大催乳素瘤（46% vs.

26%）。

(2) 催乳素瘤对妊娠的影响。

- 一些女性在妊娠前已接受过治疗（如溴隐亭或卡麦角林），她们需要使用多巴胺激动剂进行治疗以抑制催乳素水平，恢复雌激素水平和生育能力，从而能够受孕。
- 通常这些肿瘤不会导致妊娠并发症。
- 没有证据表明这会增加先天性异常、流产及产科不良预后。
- 催乳素瘤患者没有理由拒绝母乳喂养。

5. 管理

- 一旦妊娠，多巴胺受体激动剂（溴隐亭／卡麦角林）宜停用。
- 存在大催乳素瘤时，可以选择性继续使用这些药物以防止肿瘤增大。
- 至少每 3 个月复诊一次。
- 连续的催乳素水平监测，无助于监测肿瘤生长或活动，但停止母乳喂养 2 个月后可以进行检查。
- 仅对有症状的女性或患有大催乳素瘤的女性进行正式的视野测试。
- 提示肿瘤增大的特征是持续的剧烈头痛，视野缺损或尿崩症（diabetes insipidus, DI）的发展（见"尿崩症"）。
- 任何怀疑，特别是在大催乳素瘤的情况下，都需要 MRI 进一步确认。
- 多巴胺受体激动剂可安全用于妊娠期，如果担心肿瘤增大或进展，应重新使用。卡麦角林较溴隐亭具有更多优势，特别是更少发生呕吐。
- 患大催乳素瘤的女性在母乳喂养期间，也应告知可以安全服用多巴胺激动剂。但是由于它们会抑制泌乳，因此母乳喂养可能变得困难或不可能。为了使患有大催乳素瘤的女性能够母乳喂养，可以在出生前停用这些药物。管理策略需要仔细咨询，并定期检测视野和 MRI 检查，以确保多巴胺激动剂停药后肿瘤没有增大。
- 极少情况下，采用垂体手术或放射疗法治疗催乳素瘤，但应延迟至分娩后。

催乳素瘤——要点

- 这些是妊娠期间最常见的垂体瘤，但很少引起问题。
- 勿在妊娠期间检测催乳素水平，因为它本身就会升高。
- 大催乳素瘤会增加妊娠期间肿瘤增大的风险。
- 患有大催乳素瘤的患者应每 3 个月测量视野。
- 怀疑肿瘤增大，则须行垂体 CT 或 MRI 检查。
- 多巴胺受体激动剂可安全用于妊娠期和哺乳期，如果担心肿瘤增大，应重新使用。
- 服用多巴胺受体激动剂的女性可以在妊娠后期停服之，以利于母乳喂养，前提是要仔细监测有无肿瘤增大的迹象。

（二）尿崩症（DI）

1. 发病率

与非孕期大致相同，为 1/30 000～1/15 000。

2. 临床特征

- 严重口渴和多尿。

- 患病女性夜间会频繁饮水，并排放大量稀释性尿液。

- 血浆渗透压升高（除精神性 DI 外，见后文），尿渗透压降低（即无法浓缩尿液）。

- 可能伴随癫痫发作，据说在短暂性 DI 中更常见（见后文）。

3. 发病机制

DI 是由血管加压素（ADH）的相对不足引起的，有 4 种类型。

- 中枢性（颅脑的）：由于垂体后叶产生的 ADH 不足。可能是特发性的，或者是由于垂体腺瘤增大、垂体出血、颅咽管瘤、颅骨外伤或神经外科术后、结核病（TB）、希恩综合征（见后文）或罕见的浸润性（组织细胞增多症 X）或淋巴细胞性垂体腺炎（见后文）。

- 肾源性：由于对 ADH 抵抗。最常见于慢性肾病，较少见于高钙血症或锂治疗。

- 暂时性：由于胎盘产生血管加压素酶增加或肝脏分解血管加压素酶减少。后者与子痫前期，溶血，肝酶升高和血小板减少（HELLP）综合征有关，以及多数典型的妊娠期急性脂肪肝（acute fatty liver of pregnancy，AFLP）有关（见第 11 章），并在分娩后消退。

- 精神性：由于强迫饮水和随之而来的多尿。

4. 诊断

- 排除其他引起多尿的原因，如利尿剂、高血糖症、高钙血症和低血钾症。

- 在非孕妇中，常规使用禁水试验进行诊断。患者禁饮 15～22h，期间监测体重、同步的尿液与血浆渗透压检查。在脱水和体重下降 3%～5% 后，非 DI 或有精神性烦渴的患者 ADH 将被兴奋并出现尿浓缩。

- 对于孕妇这种脱水有风险，应首先让患者住院观察记录多尿症状，检测血浆、尿渗透压，然后进行诊断。尿量为每天 4～15L。

- 当存在多尿症和尿渗透压低（<300mOsmol/kg）时，血浆渗透压（>295mOsmol/kg）或血清钠（>145mmol/L）不适当地升高则易于诊断。但不包括强迫性饮水。

- "短期"（如整夜）禁水试验时，若血浆渗透压正常而尿液渗透压升高（通常认为>700mOsmol/kg 正常），则可排除中枢性和肾源性 DI。

- 如果血浆渗透压升高或异常高（>300mOsmol/kg），尿液不能浓缩，则可诊断为 DI。

- 如患者可以被安全观察，则可以在白天开始进行禁水试验，这是安全的。但是，如果不能证实 DI 的诊断或尿渗透压未能充分升高，则不足以排除该诊断，此时可能需要延长禁水时间至整夜。

- 经鼻腔给去氨加压素 10～20μg（血管加压素的合成类似物）也可用于诊断。这将使得中枢性 DI、短暂性 DI 患者尿液浓缩，以及正常人的尿液更加浓缩，但不会导致肾源性 DI 尿液浓缩（仍为多尿）。

- 中枢性 DI 患者的 ADH 水平较低，但肾性 DI 患者 ADH 水平较高。

5. 与妊娠的相互影响

(1) 妊娠对 DI 的影响。

- 妊娠可能掩盖孕前亚临床 DI。

- 已患 DI 的女性，妊娠期间有恶化的趋势（60%），可能有如下原因。

    - 妊娠期间肾小球滤过率增加。

    - 胎盘产生血管加压素酶。

    - 前列腺素对血管加压素（ADH）的拮抗作用。

(2) DI 对妊娠的影响。

- 未诊断或未治疗患者存在严重脱水和电解质紊乱风险。并发症包括孕妇癫痫发作和羊水过少。

- 接受治疗时，对妊娠结局无不良影响，可正常分娩，无母乳喂养禁忌。

6. 管理

- 妊娠期间新确诊或疑似 DI 时，需要立刻排查子痫前期，尤其是 AFLP。

- 去氨加压素（desmopressin，DDAVP）可安全用于妊娠期 DI 的诊断与治疗。它可抵抗血管加压素酶。

- 对于中枢性 DI，DDAVP 经鼻内给药 10～20μg，2～3 次 / 天。应定期检查血清电解质和血浆渗透压，以保证治疗充分且避免过度治疗和水中毒。静脉补液或存在肾功能不全时，须格外小心。

- 对于非孕期肾源性 DI，有时可使用氯磺丙脲，以增加肾脏对内源性 ADH 的反应性。由于存在胎儿低血糖的风险，妊娠期应避免使用。

- 卡马西平也可用于治疗肾源性 DI，妊娠期可合理选择使用，尽管它有致畸性风险（见第 9 章）。

- 妊娠期间治疗肾源性 DI，主要是摄取足够的水分（可达 20L/d），噻嗪类利尿剂和非甾体类抗炎药也可使用。

尿崩症（DI）——要点

- 已有的或亚临床 DI，可能在妊娠期恶化。

- 妊娠期间应避免进行长时间禁水试验并密切观察，同步检测尿液和血浆渗透压，以排除 DI。

- DDAVP 可安全用于妊娠期间 DI 的诊断和治疗。

- 短暂性 DI 可以发生于妊娠期，多数与 AFLP 相关，少数与子痫前期和 HELLP 综合征相关。

（三）肢端肥大症

1. 发病率

妊娠期罕见（5：100 000）。

2. 临床特征

- 许多患者不孕。这是因为分泌 GH 的垂体腺瘤通常也分泌催乳激素，并可能导致垂体柄受压，进而继发性催乳激素过多导致不孕。

- 总体而言，约 40% 肢端肥大症女性伴有高催乳素血症。

- 主要临床特征是 GH 分泌过多，最明显的是面部容貌改变、巨舌、手脚大。
- 头痛和出汗是另两个常见症状。
- 高血压、冠状动脉疾病、心肌病、糖耐量受损和糖尿病发病增加。

3. 诊断

- 妊娠期诊断较困难。因为，尽管 GH 的基础水平没有变化，但 GH 检测时，可能会检测到 hPL 和胎盘 GH。
- 胰岛素生长因子 –1 越来越多被用于非孕期诊断，但它在正常妊娠中也会增加，因此孕期无法用于诊断。

4. 与妊娠的相互影响

(1) 妊娠对肢端肥大症的影响。

- 分泌生长激素的腺瘤在妊娠期可能会增大，但比催乳素瘤少见。
- 与催乳素瘤一样，瘤体增大可能会导致视野缺损。

(2) 肢端肥大症对妊娠的影响。

- GH 不会穿过胎盘，不会对胎儿产生不利影响。
- 妊娠糖尿病和巨大儿的风险增加。

5. 管理

- 孕前治疗是理想的，通常采用手术和（或）放射疗法。
- 溴隐亭和卡麦角林降低 GH 水平的能力不如降低催乳素水平，约 50% 的病例有效。
- 奥曲肽、兰瑞肽和培维索孟（生长抑素类似物）可减少 GH 的分泌，并在肢端肥大症的治疗中应用越来越多，但妊娠安全性资料有限。厂商建议仅当收益超过潜在风险时才使用，因为它们可穿过胎盘，并且胎儿表达生长抑素受体。生长抑素类似物在孕期使用只有很少的报道，但是没有描述畸形或不良后果。

（四）垂体功能减退

可能以下原因引起。

- 垂体手术。
- 放射治疗。
- 垂体或下丘脑肿瘤。
- 产后垂体梗死（希恩综合征）。
- 垂体出血。
- 淋巴细胞性垂体炎。

1. 希恩综合征

这通常出现在产后，由于产后大出血可导致部分或完全的垂体功能衰竭。由于症状与正常产后状态相似，因此可能会延迟诊断。

(1) 临床特征。

- 产后乳腺无泌乳。
- 持续闭经、不孕。

- 腋毛和阴毛脱落。

- 甲状腺功能减退。

- 肾上腺皮质功能不全——恶心、呕吐、低血糖与低血压。

(2) 发病机制。

- 垂体前叶在妊娠期对低血压敏感，可能是由于其体积增大所致。

- 大多数（90%）的希恩综合征发生之前，都发生过产后出血并低血压。

2. 淋巴细胞性垂体炎

这是一种少见的自身免疫性疾病，女性多见，妊娠晚期和产褥期最常见。随着放射医学和外科技术进步，垂体功能障碍能被更精确诊断，其发病率不断增加。

(1) 临床特征。

它表现出垂体瘤增大的特征。

- 60% 具有肿块压迫表现。
  - 40% 患者表现为视野缺陷。
  - 60% 表现为头痛。
- 85% 具有内分泌功能异常表现。
  - 全垂体功能减退。
  - 甲状腺功能减退。
  - 肾上腺皮质功能不全——恶心、呕吐、低血糖与低血压（可单独出现）。
  - DI（18%）。

(2) 发病机制。

慢性炎症细胞（主要是淋巴细胞）对垂体前叶的广泛浸润导致垂体增大。可能出现不同程度的水肿和纤维化，但无腺瘤。已经检测到抗垂体抗体，20% 的病例与自身免疫性甲状腺炎或肾上腺炎有关。

3. 垂体功能减退的诊断

- 研究表明，T_4、TSH（TSH 可能处于正常范围的低值伴不适当的低 FT_4 水平）糖皮质激素，ACTH、FSH、LH 和 GH 水平降低。

- 低血糖应激（胰岛素应激试验）时 ACTH、GH 与催乳素的分泌受损。

- 所有垂体功能减退患者均应通过 MRI 或 CT 进行垂体成像，以排除垂体肿瘤。

- 淋巴细胞性垂体炎病例中，MRI 钆造影显示对称性（与垂体腺瘤相反）垂体增大、鞍上延伸伴视交叉移位、垂体柄增大（而不是偏斜）和硬脑膜异常强化。

- 只能通过对垂体组织进行组织学检查才能明确诊断淋巴细胞性垂体炎。

- 垂体抗体的敏感性和特异性较低。

4. 与妊娠的相互影响

(1) 妊娠对垂体功能减退的影响。

- 希恩综合征和淋巴细胞性垂体炎后的妊娠均有报道。

- 其他原因导致的垂体功能减退也可成功妊娠。

- 可能需要促性腺激素促排卵才能妊娠。但是一旦妊娠，胎儿胎盘单位会产生足够的促性腺激素、雌激素和孕激素以维持妊娠。

(2) 垂体功能减退对妊娠的影响。

- 如果在妊娠前诊断出该病并用适当的激素替代治疗，则母婴结局正常。
- 未经诊断或治疗不当的垂体功能减退症，因母体低血压和低血糖引起的流产、死胎和母体患病率与死亡率增加。

5. 管理

- 急性垂体功能不全的治疗包括静脉输液、葡萄糖和皮质类固醇。
- 是否补充激素取决于垂体功能的检测，但大多数患者需要外源性糖皮质激素和甲状腺素。
- 糖皮质激素是治疗淋巴细胞性垂体炎的一种合理且据报道有效的方法，尤其是在妊娠期间和无视力障碍的情况下（需要手术）。然而由于误诊为肿瘤，许多病例接受了手术。这导致新的垂体功能减退或现有功能障碍无法改善。
- 部分希恩综合征和淋巴细胞性垂体炎病例可以自然痊愈。
- 与艾迪生病（见后文）不同，不需要盐皮质激素治疗，因为醛固酮的分泌不依赖于 ACTH，因而未受到损害。
- 在随后的妊娠期间，甲状腺素的需求没有改变，但需额外的糖皮质激素（见"艾迪生病"）。
- 再次妊娠时淋巴细胞性垂体炎可复发。

（五）库欣综合征

1. 发生率

妊娠期罕见，全世界报道的病例不足 100 例，因为大多数病例与不孕有关。

2. 临床特征

下列表现很容易归因于妊娠。

- 体重增加过多。
- 广泛的紫色皮纹。
- 糖尿病。
- 高血压。
- 易擦伤。
- 头痛。
- 多毛症。
- 痤疮。
- 近端肌病（妊娠特征）。

3. 发病机制

- 非孕期 80% 库欣综合征由垂体腺瘤（库欣病）引起。
- 妊娠期<50% 的病例由垂体疾病引起，大多数由肾上腺腺瘤（44%）或肾上腺癌（12%）引起。

4. 诊断

- 必须使用妊娠期血浆和尿皮质醇的特定诊断范围。
- 促肾上腺皮质激素（ACTH）低，皮质醇水平升高，大剂量地塞米松不能抑制，提示病因在肾上腺。
- 定位需要经超声（ultrasound，US）、肾上腺或垂体的 CT 或 MRI 检查。

5. 与妊娠的相互影响

库欣综合征对妊娠的影响如下。

- 胎儿流产、早产和围产期死亡率增加。母体伴发的糖尿病和高血压只能解释部分不良结局。
- 由于母体高水平肾上腺皮质激素会抑制胎儿 / 新生儿皮质类固醇的分泌，因此新生儿处于肾上腺功能不全的危险中。
- 母体患病率和死亡率增加，重度子痫前期很常见。
- 由于组织愈合不良，剖宫产后伤口感染很常见。
- 已接受库欣综合征治疗且妊娠期间表现良好者及妊娠期被诊断且孕 20 周前接受治疗的女性，比未及时接受治疗的女性活产率更高。

6. 管理

- 手术是垂体依赖和肾上腺源库欣综合征的首选治疗方法。
- 妊娠期使用赛庚啶、甲吡酮和酮康唑的经验非常有限。甲吡酮与严重高血压有关，应避免使用酮康唑，动物实验显示其具有致畸性。

三、肾上腺疾病

（一）原发性醛固酮增多症（Conn 综合征）

1. 发病

在 0.7% 的非妊娠高血压患者中发现醛固酮增多症，但报道的妊娠期原发性醛固酮过多症病例很少。可能与漏报有关。

2. 临床特点

- 高血压。
- 低钾血症（血清钾＜3.0mmol/L）。

3. 发病机制

原发性醛固酮增多症可能是由于以下原因导致。

- 肾上腺醛固酮分泌腺瘤。
- 肾上腺癌。
- 双侧肾上腺增生。

4. 诊断

出现以下表现时可诊断。

- 低血钾（尽管孕酮在妊娠中可能拮抗醛固酮而改善低钾血症）。
- 肾素活性被抑制（与正常妊娠范围相比）。
- 高血浆醛固酮（与正常妊娠期相比）。

高血压，特别是在没有阳性家族史和低钾血症是进行肾上腺超声检查的指征。

5. 管理

- 治疗高血压常用拉贝洛尔、硝苯地平或甲基多巴（见第 1 章），低钾血症则补钾或应用保钾利尿剂。
- 阿米洛利在妊娠期使用是安全的，可能需要高剂量（如 20mg）。

- 安体舒通是一种抗雄激素药物，非孕期作为保钾利尿剂用于原发性醛固酮增多症。孕期应避免使用，它可能导致男胎女性化，因为它具有抗雄激素的作用。
- 肾上腺腺瘤的手术通常可以安全地推迟到分娩后。

（二）嗜铬细胞瘤

1. 发生率

- 非妊娠期高血压患者中嗜铬细胞瘤发生率为 0.1%，但妊娠期罕见（1∶50 000）。
- 重要的是需要考虑该诊断可能，如果遗漏诊断，母胎死亡率很高。

2. 临床特征

- 阵发性的。
  - 高血压（可能持续或不稳定）。
  - 头痛。
  - 心悸。
  - 出汗。
  - 焦虑。
  - 呕吐。
  - 糖耐量受损。
- 妊娠期高血压很常见，因此必须高度警惕以早期诊断。经典阵发性高血压仅见于 50% 的嗜铬细胞瘤病例。
- 与子痫前期相似。
- 伴有出汗过多、头痛和心悸等异常症状的高血压孕妇应该进行本病筛查。

3. 发病机制

- 嗜铬细胞瘤是肾上腺髓质的肿瘤，分泌过量的儿茶酚胺。
- 10% 是双侧的。
- 10% 是肾上腺外。
- 10% 是恶性的。

嗜铬细胞瘤可能是多发性内分泌腺瘤综合征 Ⅱa 型的一部分，如果确诊则应筛查甲状腺髓样癌和甲状腺旁腺腺瘤。

4. 诊断

- 诊断与非孕妇相同，通过检测 24h 尿儿茶酚胺和（或）血浆儿茶酚胺水平升高而诊断。
- 压力可能会导致儿茶酚胺不明显的升高。
- 如果正在服用甲基多巴或拉贝洛尔，非特异性检测可能会出现假阳性，理想的是在开始降压治疗之前进行筛查。
- 一旦确定了诊断，CT、US 和 MRI 将提供最佳的肿瘤定位方法，尽管后两者在妊娠中更可取。
- 妊娠期禁忌 [131]I– 间碘苄基胍扫描（[131]I-meta-iodobenzylguanidine，MIBG）以定位去甲肾上腺素的摄取。

5. 与妊娠的相互影响

(1) 妊娠对嗜铬细胞瘤的影响。

● 分娩过程、阴道产或剖宫产、全身麻醉或使用阿片类镇痛，都有可能诱发致命的高血压危象。

● 由于妊娠子宫压在肿瘤上，仰卧时也可能会发作。

(2) 嗜铬细胞瘤对妊娠的影响。

● 孕产妇和胎儿的死亡率显著提高，尤其是在多达 50% 的产前未能诊断的病例中。

● 孕产妇死亡率在未诊断病例中约为 17%，已诊断病例中约为 4%。

● 在未诊断的病例中，胎儿死亡率约为 26%，已诊断病例中约为 11%。

● 母亲可能死于心律不齐、脑血管意外或肺水肿。

6. 管理

● 使用足量的 α 受体阻滞剂苯氧苄胺、哌唑嗪或多沙唑嗪控制高血压。如果需要，可接着使用 β 受体阻滞剂控制心动过速。

● 手术切除是唯一的治疗方法，肿瘤切除的最佳时机取决于诊断的妊娠期。

● 越来越倾向将肿瘤切除推迟至产后。如果在妊娠 23 周前药物治疗可阻断，则可以在妊娠期进行手术切除，尤其是在肿瘤较小时；妊娠超过孕 24 周，手术变得很危险，应当推迟至胎儿成熟与剖宫产手术同时进行或延迟至产后。

● 自 α 受体阻滞剂出现以来，基于麻醉专家的严密监护，母儿死亡率都显著降低，α 受体阻滞剂术前至少使用 3 天。剖宫产术中须使用苯氧苄胺静脉注射（iv）。紧急时，如果没有 α 受体阻滞剂也可静脉使用拉贝洛尔。

● 有些药物可能引发高血压危象，如甲氧氯普胺、吗啡、吩噻嗪和造影剂。

嗜铬细胞瘤——要点

● 引发妊娠高血压的一种罕见而危险的原因。

● 高血压孕妇伴有心悸、焦虑、出汗或头痛等异常表现时，应给予本病筛查。

● 术前应给予充分的 α 受体阻滞剂应用至少 3 天。

（三）艾迪生病

1. 发生率

妊娠期极少发生艾迪生病，因大多数病例孕前都已被诊断。

2. 临床特征

肾上腺皮质功能衰竭导致糖皮质激素和盐皮质激素缺乏。

● 体重下降。

● 恶心、呕吐。

● 体位性低血压。

● 疲乏、嗜睡。

● 色素沉着过多，特别是在皮肤皱褶、新近瘢痕和口部。

3. 实验室检查

化验检查显示如下。

- 低钠血症。

- 高钾血症。

- 血尿素升高。

- 低血糖。

4. 发病机制

- 在英国大多数是由于肾上腺抗体对肾上腺的自身免疫破坏所致。

- TB 是另一个主要原因。

- 自身免疫在女性更常见（女性优势 2.5∶1），并可能在多达 40% 的病例中伴有其他自身免疫性疾病，如恶性贫血、糖尿病或甲状腺毒症。

5. 诊断

- 检测发现上午 9:00 皮质醇水平低、ACTH（二十四肽促皮质素）水平升高以及皮质醇对人工合成 ACTH 刺激的反应丧失。

- 解释皮质醇检测结果时要记住，妊娠期血清总皮质醇和游离皮质醇水平都会增加。因此妊娠期非正常的皮质醇水平下降，其数值仍可能位于非孕期的正常范围内。

6. 与妊娠的相互影响

(1) 妊娠对艾迪生病的影响。

- 妊娠除了可能延迟诊断，对艾迪生病没有其他影响。这是因为妊娠的一些特性可能掩盖了病情。

- 妊娠期间患有艾迪生病的女性有时可能需要增加类固醇剂量（见后文）。

- 与自身免疫性甲状腺疾病不同，尽管患有艾迪生病的患者可能在产褥期恶化，但并不常见（见后文）。

(2) 艾迪生病对妊娠的影响。

- 在类固醇疗法出现之前，艾迪生病与孕产妇死亡率高有关。

- 妊娠前已诊断艾迪生病并经治疗，对妊娠没有不良影响。

- 肾上腺抗体可以穿过胎盘，但临床实践中，继发于产妇艾迪生病的新生儿肾上腺功能不全很少。

7. 管理

- 与因垂体疾病引起的肾上腺不全（见上文）相反，艾迪生病中皮质醇和醛固酮均缺乏。

- 需要同时使用氢化可的松（25～30mg/d，分次服）和氟氢可的松（0.1mg/d）进行维持治疗。

- 紧急时可能需要静脉注射盐水。

- 整个妊娠期间应持续使用类固醇激素。

- 如果孕妇剧吐、感染、并发疾病或处于应激状态（如羊膜穿刺术），需要增加皮质类固醇的剂量或静脉注射氢化可的松治疗。

- 产程中应该肌内或静脉注射氢化可的松（100mg，q6h），因为患有艾迪生病的女性无法随着分娩进程而分泌更多的内源性类固醇激素。

- 临床的健康状况和血压是类固醇替代治疗充足的良好指标。

- 分娩后生理性利尿可能导致艾迪生病女性发生严重的低血压。输注生理盐水有用，但如果在产后数天内、而非 24h 内，逐渐停用高剂量类固醇则可以避免严重低血压，类似于哮喘或关节炎患者中维持类固醇治疗的情形一样。

（四）先天性肾上腺皮质增生症（CAH）

1. 发生率

- 典型的先天性肾上腺皮质增生症（congenital adrenal hyperplasia，CAH）罕见（1∶14 000）。基因频率是 1∶（200～400），属常染色体隐性遗传。非典型略多见。
- 如果一对夫妇生育过一个患儿，则下一胎再发风险是 1/4。

2. 临床特征

主要问题如下。

- 受影响女胎男性化。
- 由于盐皮质激素缺乏，男性新生儿可发生失盐危象。
- 男性性早熟。
- CAH 成年女性通常不孕，并可能在生殖器矫形术后出现与解剖有关的性心理问题。
- 多囊卵巢、无排卵、多毛症和痤疮可能与肾上腺雄激素过多有关。
- 闭经很常见，初潮延迟和绝经提前已见报道。

3. 发病机制

- 所有临床表现都是因为用于合成糖皮质激素的肾上腺酶不足引起的。因此皮质醇前体和雄激素水平增加。
- 约 90%CAH 是由于 21- 羟化酶缺乏导致的皮质醇和醛固酮生成减少及雄激素增加。这些患者同时存在糖皮质激素和盐皮质激素缺乏，并伴有 CAH 的"失盐"型。
- 8%～9% 的 CAH 患者存在 11-β 羟化酶缺乏，这导致具有盐皮质激素活性的脱氧皮质醇蓄积，患病女性可能发生高血压。

4. CAH 对妊娠的影响

- CAH 患者合并妊娠的案例很少。
- 流产（黄体功能不足）、子痫前期、胎儿生长受限和妊娠糖尿病风险增加。
- 有时需要剖宫产，因为 CAH 患者的男性型骨盆可能导致头盆不称。

5. 管理

(1) CAH 患者在孕期的管理。

- 由于有发生子痫前期的风险，应加强孕期监测。
- 类固醇替代疗法应维持孕前剂量，大多数 21- 羟化酶缺乏症患者妊娠期剂量无须改变。
- 常以监测雄激素水平的方式了解皮质类固醇是否补足。
- 妊娠期游离睾酮水平降低或保持不变。
- 17- 羟孕酮和雄烯二酮水平升高，因此作为妊娠期雄激素抑制指标并不可靠。
- 如果雄激素水平超过正常妊娠水平，则应增加皮质类固醇的剂量。
- 尽管孕妇血清雄激素水平增高，但胎盘芳香化酶能够将其转化为雌激素，从而保护了女胎避免男性化。

- 盐皮质激素的剂量通常无须改变。
- 产时或出现应激（如感染）时，需要增加皮质类固醇剂量。

(2) 胎儿患 CAH 的风险评估。

- 如果一对夫妇生育过一个患儿或者夫妇双方携带同一突变，则胎儿患 CAH 风险增加。
- 检查证实受累胎儿是女性时可建议终止妊娠。
- 母亲选择性服用地塞米松，后者能够穿过胎盘抑制胎儿肾上腺激素分泌，从而避免女胎男性化。但这个方案存有争议。
- 高剂量地塞米松（1～1.5mg/d）是必需的。
- 治疗应该在妊娠前或孕 5 周前开始，以使生殖器官分化前达到优化。但是遗传学诊断须等到早孕期末（孕 10～11 周才可绒毛活检，或获得胎儿游离 DNA）。所以，治疗只在一对夫妇已生育一个患儿或已明确夫妇双方有遗传突变情况下才进行。
- 1/8 胎儿（1/4 的纯合突变风险与 1/2 的女胎风险），可从高剂量类固醇治疗中获益，而其余 7/8 胎儿则接受不必要的 6 周治疗。
- 如果怀疑女胎受累应继续治疗母亲直至足月，防止高雄激素导致晚期男性化和神经内分泌异常。
- 所有女性新生儿均须接受皮质类固醇治疗，既为治疗 CAH 又因为孕母已长时间使用了大剂量皮质激素，新生儿肾上腺功能会受抑制。
- 男性胎儿无须宫内治疗。
- 不幸的是，用前面提到的方案预防女胎男性化并不总是成功，因此必须充分告知父母孕期使用高剂量类固醇的风险和益处。

（万　波　郭培奋 **译** 张　莹　李映桃 **校**）

参考文献

Pituitary disease

[1] Chanson, P. (2019) Other pituitary conditions and pregnancy. *Endocrinol Metab Clin North Am*, 48(3), 583–603.

[2] Domingue, M.E., Devuyst, F., Alexopoulou, O., Corvilain, B., Maiter, D. (2014) Outcome of prolactinoma after pregnancy and lactation: A study on 73 patients.*Clin Endocrinol (Oxf)*, 80, 642–648.

[3] Foyouzi, N. (2011) Lymphocytic adenohypophysitis. *Obstet Gynecol Surv*, 66, 109–113.

[4] Hague, W. (2009) Diabetes insipidus in pregnancy. *Obstet Med*, 2, 138–141.

[5] Karaca, Z., Kelestimur, F. (2011) Pregnancy and other pituitary disorders (including GH deficiency).*Best Pract Res Clin Endocrinol Metab*, 25, 897–910.

[6] Lambert, K., Rees, K., Seed, P.T., Dhanjal, M.K., Knight, M., McCance, D.R., Williamson, C. (2017) Macroprolactinomas and nonfunctioning pituitary adenomas and pregnancy outcomes.*Obstet Gynecol*, 129(1), 185–194.

[7] Melmed, S., Casanueva, F.F., Hoffman, A.R., Kleinberg, D.L., Montori, V.M., Schlechte, J.A., Wass, J.A. Endocrine Society. (2011) Diagnosis and treatment of hyperprolactinemia: An Endocrine Society clinical practice guideline.*J Clin Endocrinol Metab*, 96(2), 273–288.

Adrenal disease

[8] Biggar, M.A., Lennard, T.W. (2013) Systematic review of phaeochromocytoma in pregnancy.*Br J Surg*, 100, 182–190.

[9] Kamoun, M., Mnif, M.F., Charfi, N., Kacem, F.H., Naceur, B.B., Mnif, F., Dammak, M., Rekik, N., Abid, M. (2014) Adrenal diseases during pregnancy: Pathophysiology, diagnosis and management strategies.*Am J Med Sci*, 347(1), 64–73.

[10] Miller, W.L., Witchel, S.F. (2013) Prenatal treatment of congenital adrenal hyperplasia: Risks outweigh benefits.*Am J Obstet Gynecol*, 208, 354–359.

[11] van der Weerd, K., van Noord, C., Loeve, M., Knapen, M.F.C.M., Visser, W., de Herder, W.W., Franssen, G., van der Marel, C.D., and Feelders, R.A. (2017) Endocrinology in pregnancy: Pheochromocytoma in pregnancy: Case series and review of literature.*Eur J Endocrinol*, 177(2), R49–R58.

第 8 章　结缔组织疾病

Connective tissue disease

一、生理变化

在妊娠期间，母体免疫系统通常会出现改变，从细胞免疫（Th1 反应）向体液免疫（Th2 反应）偏移。这种变化的发生可能是为了保护胎儿，避免胎儿受到母体免疫系统攻击。妊娠期间的免疫变化在分娩后将会消失。

二、类风湿关节炎

（一）发病情况

- 发病人群中女性比男性多见（女性和男性的比例约 3 : 1）。
- 每 1000～2000 位孕妇中约有 1 人发病。

（二）临床特征

- 类风湿关节炎（rheumatoid arthritis，RA）是一种慢性炎性疾病，以滑膜关节进行性受累为主。
- 包含关节滑膜炎和腱鞘滑膜炎导致的变形性多关节炎、关节软骨损伤和关节旁骨组织侵蚀。
- 主要症状是关节疼痛和晨僵。
- 体征包括关节肿胀、发热、压痛伴活动受限。
- 病变为对称性，尤其好发于近端指间关节、掌指关节及腕关节。
- 在疾病后期可能出现关节畸形，如掌指关节尺侧偏斜、天鹅颈畸形和纽扣花畸形。
- RA 是一种系统性疾病，关节外特征包括疲劳、血管炎、类风湿结节、血液学异常（贫血）、肺肉芽肿、胸腔积液、肺纤维化、心脏病变（心包炎）和淀粉样变性。
- 眼睛可能出现巩膜炎、巩膜软化症、继发性干燥综合征（外分泌唾液腺炎和泪腺炎导致口干和眼干）。

（三）发病机制

- 环境 – 基因相互作用导致机体对含有瓜氨酸残基的自身抗原免疫耐受缺失，从而引起 RA 的发生。诱导 CD4$^+$ T 细胞和 B 细胞产生抗瓜氨酸反应。
- 活化的 CD4$^+$ T 细胞刺激单核细胞、巨噬细胞和滑膜成纤维细胞产生细胞因子，并刺激 B 细胞产生包括类风湿因子（rheumatoid factor，RF）在内的抗体。

- 在滑液和循环系统中往往可检测到免疫复合物。
- 在 RA 主要症状的发生发展中，白介素 –6（interleukin-6，IL–6）持续性异常生成起关键作用。
- 滑膜炎和滑膜增生是主要的两个病理特征。
- 关节进行性损害可以导致严重残疾。
- RA 与人类白细胞抗原 HLA-D4 有相关性（70%）。

（四）诊断与免疫学

- 诊断分类标准包括以下 4 个方面。
    - 关节受累。
    - 血清学：类风湿因子和抗环瓜氨酸肽抗体（anti-cyclic citrullinated peptide，CCP）。
    - 急性期反应物：红细胞沉降率（erythrocyte sedimentation rate，ESR）和 C 反应蛋白（C-reactive protein，CRP）。
    - 症状持续时间。
- 约 30% 的患者抗核抗体阳性，80%～90% 的患者类风湿因子阳性。抗环瓜氨酸肽抗体是预测疾病进展情况的生物标志物。
- 贫血（正色素正细胞性）与疾病的活动程度有关。
- ESR 和 CRP 是用于判断疾病活动的标志物，但在孕期检测并不可靠，原因在于孕期 ESR 通常会有所升高。
- 干燥综合征与抗 Ro 抗体、抗 La 抗体等抗可提取性核抗原抗体（extractable nuclear antigen，ENA）关系尤为密切（见"新生儿狼疮综合征"）。
- 虽然 5%～10% 的 RA 患者可检测到抗磷脂抗体（antiphospholipid antibody，aPL）阳性，但是抗磷脂综合征（antiphospholipid syndrome，APS）并不常见（见"抗磷脂综合征"）。

（五）与妊娠的相互影响

1. 妊娠对 RA 的影响

- 虽然约 50% 的 RA 女性在妊娠期间症状可以得到缓解，但是只有 20% 的患者可以完全缓解，并且有 25% 的患者可能在孕期出现严重残疾。孕前可预测患者疾病的活动情况，类风湿因子和抗环瓜氨酸肽抗体阳性的患者孕期症状缓解的可能性较低。
- 症状的恶化可能与孕期停止使用改善病情的抗风湿药物（disease-modifying anti-rheumatic drug，DMARD）有关（见后文）。
- 症状如果在妊娠期间出现改善，通常在早期妊娠即开始改善，甚至类风湿结节也可能会消失。
- 约 90% 的患者在分娩后 4 个月内出现病情加重，这可能与产褥期 T 细胞介导的免疫功能有关，与类风湿因子或抗环瓜氨酸肽抗体无关。
- 产褥期尤其是初产女性，初次发现类风湿因子阳性的机会升高。

2. RA 对妊娠的影响

- RA 相较于系统性红斑狼疮（systemic lupus erythematosus，SLE）（见后文），对妊娠的不良影响要少些。RA 活动期早产和低出生体重儿发生率升高。
- 疾病活动期也会使得自然流产风险增高并对生育能力产生不利影响。

- 母体抗 Ro 抗体阳性，其分娩的婴儿存在罹患新生儿狼疮的风险（见后文）。

- 全麻剖宫产手术寰枢椎半脱位是罕见的并发症，髋关节外展受限严重以至于影响胎儿经阴道分娩是更罕见的并发症。

- 曾行髋关节置换术不是择期剖宫产的指征。

- 妊娠期和哺乳期使用治疗 RA 药物的安全性应得到重视（见后文）。

（六）管理

- 女性患者尤其是合并继发性干燥综合征的患者，应当筛查抗 Ro 抗体和抗 La 抗体（见后文）。

- RA 患者尤其是存在颈部受累的患者应当转诊，由产科麻醉医生进行评估。

- 孕期症状没有改善或者恶化的女性患者，临床管理重点在于控制关节疼痛、肿胀、晨僵等症状。

1. 简单镇痛药物

对乙酰氨基酚为一线止痛药物，在妊娠期间应用没有已知的不良反应。

2. 非甾体抗炎药

- 阿司匹林和非甾体抗炎药（non-steroidal anti-inflammatory drug，NSAID），没有致畸性。

- NSAID 可能导致未破裂卵泡黄素化综合征或者影响囊胚植入，进而造成不孕。

- 水杨酸类药物（高剂量）和 NSAID 可以抑制血小板功能，这使得新生儿出血风险增加。

- NSAID 是前列腺素合成酶抑制药，有可能影响胎儿肾脏功能导致羊水过少，并且可能导致胎儿动脉导管提前闭合。停用非甾体抗炎药后，动脉导管收缩和胎儿肾功能损害都是可逆的。

- 目前未见早产治疗中应用吲哚美辛导致动脉导管提前闭合的相关报道，因此 NSAID 引起动脉导管提前闭合的风险可能被夸大了。

- 通常避免使用 NSAID，尤其在妊娠晚期。

- 在少数情况下尤其是妊娠 28 周前，存在类固醇药物相对禁忌证（如女性骨质疏松症）或者类固醇药物相对无效（如强直性脊柱炎）时，可以使用 NSAID。

- 孕 32～34 周需要停用 NSAID。

- 研究显示使用选择性环氧合酶 -2 非甾体抗炎药预防早产过程中，药物仅对胎儿肾脏有轻微影响，对胎儿动脉导管没有影响。因为某些药物可以增加心血管疾病发生风险，所以被停止使用并且在孕妇中禁忌使用。

3. 皮质类固醇药物

- 皮质类固醇可以在整个孕期持续使用，当对乙酰氨基酚在孕晚期疗效不佳时，选择皮质类固醇优于 NSAID。

- 患有 RA 的孕妇可以使用长效类固醇药物肌注治疗（如甲泼尼龙）或者关节内注射类固醇药物。病情严重的患者也可以使用甲泼尼龙静脉注射治疗（0.5～1g/d，连用 3 天）。孕期使用这些药物是安全的。

- 虽然孕妇和医生通常都不愿意使用皮质类固醇药物，其实这是陷入了误区。

- 关于妊娠期使用类固醇药物的安全性见第 4 章"哮喘"。

- 使用类固醇药物的孕妇发生妊娠期糖尿病、感染和未足月胎膜早破的风险增加。

- 补充钙和维生素 D 对于存在结缔组织疾病，尤其是使用类固醇药物治疗的孕妇非常重要。

- 长期使用维持剂量类固醇药物的孕妇（连续＞3 周使用泼尼松，剂量＞5mg）无论采用哪种分娩方式，分娩时和产后均应胃肠外途径使用类固醇以应对分娩带来的应激。

4. 硫唑嘌呤

- 硫唑嘌呤是一种免疫抑制药，常用于治疗自身免疫性疾病，如 SLE。硫唑嘌呤妊娠期使用是安全的，部分原因在于胎儿肝脏缺乏将硫唑嘌呤转化为活性产物的代谢酶。

- 多年来的临床资料显示，肾移植术后、SLE 和炎症性肠病的孕妇需使用硫唑嘌呤支持治疗，但未发现对胎儿不良作用。因此，RA 女性孕期可以继续使用硫唑嘌呤。

- 硫唑嘌呤在使用 3 周后才会发挥作用，在孕期可以适时使用及与类固醇类药物联合使用。

- 使用硫唑嘌呤并不是哺乳的禁忌证。

5. 抗疟药物

- 用于治疗 RA 和 SLE 的抗疟药物羟氯喹，在妊娠期和哺乳期使用是安全的。目前没有证据表明该药物对胎儿 / 新生儿有不良影响。

- 与普通 / 未暴露人群相比，妊娠期使用氯喹或者羟氯喹的孕妇，其胎儿先天畸形的发生率并未升高。

- 早期妊娠停用羟氯喹是不合理的。原因有两点：首先，由于羟氯喹的半衰期很长，停药数周后胎儿仍会暴露于药物；其次，停用羟氯喹使得 SLE 患者复发风险增加。

- 哺乳期应用羟氯喹是安全的。

6. 吗替麦考酚酯

- 同硫唑嘌呤一样，吗替麦考酚酯是一种抗增殖免疫抑制药。吗替麦考酚酯相较于硫唑嘌呤更多的被选用，在 SLE、其他自身免疫性疾病和移植患者中应用广泛。

- 吗替麦考酚酯具有致畸性，胎儿暴露后可能引起一些特殊胚胎疾病，如唇裂、腭裂、外耳道闭锁的小耳畸形、小颌畸形和眼距过宽。

- 有备孕需求的患者应该于孕前 3 个月开始，将使用的吗替麦考酚酯更换为硫唑嘌呤。

- 特殊情况下，吗替麦考酚酯可以用于妊娠中期和妊娠晚期。

7. 青霉胺

- 青霉胺是一种螯合剂，目前少量用于 RA 以控制关节外症状。

- 青霉胺可以通过胎盘，大剂量应用时可能导致结缔组织畸形。5% 的患者可能罹患先天性胶原病，因此建议患有风湿性疾病的女性孕前停用该药物。

- 然而约有 90 例病例的研究显示，孕产妇使用该药物相对安全。

- Wilsan 病患者孕期持续应用青霉胺对于获得良好的妊娠结局至关重要。

8. 柳氮磺吡啶

- 柳氮磺吡啶是妊娠期治疗炎症性肠病的二线用药。

- 柳氮磺吡啶在结肠中裂解为 5- 氨基水杨酸和磺胺吡啶。

- 柳氮磺吡啶在妊娠期和哺乳期使用是安全的。

- 柳氮磺吡啶是一种二氢叶酸还原酶抑制药，可以阻止叶酸转变为更活跃的代谢物。因此在孕前和孕期每天服用 5mg 叶酸，对于降低神经管畸形、心血管畸形、口腔裂隙和叶酸缺乏症的风险颇为重要。

9. 细胞毒性药物

- 孕期禁用环磷酰胺、甲氨蝶呤、苯丁酸氮芥。

- 环磷酰胺和苯丁酸氮芥是烷化剂，有环磷酰胺暴露史的儿童有 16%～22% 可能出现先天性畸形（眼部、四肢、腭部、骨骼）风险。因此备孕前必须停药 3 个月以上。

- 在妊娠晚期，如果存在威胁生命的疾病时可以使用环磷酰胺。通常用于孕中期和孕晚期乳腺癌或者其他部位恶性肿瘤需要化疗时。

- 甲氨蝶呤是一种叶酸拮抗药，有强致畸性，早孕期应用可以导致流产或者先天畸形（颅面、四肢、中枢神经系统畸形的发生率约 6%），备孕前 3 个月应停用。甲氨蝶呤作为改善病情的抗风湿药物，越来越多的用于 RA 的治疗。在治疗期间出现意外妊娠，可以在咨询后选择继续妊娠，如继续妊娠需每日口服 5mg 叶酸。

10. 来氟米特

- 来氟米特主要用于改善 RA 的症状。在动物实验中具有致畸性，孕妇禁用，虽然在人类中尚未证实致畸性。

- 来氟米特半衰期较长，如果有妊娠的计划，建议推迟 2 年或者待该药物被消胆胺或者活性炭清除后备孕。

（七）生物治疗

1. 肿瘤坏死因子 -α 拮抗药

- 生物制剂（如依那西普、英夫利昔单抗、阿达木单抗）用于治疗 RA、强直性脊柱炎、炎症性肠病和银屑病。

- 肿瘤坏死因子 -α 拮抗药是阻断肿瘤坏死因子（tumour necrosis factor, TNF）-α 作用的单克隆抗体。

- TNF-α 拮抗药在动物实验中没有致畸性，也没有数据表明 TNF-α 拮抗药与胚胎毒性、致畸性或者增加流产率有关。

- 与新型生物治疗药物相比，TNF-α 拮抗药在孕期应用有更多数据。

- TNF-α 拮抗药是 IgG_1，因此在妊娠中晚期可以通过胎盘。根据它们不同的结构和半衰期决定妊娠晚期停药时间。

- 持续应用至分娩，通过检测脐带血提示英夫利昔单抗和阿达木单抗在新生儿体内水平超过母体。依那西普是鼠源性药物，胎盘转运效率较低。赛妥珠单抗是一种聚乙二醇化抗 TNF-α 药物，由于缺乏 Fc 片段只能通过胎盘被动扩散，在新生儿体内的水平未被检测到。

- 如果孕期需要持续应用 TNF-α 拮抗药控制母体疾病，孕 28 周后应该停止使用或限制使用英夫利昔单抗和阿达木单抗。孕 30～32 周应停止使用或限制使用依那西普，从而避免新生儿体内药物水平过高。赛妥珠单抗可以在孕期持续使用。

- 鉴于曾出现新生儿宫内英夫利昔单抗暴露导致接种卡介苗后产生播散性感染的病例，建议新生儿推迟到出生后 6 个月（药物被完全代谢清除）再接种卡介苗。

- 这些药物不会进入母乳。

2. 其他生物制剂

- 利妥昔单抗通过清除 B 细胞来治疗狼疮性肾炎、血管炎、肌炎和血液系统恶性肿瘤。虽然利妥昔单抗在孕期使用似乎是安全的，但是仍建议使用后至少避孕 6 个月。如果需要在妊娠期使用，最后一次需要在产前 6 个月使用来避免新生儿 B 细胞的耗竭。

- 托珠单抗是一种人源性抗 IL-6 受体抗体。一些医疗机构将其作为治疗中 - 重度 RA 的一线生物制剂用药，单独使用或者与改善病情的抗风湿药物联合使用。
- 贝利尤单抗是人源性单克隆抗体，可抑制 B 细胞激活因子，是首个专为治疗 SLE 而研发的靶向生物制剂。
- 目前没有足够证据证实阿那白滞素（一种 IL-1 受体拮抗药）、阿巴西普（一种 T 细胞共刺激抑制药）、托珠单抗、戈利木单抗或者贝利尤单抗在孕期使用的安全性。

RA——要点

- 约 50% 的 RA 女性患者在孕期症状得到改善。
- 对于类风湿因子和抗 CCP 阴性的女性患者来说，妊娠期症状改善的可能性更高。
- 90% 的患者病情于产后加重。
- 母体抗 Ro 抗体阳性，新生儿狼疮的发生风险较高。
- 寰枢椎半脱位是全麻下剖宫产手术的罕见并发症。
- 髋关节外展受限有时可能严重到阻碍阴道分娩。
- 如果对乙酰氨基酚类药物效果不佳，应优先采用皮质类固醇而不是非甾体类药物。
- 柳氮磺吡啶和羟氯喹在孕期可以持续性使用。
- 如果抗风湿药物用于改善病情治疗效果不佳，可以与 TNF-α 拮抗药联合使用，如依那西普、赛妥珠单抗和阿达木单抗。
- 孕期禁用环磷酰胺、来氟米特、甲氨蝶呤和苯丁酸氮芥。

三、系统性红斑狼疮

（一）发病情况

- 女性较男性多见（女∶男为 9∶1），尤其是在育龄期（女∶男为 15∶1）。
- 女性的发病率约为 1‰，且可能日益增加。
- 在英国 SLE 在非白种人女性中更常见。

（二）临床特征

- SLE 是一种系统性结缔组织疾病，主要分为活动期和稳定期。
- 平均诊断年龄为 30 岁，约 6% 的患者合并其他自身免疫性疾病。
- 由于临床表现的多样性和抗体多样性，SLE 异质性较大。
- 关节受累是最常见的临床表现（90%）。关节炎为非侵蚀性、外周性，以压痛和肿胀为特征。
- 其他临床表现包括皮肤受累（80%），如颧骨皮损、光敏性、指尖或者甲襞血管炎性病变、雷诺现象和盘状狼疮。

- 可能伴有浆膜炎（胸膜炎、心包炎）、肾脏受累（伴有蛋白尿和细胞管型的肾小球肾炎）和神经系统受累（精神病、癫痫或舞蹈病）。
- 血液学表现包括贫血、血小板减少、淋巴细胞减少或白细胞减少。

（三）发病机制

- 目前 SLE 病因未明，涉及遗传易感性和环境触发，如紫外线照射或病毒感染。
- 多克隆 B 细胞活化、T 细胞免疫反应调节和免疫复合物清除异常。
- 循环系统中存在非特异性自身组织抗体。
- 免疫复合物沉积导致血管炎。

（四）诊断

- 虽然美国风湿病协会、欧洲风湿病协会都制订了 SLE 的诊断标准，包括临床表现和实验室检查，但是许多狼疮样疾病患者不符合上述标准。
- 全血细胞计数（full blood count，FBC）可提示正色素正细胞性贫血、中性粒细胞减少和血小板减少症。
- 免疫球蛋白水平升高导致 ESR 升高，CRP 通常在正常水平（胸膜炎、心包受累时 CRP 可升高）、补体 C3 和 C4 水平降低提示疾病处于活动期。
- 96% 的 SLE 患者可检测到抗核抗体（anti-nuclear antibody，ANA）阳性。疾病处于活动期时抗核抗体滴度可能并无变化。
- 抗双链 DNA 抗体（脱氧核糖核酸，78% 的患者检测为阳性）和抗 Sm 抗体是 SLE 最具特异性的抗体。存在这些抗体的女性患者更容易罹患肾小球肾炎。
- 此外，患者可能存在其他抗 ENA 抗体（如抗 Ro 抗体和抗 La 抗体）或抗磷脂 / 磷脂结合蛋白抗体，如抗心磷脂抗体（anticardiolipin antibody，aCL）。
- 抗 Ro 抗体和（或）抗 La 抗体（约 30% 患者存在此抗体）和抗磷脂抗体（约 40% 患者存在此抗体）与妊娠密切相关。

（五）与妊娠的相互影响

1. 妊娠对 SLE 的影响

- 妊娠期尤其是产褥期，SLE 活动的风险从 40% 升高至 60%。
- 狼疮在妊娠期任何阶段或者产褥期均可出现复发，最常累及皮肤和关节。虽然在受孕 6 个月内出现病情活动者狼疮更容易复发，但是很难预测具体复发的时间。既往的疾病模型在一定程度上可以预测复发类型。
- 孕期诊断 SLE 活动较为困难。因正常孕期也会出现脱发、水肿、手掌和面部红斑、疲劳、贫血、血沉升高、肌肉骨骼疼痛等类似狼疮病情活动的特征性表现。
- 虽然预防性使用类固醇药物或者常规增加剂量并不能预防狼疮活动，但是在持续使用羟氯喹的女性中，狼疮活动可能性更小。
- 虽然狼疮性肾炎可能会首先在妊娠期出现。但从长远看来，患有 SLE 的妊娠女性，并不会危害肾功能。存在中度肾功能不全（血清肌酐水平 125～175μmol/L）的女性孕期可能没有并发症。

血清肌酐水平越高的女性，疾病恶化风险越高。

- 孕期狼疮性肾炎活动的发生率约为 30%，受孕时狼疮性肾炎没有缓解或者部分缓解的患者风险更高。

- 应当建议狼疮性肾炎的女性患者在狼疮活动后至少避孕 6 个月。

2. SLE 对于妊娠的影响

- 妊娠合并 SLE 者自发性流产、死胎、子痫前期、早产和 FGR 的风险增加，与妊娠期抗心磷脂抗体或者狼疮抗凝物阳性、狼疮性肾炎或者高血压、狼疮活动期受孕或者孕期初发的狼疮都可能相关。

- 妊娠结局与肾脏疾病的关系尤为密切，即使是静止期的狼疮肾也会使流产、子痫前期风险为 25%～30% 和 FGR 风险升高，特别是在出现高血压和蛋白尿后。

- 狼疮性肾炎患者发生早产和低出生体重儿（<2.5kg）的风险约为 30%。

- 处于缓解期且不伴有高血压、肾脏受累或者抗磷脂抗体阳性的患者，发生子痫前期的风险与普通人群近似。

- 舞蹈病是 SLE 或者抗磷脂抗体阳性患者的罕见并发症。

（六）管理

- 最佳处理方案是在孕前即开始咨询，了解患者抗 Ro 抗体、抗 La 抗体、抗磷脂抗体、抗双链 DNA 抗体、补体 C3、补体 C4、蛋白尿基础水平，了解患者的肾功能和血压，从而对妊娠风险及妊娠期并发症进行评估。

- 如果在疾病缓解期怀孕，妊娠结局将得以改善。

- 存在狼疮性肾炎、抗磷脂抗体阳性或者血管炎的患者，应该在孕期使用低剂量的阿司匹林来降低子痫前期的风险。

- 应由综合医院的多学科团队对患者进行围产期保健，以便内科医生和产科医生可以定期联合诊疗，通过测量高危胎儿的生长发育指标、孕 20～24 周的子宫动脉血流情况和 24 周脐血流情况来监测狼疮活动情况。

- 在早期妊娠阶段，了解全血细胞计数、尿素和电解质、血清肌酐、肝功能、抗双链 DNA 抗体、补体滴度、蛋白尿水平等基础状况颇为重要。建议根据疾病严重程度，后续定期持续监测上述指标。

- 疾病活动的表现包括以下几个方面。
  - 症状（关节痛、胸膜炎痛、皮疹）。
  - 抗双链 DNA 抗体滴度升高。
  - 红细胞或者尿沉渣存在细胞管型。
  - 补体水平的下降可用于区分子痫前期和狼疮活动期（补体 C3 和 C4 下降大于 25% 提示 SLE 活动期）。

- 一旦狼疮活动必须积极处理，皮质类固醇药物是首选药物。

- 硫唑嘌呤、NSAID 和阿司匹林的使用，在类风湿关节炎和 APS 章节中已有讲解。

- 停用羟氯喹可能导致狼疮活动，建议持续使用羟氯喹。

- 拉贝洛尔、硝苯地平/氨氯地平或者甲基多巴（见第1章）都可用来控制高血压。虽然长期使用肼苯哒嗪和甲基多巴有可能出现罕见的 SLE 样综合征，但是肼苯哒嗪和甲基多巴并未禁用于 SLE 患者。

红斑狼疮肾病和子痫前期鉴别

- 红斑狼疮肾病和子痫前期的鉴别十分困难，而且两者可能同时存在。

- 由于高血压、蛋白尿、血小板减少甚至肾功能损害都是子痫前期的特征，狼疮活动的诊断需要其他表现来予以确定，如前述补体水平的下降等。

- 孕期可能出现蛋白尿基础水平倍增的情况，超过倍增水平则可能提示狼疮性肾炎的恶化或者子痫前期。

- 肝功能异常或者胎盘生长因子（placental growth factor，PlGF）降低提示子痫前期可能。

- 唯一能够可靠区分狼疮性肾病发作和子痫前期的检查是肾活检，但是肾活检很少在孕期进行。在胎儿尚未具备存活能力之前进行肾活检较为合适，因为采用肾活检确定狼疮性肾炎的活动情况可以在未分娩的情况下，指导免疫抑制药的使用。通常会增加口服泼尼松或者静脉甲泼尼龙用量并联合羟氯喹和硫唑嘌呤。罕见情况下也会使用环磷酰胺、吗替麦考酚酯（用于妊娠早期阶段之后）或者孕早期使用利妥昔单抗。他克莫司可以用作皮质类固醇的替代药物，已被证实可以有效减少狼疮性肾炎孕妇的蛋白尿。

- 孕周超过 24～28 周，如果无法区分狼疮活动和子痫前期，而孕妇或者胎儿陷入危险，当胎儿有存活可能的情况下，终止妊娠是最佳的治疗方案。终止妊娠可以治疗子痫前期，在肾活检证实狼疮性肾炎后给予药物治疗。

SLE——要点

- 妊娠增加 SLE 病情活动风险。
- 使用皮质类固醇积极控制疾病活动。
- 不良妊娠结局与受孕时肾脏受累、高血压、抗磷脂抗体阳性和疾病活动期有关。
- 自然流产、死胎、子痫前期、早产和 FGR 发生风险增加。
- 建议在综合医疗机构进行产检，可以密切观察疾病活动情况、胎儿生长和健康发育情况。
- 母体抗 Ro 抗体阳性，新生儿发生一过性新生儿皮肤狼疮的风险约为 5%，发生先天性心脏传导阻滞（congenital heart block，CHB）的风险约为 2%。

四、新生儿狼疮综合征

- 新生儿狼疮综合征是一种被动获得性自身免疫性疾病，主要发病原因在于针对细胞质核糖核蛋白的抗 Ro 抗体和抗 La 抗体穿过胎盘导致胎儿免疫损伤。

- 临床表现中新生儿皮肤型红斑狼疮是最常见的，先天性心脏传导阻滞（CHB）是最严重的。这些临床表现很少共存。

- 新生儿患者 90% 以上母亲体内存在抗 Ro 抗体，50%～70% 母体存在抗 La 抗体。普通人群中抗 Ro 抗体阳性率<1%，约 30% 的 SLE 患者抗 Ro/La 抗体阳性，通常与光敏性、干燥综合征、亚急性红斑狼疮和 ANA 阴性 SLE 相关。

- 抗 Ro/La 抗体阳性母亲的婴儿中，发生一过性皮肤型狼疮的风险约为 5%，CHB 的风险约为 2%。

- 如果前次妊娠胎儿受到不良影响，再次妊娠胎儿患新生儿狼疮的风险会增加。如果既往一次妊娠新生儿受累，再次妊娠发病概率为 16%～18%；如果既往两次妊娠新生儿受累，再次妊娠发病概率约为 50%。此后出生的婴儿易像他们的同胞一样受累。

- 有证据显示母亲服用羟氯喹，新生儿发生 CHB 的风险会降低。

- 存在抗 Ro/La 抗体阳性且分娩 CHB 新生儿的女性，并不是全都患有 SLE，有些女性患有干燥综合征、雷诺现象或光敏皮疹，还有一大部分女性是没有症状的，之后可能会发展为结缔组织病。

- 母体疾病严重程度与新生儿狼疮发病率没有相关性。

（一）新生儿红斑狼疮的皮肤损害

- 新生儿红斑狼疮的皮肤变化通常出现在出生后 2 周内。

- 婴儿呈现典型的地图状红斑样皮损（图 8-1），类似成人亚急性皮肤红斑狼疮（图 8-2），病变在接触日光或者其他途径接触紫外线后出现，主要分布于光线敏感的面部和头皮。

- 日光暴露或黄疸光疗后可能会加重皮损。

- 皮疹在 4～6 个月内自行消失，提示存在直接的抗体介导机制。

- 残留的色素减退或毛细血管扩张可能持续长达 2 年，但瘢痕化并不常见。

（二）先天性心脏传导阻滞（congenital heart block，CHB）

- 与新生儿红斑狼疮皮肤损害不同，CHB 在宫内即可出现，为永久性损伤而且有致死可能（15%～20% 的死亡率）。

- CHB 的发病机制尚未完全明确，目前也没有合适的动物模型。报道显示双胞胎病情可不一致，

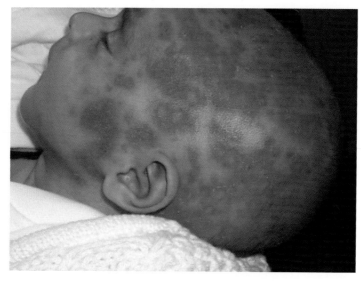

▲ 图 8-1　新生儿红斑狼疮皮肤损害

这提示在 CHB 发病中胎儿和母体因素都有发挥作用。

- 虽然胎儿循环于孕 12 周时建立，但是孕 18～28 周前通常难以发现 CHB。一旦发现胎儿心动过缓，需对胎儿心脏进行仔细检查，如果发现房室分离，可以确诊为 CHB。
- 目前认为 CHB 发病机制涉及传导系统的炎症和纤维化。母体抗体引起心肌成纤维细胞转化为增殖不可控地的肌成纤维细胞，导致房室结瘢痕化。其他心脏组织也可能会受到影响。CHB 患儿可能同时出现心内膜炎伴心肌炎、心包积液。抗 Ro IgG 抗体与胎儿心脏组织结合的发现，支持上述机制。
- 母体抗体分析表明，CHB 的严重程度主要取决于 52kDa 抗 Ro 抗体（而不是 60kDa 抗 Ro 抗体或抗 La 抗体）的特异性抗体谱以及抗体的滴度。
- 三度（完全性）房室传导阻滞是由一度和二度房室传导阻滞发展而来。
- 地塞米松可以较小程度逆转房室传导阻滞或预防其进展为完全性房室传导阻滞，一旦进展为先天性房室传导阻滞，无论是类固醇还是静脉注射免疫球蛋白（intravenous immunoglobulin，IVIg）都不能逆转病程。
- 给予母亲沙丁胺醇可能可以缓解胎儿由于心动过缓导致的心力衰竭。但这种疗法的使用因为母体的不良反应往往受限。
- 如果胎儿心力衰竭是由心肌炎引起，可以应用地塞米松和血浆置换术，但是这些疗法不能缓解房室传导异常。
- 出现 CHB 的患儿围产期死亡率增加，20% 的患儿可能在新生儿早期死亡。虽然 50%～60% 的患儿在出生后需要起搏器治疗，但是大多数婴儿健康情况都良好。所有存活新生儿均应在青春期早期放置起搏器来避免猝死风险。

五、抗磷脂综合征

抗心磷脂抗体（aCL）和抗 La 抗体都属于抗磷脂抗体，它们通过辅助因子 β_2 糖蛋白 1 起作用。诊

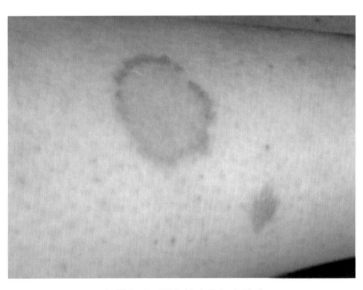

▲ 图 8-2 亚急性皮肤红斑狼疮

断抗磷脂综合征（antiphospholipid syndrome，APS）必须同时具备至少 1 项临床标准（表 8-1）和至少 1 项实验室标准。表 8-2 为 APS 的其他临床表现。

（一）发病率

- APS 最初是在 SLE 患者中发现的，大多数 APS 患者未达到 SLE 的诊断标准并且原发性 APS 患者通常不会进展为 SLE。
- 30%～40% 的 SLE 女性中存在抗磷脂抗体。
- 约 30% 的抗磷脂抗体阳性患者有血栓形成。
- 高达 30% 重度早发性子痫前期女性可能存在抗磷脂抗体。
- 高达 5% 普通产科人群抗磷脂抗体阳性。

（二）临床特征

原发性 APS 和 SLE 相关性 APS 的临床特征相似，特异性抗体相同，但是区分二者非常重要。原发性 APS 患者不应被归为 SLE，也不应将抗磷脂抗体阳性但是没有临床特征的患者诊断为 APS。

（三）发病机制

- 抗心磷脂抗体与心磷脂的结合需要辅助因子 β_2- 糖蛋白 1（β_2-glycoprotein，β_2-GP1）的存在。这种辅助因子是一种内源性凝血抑制因子，在 APS 相关血栓形成中起关键作用。
- 在 APS 相关的流产病例中，胎盘和蜕膜血管通常会出现大面积梗死和血栓形成，这可能继发于螺旋动脉血管病变。
- 许多不良结局被认为原因在于胎盘结构异常缺陷或胎盘功能不良，这被认为是抗磷脂抗体阳性患者晚期流产的机制。但是胎盘内抗磷脂抗体相关血栓形成并不能解释目前 APS 中所有的妊娠并发症。

表 8-1   APS 诊断的临床标准

血栓形成	- 静脉：可能发生于不常见的部位 - 动脉：小血管（如肾脏微血管血栓性疾病）
病理妊娠	- 连续流产≥3 次（＜孕 10 周） - 死胎≥1 次（＞孕 10 周且胎儿形态结构正常） - 早产≥1 次（＜孕 34 周且胎儿形态结构正常），由于子痫前期或严重胎盘功能不全引起

表 8-2   APS 的其他临床表现

- 血小板减少症 - 溶血性贫血 - 网状青斑 - 大脑受累	癫痫、脑梗死、舞蹈病和偏头痛、横贯性脊髓病 / 脊髓炎
- 心脏瓣膜病 - 高血压 - 肺动脉高压 - 腿部溃疡	尤其是二尖瓣

- 炎症反应也在妊娠期抗磷脂抗体发病机制中发挥作用。在抗磷脂抗体与人滋养层细胞结合的体外实验发现，滋养层细胞膜是 β_2-GP1 依赖性和 β_2-GP1 非依赖性抗磷脂抗体的作用靶点，抗磷脂抗体还可以启动补体级联反应并增加胎盘中的补体 C4 沉积。
- 免疫调节在其中也发挥作用，而且与 Toll 样受体 4 相关。
- 目前已有证据证明，抗磷脂抗体影响滋养层细胞的迁移、侵袭和分化并减少胎盘释放人绒毛膜促性腺激素。
- 从 APS 患者中提纯的抗 β_2-GP1 抗体在子宫内膜细胞研究中发现，其呈剂量依赖性方式抑制血管生成、抑制血管内皮生长因子分泌和核因子 κB（一种转录因子）激活。

（四）诊断

- 诊断 APS 需要至少相隔 12 周，≥2 次抗 La 抗体和（或）抗心磷脂抗体和（或）抗 β_2-GP1 抗体阳性，并达到表 8-1 中列出的至少一项临床标准。
- LA 是一个误称，因为在体外 LA 会延长凝血时间。LA 通过延长活化部分凝血活酶时间或稀释的蝰蛇蛇毒时间（dRVVT）来检测。这种延长无法通过添加缺乏血小板的血浆来纠正，但可以通过过量的磷脂来纠正。
- 抗心磷脂抗体和抗 β_2-GP1 抗体使用免疫酶联吸附测定试剂盒进行测量。诊断 APS 需要抗心磷脂抗体 IgG 或 IgM 和抗 β_2-GP1 抗体 IgG 或 IgM 达到中高滴度水平。

（五）与妊娠的相互影响

1. 妊娠对 APS 的影响

- 妊娠期的高凝状态会增加血栓形成风险（见第 3 章）。如果有静脉血栓史，静脉血栓复发风险升高。如果有动脉血栓史，发生脑卒中等动脉血栓事件风险升高。
- 妊娠前如有血小板减少症，妊娠期间病情可能会加重。

2. APS 对妊娠的影响

- 自然流产、死胎、子痫前期、FGR 和胎盘早剥风险增加。
- 由于正常人群的流产风险较高（20%～25%），因此很难确定早期流产与 APS 的因果关系。与自然流产 1～2 次的女性相比，早期流产≥3 次的女性体内出现抗磷脂抗体阳性的可能性更高。
- APS 患者发生死胎之前通常先有 FGR 和羊水过少的发生。
- 狼疮抗凝物异常患者流产和不良妊娠结局的风险更高，这与抗体滴度相关，尤其是抗心磷脂抗体 IgG 的滴度。不过许多有复发性流产史的女性仅 IgM 抗体阳性。
- 既往的不良孕史是预测 APS 患者妊娠结局的最佳指标。
- 妊娠结局取决于研究对象。如果研究对象是复发性流产人群，其发生并发症的可能性较小，子痫前期 / 早产的风险为 10%。如果研究对象是 SLE、血栓病史有晚期死胎史或者严重的早发型子痫前期患者，孕 37 周前早产风险为 30%～40%，FGR 风险超过 30%。
- 子痫前期很常见而且往往很严重，在 SLE、血栓病史有晚期死胎史或者严重的早发型子痫前期患者中发病较早。
- 持续性抗磷脂抗体阳性但没有 APS 临床特征的女性，其妊娠结局与对照组近似。

（六）管理

1. 孕前

- 有血栓形成史、复发性流产、宫内死胎、严重早发型子痫前期或 FGR 病史的女性应进行狼疮抗凝物、抗 β_2-GP1 抗体或抗心磷脂抗体检测。

- 流产情况的详细病史对于排除晚期流产的其他原因至关重要，如排除宫颈功能不全或特发性早产。仅有抗磷脂抗体阳性但无临床表现不能诊断为 APS。

2. 孕期

- APS 孕妇应由具备诊治 APS 的专家的医疗机构来提供多学科联合诊疗。

- 阿司匹林能抑制血栓烷素和降低血管内血栓形成的风险。许多非随机研究表明，低剂量阿司匹林对于治疗 APS 是有效的而且可以预防 APS 小鼠模型流产的发生。

- 对于抗磷脂抗体阳性但是不伴有 APS 临床表现的患者，使用阿司匹林是合理且安全的治疗方法。

- 阿司匹林单药治疗 APS 孕妇的随机对照试验显示，与安慰剂组相比患者并未有明显受益。然而，此类研究是在低风险女性中进行的。大多数中心现在提倡对所有 APS 女性在孕前使用低剂量阿司匹林治疗，因为学者们认为胎盘损伤发生在妊娠早期，阿司匹林可以预防胎盘功能不良。

- 既往有血栓史的 APS 患者，妊娠期间和产褥期发生血栓栓塞的风险极高，应在孕期接受高剂量的低分子肝素（low-molecular-weight heparin，LMWH）进行预防性抗凝治疗（如依诺肝素 40mg，每天 2 次，见第 3 章）。这些患者中有许多人使用华法林或直接凝血酶抑制剂进行终身抗凝治疗。孕 5 周前应当完成从华法林到 LMWH 的用药转变，以避免华法林所导致的胚胎异常。

- APS 反复出现静脉血栓或者有动脉血栓史需要长期口服华法林的患者，需要在孕期使用足量低分子肝素抗凝。

- 对于没有血栓形成史的复发性流产患者，目前最佳治疗方案仍存在分歧。

- 因为长期使用大剂量类固醇对母体会产生不良反应，所以在没有活动性狼疮的情况下不推荐大剂量类固醇联合阿司匹林用于治疗狼疮抗凝物阳性和抗心磷脂抗体阳性患者。

- 推荐方案是使用阿司匹林和（或）皮下注射低分子肝素。与阿司匹林和类固醇的联合用药方案相比，这个方案可以减少母体不良反应，获得同样的妊娠结局。

- 肝素的额外获益应当与其风险相权衡，如肝素导致的骨质疏松（使用低分子肝素的患者发生率为 0.04%）、肝素注射的不便和花费等。

- 有证据表明，无血栓史的复发性流产患者可以选择不治疗、单独使用阿司匹林或者阿司匹林与低分子肝素联合用药。随机试验表明，单独使用阿司匹林的活产率为 70%～80%，加用低分子肝素后并没有明显改善。实用方法是对于流产少于 3 次的患者仅使用阿司匹林，如果发生流产则再次妊娠时加用低分子肝素。

- 有证据表明，有晚期流产史的患者，加用低分子肝素可以改善妊娠结局。

- 产科 APS 患者发生血栓事件的风险增加，因此在评估是否使用低分子肝素进行预防性抗凝治疗时，应将其视为一个危险因素（见第 3 章）。

- 世界各地不同医疗机构的抗凝方案各不相同，推荐的方案见表 8-3。

表 8-3 APS 妊娠的治疗管理

病 史	抗凝治疗
无血栓史，无流产史，无不良妊娠结局史	• 孕前开始每日服用阿司匹林 75mg
有血栓史	• 华法林维持治疗：确认妊娠后，立即改为阿司匹林和 LMWH（依诺肝素每日用药两次，每次 40mg） • 未使用华法林：孕前每日服用阿司匹林 75mg，确认妊娠后建议使用 LMWH（依诺肝素每日 40mg）。妊娠 16~20 周时，将 LMWH 增加至每日两次
复发性流产（＜10 周）	• 既往未行抗凝治疗：孕前每日服用阿司匹林 75mg • 前次单用阿司匹林后流产：孕前单独使用阿司匹林每日 75mg，一旦确认妊娠后使用 LMWH（依诺肝素每日 40mg）。若子宫动脉多普勒波形正常，可考虑在孕 12 周或 20 周时停用 LMWH • 评估血栓形成的风险
晚期流产、新生儿死亡或因子痫前期、FGR、胎盘早剥导致不良妊娠结局	• 孕前每日服用阿司匹林 75mg，一旦确认妊娠后予 LMWH（依诺肝素每日 40mg）

- 因胎儿因素使用低分子肝素的患者，应给予预防剂量 [依诺肝素（Clexane®）40mg，每天 1 次；达肝素（Fragmin®）5000U，每天 1 次]。既往有血栓形成史的患者则需要更高剂量 [如依诺肝素（Clexane®）40mg，每天 2 次；达肝素（Fragmin®）5000U，每天 2 次]。

- 已有使用低剂量泼尼松龙、硫唑嘌呤、人免疫球蛋白和血浆置换来进行免疫抑制治疗的报道，但是目前数据不能证实这些治疗方式的有效性。其中人免疫球蛋白极其昂贵，无法作为常规治疗用于临床研究之外的患者。

- 对胎儿进行密切监测至关重要。孕 20~24 周时的子宫动脉多普勒波形分析有助于预测高危妊娠。如果孕 24 周时子宫动脉多普勒波形显示舒张期前切迹或高阻力指数，则从孕 28 周开始进行生长发育监测。

- 高危女性需要密切监测血压和尿蛋白，以发现早发型子痫前期。

- 密切监测有助于择期分娩，可能会改善胎儿结局。

3. 产后

- 建议长期接受华法林治疗的患者产后重新启用华法林（5~7 天后开始），当国际标准化比值（international normalized ratio，INR）＞2.0 时应停止使用低分子肝素。

- 有血栓史的女性应在产后使用 LMWH 或华法林至少 6 周。

- 既往无血栓史的女性应在产后给予 LMWH 治疗 10 天至 6 周不等，抗凝治疗持续时间的确定主要取决于是否合并其他 VTE 危险因素。

APS——要点

- 并非所有患 APS 的女性都合并 SLE。
- 主要临床表现为复发性流产、胎儿宫内死亡、胎盘功能不良及动静脉血栓。

- 即使没有流产，严重的早发型子痫前期、FGR 和胎盘早剥的风险也会升高。
- 不良孕产史是流产最重要的预测因素。
- 应在有 APS 相关专家和可以定期密切监测胎儿状况的医疗机构进行多学科管理。
- 可以使用小剂量阿司匹林联合 / 不联合 LMWH 进行治疗。

六、系统性硬化症

（一）发病率

系统性硬化症较罕见，发病率为每年（2.3～12）/100 万。女性多见，女 : 男比例为 3 : 1，在育龄期可达 15 : 1。

（二）临床特征

系统性硬化症分型如下。

- 局限性皮肤型（硬斑病），皮肤呈蜡质增厚，好发于前臂和手指。
- 系统性硬化症伴有雷诺现象和器官受累。
- CREST 综合征：钙质沉着、雷诺现象、食道运动功能障碍、指端硬化及毛细血管扩张。
- 皮肤型系统性硬化症患者的皮肤硬化引起指端硬化、鼻尖变小、鼻翼萎缩、面具脸和张口受限。皮肤溃疡和手指部分截肢较为常见。
- 弥漫性系统性硬化症通常表现为进行性纤维化，包括最常见的食管（80%）、肺（45%）、心脏（40%）和肾脏（35%）。

（三）发病机制与免疫学

- 病因不明。
- 一种关于发病机制的理论是该疾病由微嵌合体导致。在一些女性患者皮肤以及其他受累器官中可以检测到男性细胞。而持续存在的胎儿来源细胞则可能具有保护作用，这可以解释为何初产妇较经产妇有更高的患病风险，且初产妇发病更早、肺部受累和死亡率高。
- 抗核抗体、抗着丝粒抗体（与局限型系统性硬化症 /CREST 综合征相关）、抗核仁抗体或抗拓扑异构酶 I（Scl-70）抗体（与弥漫性皮肤硬皮症和肺部受累相关）。抗 RNA 聚合酶 III 抗体是疾病快速进展期标志物，与肺动脉高压相关，但也可继发于肺部疾病。

（四）与妊娠的相互影响

1. 妊娠对系统性硬化症的影响
- 局限性系统性硬化症无脏器损害，预后较好。
- 早期弥漫性系统性硬化症（＜4 年）患者，无论是否存在肾脏受累，孕期均有病情迅速恶化及发生肾危象的风险。
- 孕期血管扩张、血流量增加，可以使雷诺现象出现好转。
- 孕期食管张力降低可以导致食管炎加重。

- 严重间质性肺病（interstitial lung disease，ILD）和肺动脉高压患者，在产褥期发生病情恶化的风险很高。

2. 系统性硬化症对妊娠的影响

- 总的活产率为70%～80%，无全身性疾病的患者妊娠结局较好。
- 早产风险增加至25%。
- 弥漫型系统性硬化症患者，其发生与胎盘血管病变相关的子痫前期、FGR和围产儿死亡风险升高。
- 由于皮肤或血管受累导致静脉穿刺、静脉输注、血压测量和外周血氧饱和度监测难度增加。
- 因气管内插管受限（部分与张口受限有关）导致全身麻醉困难。若背部皮肤受累，局部麻醉也相应存在困难。

（五）管理

- 目前系统性硬化症没有有效的治疗方法，只能进行对症治疗。一些医疗机构会定期使用前列环素。
- Nintenamib 是一种治疗系统性硬化症的新方法，但目前尚无妊娠数据。
- 建议患有早期弥漫型系统性硬化症的女性待病情稳定后备孕。
- 孕前评估肺功能和超声心动图十分重要。环磷酰胺（用于孕早期之后），硫唑嘌呤和糖皮质激素可治疗严重间质性肺病。
- 建议多器官受累或严重器官受累（肺动脉高压、严重间质性肺病、肾脏受累）的患者避孕。
- 加热手套或硝苯地平可能改善雷诺现象，且妊娠期使用较安全。
- 孕期可继续使用质子泵抑制剂和促胃动力药物治疗食道症状。
- 定期对疾病活动性和胎儿健康状况进行多学科评估、对母体进行血压监测是必要的。
- 尽管妊娠期通常禁用血管紧张素转化酶抑制剂（ACEI），但在系统性硬化症肾危象患者中使用相关药物的获益大于对胎儿的不利影响，此时使用ACEI类药物是合理的。
- 预计局部或全身麻醉有困难，应由麻醉医生进行早期评估。
- 促胎肺成熟的糖皮质激素药物可导致肾危象，故应避免或慎用。

七、血管炎

患有血管炎的女性应该也必须都需要接受风湿病学专家、肾病学专家或内科医生的长期随访。

（一）大动脉炎

- 大动脉炎是一种罕见的动脉炎性改变，主要累及大动脉，包括主动脉及其主要分支和肺动脉。炎症导致动脉纤维化、狭窄和血栓形成。动脉瘤也是其特征之一。
- 多见于育龄女性（8∶1），患者由于肾动脉受累而引起高血压、卒中和终末器官或肢体末梢缺血。因为受累肢体通常无脉搏，故亦被称为无脉症，血管杂音也很常见。
- 发热、ESR升高和（或）CRP升高是该病的重要特征，需通过血管造影成像发现特征性改变才可以诊断。在非孕期使用血管造影、正电子发射断层扫描可评估疾病的活动性。
- 糖皮质激素是一线药物，如果有证据表明疾病活动伴有CRP或ESR升高（超出妊娠期正常值），则应在妊娠期增加或启动治疗。硫唑嘌呤孕期也可使用。

- 孕期血压控制很重要，但是难度比较大。大动脉炎患者中子痫前期和 FGR 的发生率增加，且疾病严重程度和不良妊娠结局相关。建议使用低剂量阿司匹林预防子痫前期。

（二）肉芽肿性多血管炎（旧称为韦格纳肉芽肿病）

- 肉芽肿性多血管炎（granulomatosis with polyangiitis，GPA）是一种抗中性粒细胞胞质抗体相关的系统性血管炎，主要累及上呼吸道（鼻窦、鼻）、肺部（肺泡出血引起咯血）和肾脏。

- 因为肉芽肿性多血管炎不常见于育龄女性，因此在孕期较为罕见。

- 不良妊娠结局的风险增加，特别是疾病在孕前处于活跃期或在孕期发病，包括母体和胎儿死亡率和发病率的增加。建议使用低剂量阿司匹林预防子痫前期。

- 主要的一线治疗药物是环磷酰胺和利妥昔单抗，疾病快速进展期可以进行血浆置换，妊娠期的主要治疗方法是泼尼松和硫唑嘌呤。复方磺胺甲噁唑（为甲氧苄啶和磺胺甲噁唑的复合制剂）或红霉素可用于控制鼻部细菌感染，减少复发。如果孕期需使用复方磺胺甲噁唑，须同时给予大剂量叶酸（5mg）。

八、埃勒斯－当洛综合征

- 埃勒斯－当洛综合征（Ehlers-Danlos syndrome，EDS）是胶原代谢障碍相关的一组疾病，为常染色体显性遗传。其特点是皮肤脆弱、血管和内脏器官破裂、易淤伤、创面愈合不良、皮肤弹性过度和关节活动松弛。

- 妊娠期 I 型 Ehlers-Danlos 综合征（经典型或重症型）和 IV 型 Ehlers-Danlos 综合征（淤血型或血管型）风险最高，IV 型（血管型 Ehlers-Danlos 综合征）的孕产妇死亡率可高达 20%～25%。

- vEDS 的患病率为 1/90 000。在 20 岁时 25% 的患者有明显的并发症，在 40 岁时达到 80%。肠或脾脏破裂，以及气胸是常见的表现。患者的皮肤薄而透明、皮下静脉清晰可见，突出的眼睛、瘦削鼻子、缺乏分叶的耳朵。

- II 型（轻症型）和 X 型（纤维连接蛋白异常型）的妊娠结局较好。

- III 型（过度松弛型）是最常见的类型，它与心脏或主动脉疾病无关，但可能与体位性心动过速综合征（postural tachycardia syndrome，PoTS）相关。

- 关节高活动性发生在 10%～30% 的人群中，高活动性谱系障碍比真正的高活动性 EDS 更常见。

- Beighton 评分用于定义关节活动过度，5 分或 5 分以上被认为是异常的。

- 分子试验用于确定 EDS 的亚型。

（一）与妊娠的相互影响

1. 妊娠对 EDS 的影响

- 在患有 IV 型 EDS（血管型 Ehlers-Danlos 综合征）的女性中，妊娠与主动脉和内脏破裂的风险增加相关。在欧洲心脏病学会（European Society of Cardiology，ESC）指南中，WHO 将血管型 Ehlers-Danlos 综合征列为孕产妇风险等级 4 级，具有极高发病率和死亡率（见第 2 章）。

- 对于患有关节过度松弛综合征的女性，怀孕可加重其关节和背部的疼痛。

2. EDS 对妊娠的影响

妊娠期血管型 EDS 与以下风险相关。

- 子宫破裂。

- 早产。

- 皮肤脆弱、创面愈合不良、严重阴道撕裂和产后出血。

过度松弛型 EDS 与以下风险增加有关。

- 未足月胎膜早破和未足月宫口扩张。

- 皮肤脆弱、创面愈合不良。

（二）管理

- 若未能明确诊断，孕前须由遗传学家进行疾病分类。

- 建议血管型 EDS 患者避孕或尽早终止妊娠。

- 剖宫产不会减少关节过度松弛型 EDS 患者的并发症，但对于血管型 EDS 患者通常建议其在孕 34 周行剖宫产，以降低孕晚期子宫和主动脉破裂的风险。

- 有证据表明，EDS 患者存在局部麻醉抵抗可能（风险增加 3 倍），其原理可能是局部麻醉药浸润受到影响。因此 EDS 女性应咨询产科麻醉医师制定分娩镇痛方案。

九、贝赫切特综合征（白塞病）

- 贝赫切特综合征（Behçet's syndrome，BS）是一种全身炎症性疾病，多见于 30—50 岁人群，具体有如下特征。
    - 口腔和生殖器溃疡。
    - 眼炎。
    - 关节炎。

- BS 通常不会引起不良妊娠结局。

- 大部分（50%～70%）女性患者在妊娠期会出现症状改善，尽管在此后的妊娠中不一定都会出现症状改善。

- 可安全用于妊娠期的 BS 治疗药物有如下几种。
    - 糖皮质激素。
    - 硫唑嘌呤。
    - 钙调磷酸酶抑制药。
    - 秋水仙碱。
    - 生物制剂。

- 在 BS 治疗中应避免使用以下几种药物。
    - 甲氨蝶呤。
    - 吗替麦考酚酯。
    - 沙利度胺。
    - 环磷酰胺。
    - 苯丁酸氮芥。

- 产后部分患者的会阴侧切或剖宫产伤口周围可出现过度的炎症反应，这种现象被称为针刺反应。该现象由白细胞过度活跃导致，外观与创面感染相似，因此 BS 患者在外用糖皮质激素乳膏治疗前须排除感染因素。针刺反应似乎不影响伤口愈合。

十、妊娠相关性骨质疏松症

（一）发病率

- 正常妊娠与骨密度显著下降有关，但妊娠期特发的一过性骨质疏松症较为罕见。
- 骨质疏松症的定义是骨密度低于成年人 2.5 个标准差（T 值＜2.5）。

（二）临床特征

- 在孕晚期或足月初产妇的产褥期出现的背部（最常见）、臀部或其他关节疼痛。
- 骨密度通常在产后一年内恢复，亦可延迟至哺乳停止方才恢复。再次妊娠极少复发或症状轻微。
- 骨密度异常与孕次没有相关性，且在两次怀孕之间可完全恢复。

（三）发病机制

- 骨密度降低主要影响骨小梁而非骨皮质。
- 骨质疏松症原因在于破骨细胞过度激活，加速骨吸收和重塑，亦可由成骨细胞活性降低所致。
- 骨质疏松症可能由于妊娠期调节钙代谢激素 [维生素 D、降钙素和甲状旁腺激素(PTH)] 的变化，不足以适应妊娠期钙需求量的增加。
- 这种情况提示孕前可能已存在骨量降低（骨密度低于平均值 1.0～2.5 标准差）和低峰值骨量，于孕期出现症状。低峰值骨量可能是由于孕期和哺乳期机械应力的增加或骨骼生理变化的放大。
- 持续哺乳可能会加重病情，导致骨密度进一步降低，但这不应是主要的病因。
- 研究表明，在妊娠后半期骨形成和骨吸收是不同步的，尽管两者在孕期都有所增加，但骨吸收的速度大于骨形成的速度。
- 甲状旁腺素相关肽可能是病因之一，或与胎盘相关。

（四）诊断

影像学检查（产后）、超声、MRI 或双能 X 线吸收法检查显示股骨头或腰椎（80% 为骨小梁）出现骨量降低，合并非创伤性椎体压缩性骨折者诊断为严重骨质疏松症。

（五）管理

- 避免负重以减轻疼痛、预防骨折。
- 对于孕前患有骨质疏松症的女性，应建议其限制母乳喂养的时间以加速产后骨密度的恢复。

（朱梦兰　胡搏文　谢海天　祝丽琼　谭剑平　**译**　陈　慧　李映桃　**校**）

参考文献

[1] Ateka-Barrutia, O., Nelson-Piercy, C. (2012) Management of rheumatologic diseases in pregnancy.*Int J Clin Rheumatol*, 7, 541–558.

[2] Ateka-Barrutia, O., Nelson-Piercy, C. (2013) Connective tissue disease in pregnancy. *Clin Med*, 13, 580–584.

[3] Bramham, K., Hunt, B.J., Germain, S., Calatayud, I., Khamashta, M., Bewley, S., Nelson-Piercy, C. (2010) Pregnancy outcome in different clinical phenotypes of antiphospholipid syndrome.*Lupus*, 19, 58–64.

[4] Bramham, K., Soh, M.C., Nelson-Piercy, C. (2012) Pregnancy and renal outcomes in lupus nephritis: An update and guide to management. *Lupus*, 21, 1271–1283.

[5] Flint, J., Panchal, S., Hurrell, A. et al.; BSR and BHPR Standards, Guidelines and Audit Working Group (2016 Sep) BSR and BHPR guideline on prescribing drugs in pregnancy and breastfeeding-Part I: Standard and biologic disease modifying anti-rheumatic drugs and corticosteroids. *Rheumatology (Oxford)*, 55 (9), 1693–1697.

[6] Flint, J., Panchal, S., Hurrell, A. et al.; BSR and BHPR Standards, Guidelines and Audit Working Group (2016 Sep). BSR and BHPR guideline on prescribing drugs in pregnancy and breastfeeding-Part II: Analgesics and other drugs used in rheumatology practice.*Rheumatology (Oxford)*, 55 (9), 1698–1702.

[7] Ghali, N., Sobey, G., Burrows, N. (2019 Sep 18) Ehlers-Danlos syndromes. *BMJ*, 366, l4966.

[8] Hakim, A.J., Keer, R. (2013) Pregnancy in JHS and EDS. http://hypermobility.org/help-advice/pregnancy/ (accessed March 6, 2020).

[9] Hviid, A., Molgaard-Nielsen, D. (2011) Corticosteroid use during pregnancy and risk of orofacial clefts.*CMAJ*, 183, 796–804.

[10] Imbasciati, E., Tincani, A., Gregorini, G., Doria, A., Moroni, G., Cabiddu, G., Marcelli, D.(2009) Pregnancy in women with pre-existing lupus nephritis: Predictors of fetal and maternal outcome.*Nephrol Dial Transplant*, 24, 519–525.

[11] Laskin, C.A., Spitzer, K.A., Clark, C.A., Crowther, M.R., Ginsberg, J.S., Hawker, G.A., Kingdom, J.C., Barrett, J., Gent, M. (2009) Low molecular weight heparin and aspirin for recurrent pregnancy loss: Results from the randomized controlled HepASA trial.*J Rheumatol*, 36, 279–287.

[12] Martineau, M., Haskard, D.O., Nelson-Piercy, C. (2010) Behçet's syndrome in pregnancy.*Obstet Med*, 3, 2–7.

[13] Ostensen, M., Forger, F. (2013) How safe are anti-rheumatic drugs during pregnancy? *Curr Opin Pharmacol*, 13, 470–475.

[14] Perez-Aytes, A., Ledo, A., Boso, V., Sáenz, P., Roma, E., Poveda, J.L., Vento, M. (2008) In utero exposure to mycophenolate mofetil: A characteristic phenotype? *Am J Med Genet A*, 146, 1–7.

[15] Ruiz-Irastorza, G., Crowther, M., Branch, W., Khamashta, M.A. (2010) Antiphospholipid syndrome.*Lancet*, 376, 1498–1509.

[16] Sau, A., Clarke, S.D., Bass, J., Kaiser, A., Marinaki, A., Nelson-Piercy, C. (2007) Azathioprine and breast feeding—Is it safe? *BJOG*, 114, 498–501.

[17] Smith, R., Athanasou, N.A., Ostlere, S.J., Vipond, S.E. (1995) Pregnancy-associated osteoporosis.*QJM*, 88, 865–878.

[18] Soh, M.C., Nelson-Piercy, C. (2010) Antiphospholipid syndrome in pregnancy. *Expert Rev Obstet Gynecol*, 5, 741–761.

[19] Soh, M.C., Nelson Piercy, C. (2012) Update of the management of rheumatoid arthritis in pregnancy.*Expert Rev Obstet Gynecol*, 7, 77–96.

[20] Soh, M.C., Nelson-Piercy, C. (2015) High risk pregnancy and the rheumatologist. *Rheumatology*, 54(4):572–87.

[21] Soh, M.C., Pasupathy, D., Gray, G., Nelson-Piercy, C. (2013) Persistent antiphospholipid antibodies do not contribute to adverse pregnancy outcomes.*Rheumatology*, 52, 1642–1647.

[22] Steen, V.D. (2007) Pregnancy in scleroderma. *Rheum Dis Clin N Am*, 33, 345–358, vii.

第 9 章　神经系统疾病

Neurological problems

一、癫痫

（一）发生率

癫痫在育龄女性中的发病率约为 0.5%，是导致妊娠复杂化最常见的慢性神经系统疾病。

（二）临床特征

癫痫是根据发作时的临床表现和脑电图（electroencephalographic，EEG）特征进行分类。许多类型的癫痫具有不止一种的发作形式。这些癫痫发作可大致分为以下几类。

- 原发性全面性癫痫发作（包括强直 - 阵挛性癫痫发作、失神和肌阵挛性抽搐）。
- 伴 / 不伴意识丧失的部分性（或局灶性）癫痫发作，或部分继发全面性癫痫发作（复杂部分性癫痫发作）。
- 颞叶癫痫发作，属于部分性发作的一种。

颞叶癫痫发作通常伴有发作先兆，持续时间为 1min 或更长时间并有发作后意识模糊，事后常不能回忆。相反，失神发作（小发作）通常持续时间短（几秒钟），起病迅速，恢复快，过度换气诱导发作。失神发作 EGG 呈 3Hz 棘慢综合波。

原发性全面性癫痫和部分继发全面性癫痫发作引起的强直 - 阵挛性发作的临床特征可能相似，而后者可能没有可识别的先兆。原发性全身性癫痫的诊断要点是肌阵挛性抽搐和光敏性。

（三）发病机制

大多数癫痫病例是特发的，发病机制还不完全清楚，其中约 30% 的患者有癫痫病家族史，有以下情况的患者在妊娠时可能会出现继发性癫痫。

- 脑部手术史。
- 颅内占位病变 [如伴有癫痫发作或颅内出血的海绵状血管瘤，或在妊娠期间脑膜瘤和动静脉畸形（arteriovenous malformations，AVM）增大。如果癫痫在妊娠期间首次发作应考虑该病]。
- 抗磷脂综合征（见第 8 章）。

妊娠期癫痫发作的其他原因（见第 16 章，表 16–8）：

- 子痫（见第 1 章）。
- 脑静脉血栓形成（cerebral vein thrombosis，CVT）（见第 3 章）。

- 血栓性血小板减少性紫癜（thrombotic thrombocytopenic purpura，TTP）（见第 14 章）。

- 脑卒中（妊娠期脑卒中风险增加，4% 的患者出现癫痫发作，见 "脑卒中"）。

- 蛛网膜下腔出血（subarachnoid haemorrhage，SAH）（见 "蛛网膜下腔出血"）。

- 药物和酒精戒断。

- 低血糖症（糖尿病、肾上腺功能减退、垂体功能减退、肝衰竭）。

- 低钙血症（硫酸镁治疗、甲状旁腺功能减退）。

- 低钠血症（剧吐、肾上腺功能减退、子痫前期、分娩时水中毒）。

- 感染（结核瘤、弓形虫病）。

- 硬脊膜穿刺后癫痫发作很少见，发作前会有典型的硬脊膜穿刺后头痛和其他神经系统症状。癫痫发作通常发生在硬脊膜穿刺后 4～7 天。

- 妊娠期癫痫（癫痫发作仅限于妊娠）。

- 非癫痫性的发作性疾病或分离性癫痫发作（这些患者通常也患有真正的癫痫病）。鉴别是否为 "假性癫痫发作" 有如下的关键特征。

  - 长时间 / 反复发作，无紫绀。

  - 抵抗被动睁眼。

  - 趾反射阴性。

  - 角膜反射持续存在。

  - 脸颊内部咬伤（而无舌咬伤）。

与抽搐动作有关的晕厥，可能会被误诊为癫痫原因如下。

- 与心律失常、主动脉瓣狭窄相关的晕厥。

- 血管迷走神经性晕厥。

（四）诊断

大多数癫痫患者在妊娠期前已被确诊，但在妊娠期间出现癫痫首次发作时应进行以下检查。

- 血压、尿液分析、血小板计数、凝血筛查、血涂片。

- 血糖、血钙、血钠、血尿素和肌酐、肝功能检查。

- 大脑的计算机断层扫描（CT）或磁共振成像（MRI）。

- 脑电图（EEG）。

（五）与妊娠的相互影响

1. 妊娠对癫痫的影响

- 在大多数女性中，怀孕并不会影响癫痫发作的频率。

- 在欧洲的一项前瞻性研究中发现：与孕早期相比，在整个妊娠期，约 64% 的癫痫患者癫痫发作频率不变，约 17% 的癫痫患者发作频率增加，约 16% 的癫痫患者发作频率下降。

- 在妊娠前 9 个月至 1 年内无癫痫发作的患者，超过 75% 者在妊娠期间不会癫痫发作。

- 多年没有癫痫发作的女性在妊娠期间也不太可能出现癫痫发作，除非她停药或体内抗癫痫药（anti-epileptic drug，AED）的浓度水平大幅度降低。

- 癫痫控制不佳的患者，尤其是癫痫发作频率超过每月 1 次的患者，在妊娠期间更容易恶化。

- 特发性全面性癫痫的女性（74%）比部分性癫痫的女性（60%）更有可能保持无癫痫发作。
- 患有多种癫痫发作类型的患者在妊娠期癫痫发作频率更有可能增加。
- 围产期是癫痫发作风险最高的时期（见"产时管理"）。在欧洲抗癫痫药与妊娠注册处（European Registry of Antiepileptic Drugs and Pregnancy，EURAP）的前瞻性研究中，约 3.5% 的孕妇分娩时会出现癫痫发作。
- 癫痫是造成英国孕产妇死亡常见的间接原因。在英国，因癫痫引起的孕产妇死亡率为 5/100 万～10/100 万或每年约 5 例。这些女性可能死于误吸或溺水，但癫痫发作本身也可能是致命的。目前尚不清楚妊娠是否会增加癫痫突然猝死（sudden unexplained death in epilepsy，SUDEP）的风险，据估计每 500 名非妊娠女性中就有 1 个猝死。在英国大多数死于癫痫的女性其原因是 SUDEP。
- SUDEP 的危险因素包括癫痫高频率发作、服用 AED 数量增加、低智商（IQ）和早发性癫痫。SUDEP 在癫痫发作控制良好的患者中并不常见。

妊娠期间癫痫发作恶化可能有以下原因。

- 妊娠。
- 对抗惊厥药的依从性差（由于担心致畸作用停药）。一项对孕妇毛发分析的研究证实，孕妇通常会在怀孕期间停用或减少 AED。
- 妊娠早期的恶心呕吐导致药物水平降低。
- 分布容积的增加和通过肝脏和肾脏的药物清除率增加导致药物水平的降低。虽然蛋白结合状态的变化往往会增加药物的游离水平，但这通常被前两个因素所抵消。
- 分娩前和分娩期间睡眠不足。
- 分娩过程中胃肠道吸收 AED 不足。
- 分娩过程中过度换气。

2. 癫痫对妊娠的影响

- 胎儿对短时间的缺氧有一定的耐受力，没有证据表明单次癫痫发作会对胎儿产生不良影响。一些文献报道孕妇强直 – 阵挛性抽搐期间和抽搐之后胎儿出现心动过缓，但并没有出现长期脑损害。
- 对近 300 万癫痫女性进行的系统回顾性研究发现，这些女性发生流产、产前和产后出血、高血压疾病、引产、剖宫产、胎儿生长受限和早产的风险轻微增加。
- 癫痫持续状态对母亲和胎儿来说都是危险的，应给予积极治疗。幸运的是癫痫患者妊娠时很少出现这种情况，概率<2%。
- 主要问题在于先天性畸形的风险增加（见后文）。
- 如果父母双方中的任何一方患有癫痫，其孩子患癫痫的风险会增加（4%～5%），而且如果是母亲患癫痫，则孩子出现癫痫的风险会更高。
- 如果先前有一个兄弟姐妹患病，则出现癫痫的风险为 10%。
- 如果父母双方都患有癫痫，则患病风险为 15%～20%。
- 如果患有特发性癫痫的女性在 10 岁之前就出现癫痫发作，则其孩子患上癫痫的风险会增加。

（六）AED 的致畸风险

- 苯妥英钠、扑痫酮、苯巴比妥、卡马西平、丙戊酸钠、拉莫三嗪、托吡酯和左乙拉西坦都可穿过胎盘并具有致畸性。其中卡马西平、拉莫三嗪和左乙拉西坦的致畸风险最低。

- AED 可引起以下几种主要畸形。
  - 神经管缺陷 [尤其是丙戊酸钠（1%～3.8%）]。
  - 唇腭裂（尤其是苯巴比妥、苯妥英钠、卡马西平）。
  - 先天性心脏畸形（尤其是苯妥英钠、苯巴比妥和丙戊酸钠）。
- 妊娠期间使用抗惊厥药物导致的胎儿轻度畸形（胎儿抗惊厥综合征）包括以下几点。
  - 畸形面貌（V 型眉毛、低位耳朵、宽鼻梁、牙齿不规则）。
  - 眼距过宽。
  - 指甲和手指末端发育不良。
  - 面中部发育不全是认知功能障碍的标志。
- 不同类型的癫痫与严重先天性畸形风险没有关联。
- 许多前瞻性研究数据表明，丙戊酸钠致畸的风险特别高（在某些研究中高达 10%），而左乙拉西坦和卡马西平致畸风险较低。
- 对所有的研究进行 Meta 分析后发现，任何一种药物致畸的风险约为 5%（是背景风险水平的 2～3 倍）。而丙戊酸钠致畸的风险至少是其他 AED 的 2 倍。
- 致畸风险随着 AED 数量的增加而增加。对于服用两种或两种以上 AED 的患者，既往研究报道风险为 10%～15%，而较新的前瞻性研究则报道为 6%。含有丙戊酸钠的多联疗法（8%～9%）比不包含丙戊酸钠的多联疗法（4%）的严重致畸率更高。
- 有证据表明丙戊酸钠、卡马西平和拉莫三嗪致畸作用有剂量依赖性。每天服用丙戊酸钠剂量＞1g 的孕妇比每天服用剂量≤ 600mg 的孕妇后代出现先天性畸形（尤其是神经管畸形）的风险增加了 2 倍以上。EURAP 研究发现，每天摄入丙戊酸钠＞1.5g 的女性其后代出现先天性畸形的风险为 25%，而每天摄入量＜700mg 的女性则为 6%。EURAP 研究发现女性服用＜300mg/d 的拉莫三嗪或＜400mg/d 的卡马西平致畸率较低。
- 此外，研究报道发现孕妇服用丙戊酸钠与儿童精神运动发育障碍、额外的教育需求、儿童智商降低、自闭症谱系障碍和注意缺陷多动障碍（attention-deficit hyperactivity disorder，ADHD）存在关联。孕妇使用丙戊酸钠与儿童智商的关系也有剂量依赖性，丙戊酸钠多联疗法对智商的影响更为明显。接受丙戊酸钠治疗的女性孕期补充叶酸并不能预防丙戊酸钠对儿童智商的不利影响。
- AED 致畸机制的理论。
  - 解毒酶环氧化物水解酶的遗传缺陷导致有毒代谢产物的积累。
  - 细胞毒性自由基。
  - 叶酸缺乏，尤其是苯妥英钠和苯巴比妥，以及卡马西平和丙戊酸钠会干扰叶酸的代谢。
- 这些不同的机制可以解释为什么在接受 AED 治疗的女性孕前和早孕期使用叶酸无法降低神经管、心血管和泌尿生殖系统缺陷以及唇腭裂的风险。然而，根据抗癫痫药物对神经发育影响的最新研究表明，围孕期补充叶酸能显著改善口服 AED 治疗的孕妇后代的智商，但是丙戊酸钠例外。
- 通常用作辅助治疗的苯二氮䓬类药物（如氯异安定、氯硝西泮）在单药疗法中不会致畸。

（七）管理

1. 建立癫痫患者的产前管理

- 建议所有接受 AED 治疗的女性在怀孕前 12 周开始每天服用 5mg 叶酸。由于叶酸缺乏性贫血的风险在妊娠期会轻度增加，所以整个孕期应继续补充叶酸。

- 如果使用卡马西平、拉莫三嗪或左乙拉西坦能有效控制癫痫，则在妊娠期间无须更改 AED。

- 许多女性可能会因为害怕药物致畸而自行停用 AED。在大多数情况下，特别是定期癫痫发作的女性，建议在怀孕前不要停用 AED，如果已停用 AED 应重启治疗。如果患者在妊娠 3 个月后才发现妊娠，她也许可以放心，因为药物导致先天性畸形的风险已过去。

- 经过仔细的咨询后，接受丙戊酸钠治疗的女性可能希望停药或在密切监护下改换另一种 AED。如果情况不允许，应将剂量减少至每天 600mg 或更少。为了避免先天性畸形的风险，这种药物调整应在孕前进行。但是，由于妊娠期丙戊酸钠对神经发育的影响尚未清楚，因此妊娠后尽快停用或减少剂量可能会有益处。

- 如果继续丙戊酸钠治疗，应将丙戊酸钠的治疗方案改为每日 3～4 次或改良控释剂（如丙戊酸钠长效剂）以降低峰值浓度，从而降低神经管缺陷的风险。

- 应告知亲属、朋友和（或）伴侣，在孕妇出现强直 – 阵挛性癫痫发作时如何将其放置于安全体位，以防止孕妇误吸。

- 建议孕妇在浅水中沐浴或淋浴。

- 可通过胎儿颈后透明层扫描检查和详细的超声检查对先天性畸形进行产前筛查。筛查也应包括胎儿心脏的评估。

- 妊娠期间药代动力学的改变会使大多数药物的游离药物浓度下降，这主要为以下 2 点原因。
    - 血浆容量增加。
    - 肾脏和肝脏药物清除率增加。

因此，许多患者需要在妊娠期间增加 AED 的剂量。

- 血药浓度的基线水平有助于建立依从性并告知未来药物剂量变化。

- 对于定期发作的患者，在妊娠期间通常需要增加卡马西平、左乙拉西坦，尤其是拉莫三嗪的剂量。从妊娠早期开始，拉莫三嗪的剂量可能需要增加 2～3 倍，通常高于非妊娠时的最大剂量。

- 如果孕妇使用拉莫三嗪以外的其他抗癫痫药而无癫痫发作，除非她出现癫痫发作，否则不需要连续测定药物浓度或调整剂量。

- 对于定期癫痫发作及依赖关键药物浓度的女性，因为药物浓度很可能会下降，应该监测药物水平。AED 剂量的增加应以游离药物的血清浓度及癫痫发作的频率和严重程度为指导。

- 一般来说，最理想的是由患者癫痫发作或先兆的频率和严重程度，而不是药物浓度来指导用药。

- 不推荐增加皮质类固醇的剂量（去补偿孕妇使用卡马西平、苯妥英钠、苯巴比妥等肝酶诱导药物导致的代谢增加）以诱导胎儿肺成熟。

- 没有任何证据支持孕妇需要口服维生素 K。

2. 产时管理

- 在分娩时癫痫发作的风险会有所增加，患有严重惊厥发作的孕妇应在医院分娩。

- 有 1%～2% 的女性患者分娩期间和产后 24h 内会出现癫痫发作。因此在分娩时或产后 24h 内应该有专人看管。
- 分娩时应继续按时、按量服用 AED。
- 为降低因疼痛和焦虑引起癫痫发作的风险，应考虑尽早行硬膜外镇痛。同时避免使用哌替啶类药物。
- 如果分娩时出现癫痫发作不能快速自行缓解，应给予吸氧和劳拉西泮（4mg 静推，>2min）或地西泮（10～20mg 纳肛或 10～20mg 静推，2mg/min）治疗。
- 对于既往分娩时出现癫痫发作或有围产期癫痫高发风险的女性，可在短期内（如计划分娩前一天或分娩开始前）口服氯异安定（10mg）以避免分娩时出现癫痫发作。
- 大多数癫痫患者可经阴道分娩，只有在妊娠晚期或分娩时反复全身性癫痫发作时才需剖宫产终止妊娠。

3. 产后管理

- 使用肝酶诱导 AED 治疗的孕妇分娩的新生儿应予 1mg 维生素 K 肌内注射，以预防新生儿的出血性疾病。
- 鼓励所有患癫痫的女性母乳喂养。虽然大多数 AED 可以通过乳汁分泌，但是对于大多数药物而言，婴儿通过乳汁所接受的剂量仅为新生儿治疗水平的一小部分（3%～5%），且无论如何都比在子宫内接受的剂量少。
- 如果妊娠期接受苯巴比妥治疗的孕妇不进行母乳喂养，其婴儿可能会出现戒断症状，尽管这种情况在新型 AED 中很少见，但这为鼓励所有患癫痫的孕妇母乳喂养提供了合理的理由。
- 拉莫三嗪和苯巴比妥在乳汁中的浓度约为血药浓度的 30%～50%。
- 此外，由于清除速度较慢，苯巴比妥、扑痫酮和拉莫三嗪可在母乳喂养的新生儿体内积聚。拉莫三嗪主要通过葡萄糖醛酸化作用进行代谢，新生儿的葡萄糖醛酸化能力尚未完全发育。拉莫三嗪不应用于母乳喂养的母亲。
- 如果孕妇在妊娠期间增加了 AED 的剂量，在产褥期的几周内则可能需逐渐降低 AED 的剂量。苯妥英钠和拉莫三嗪的血药浓度在分娩后迅速增加，但是卡马西平和丙戊酸钠需要更长的时间才能恢复到孕前的水平。因此，如果在妊娠期间增加了拉莫三嗪的剂量，则产后应较快地降低剂量。
- 如果服用非缓释剂型 AED 的母亲其新生儿出现嗜睡或必须被叫醒才能喂养，则鼓励患者在服用 AED 之前进行母乳喂养而不是之后喂养。这应该可以避免药物血清峰值，也就是避免在药物母乳峰值时进行喂养。
- 建议产妇采取适当预防措施，以便当她出现严重惊厥发作时，可以将她和她的新生儿受伤的风险降至最低，如在地板上给新生儿更换尿布，以及在非常浅的水中或有监督下给新生儿洗澡。

4. 妊娠期新诊断癫痫的管理

- 育龄女性每年新增癫痫的发病率为（20～30）/10 万。
- 排除了前面列出的癫痫发作的所有继发性癫痫原因后，一次单独的癫痫发作没有必要治疗。
- 如果需要治疗，拉莫三嗪或卡马西平适合部分性癫痫发作，左乙拉西坦适合原发性全面性癫痫，避免使用丙戊酸钠。

5. *孕前咨询*

- 理想的做法是孕前咨询应该成为所有育龄癫痫女性常规管理的一部分。

- 应该假定所有育龄女性都可能怀孕，故需利用任何机会为此类女性提供咨询。

- 在怀孕之前应最大限度地控制癫痫发作，以最有效、最低剂量的用药方案控制癫痫发作。应尽可能避免多药治疗和丙戊酸钠的使用。

- 评估 AED 药物时应考虑致畸和其他神经发育不良的风险，尤其是丙戊酸钠。如果有任何关于生育的问题，就必须记住丙戊酸钠、体重增加和多囊卵巢综合征的关系。

- 理想的做法是，使神经管缺陷和其他畸形风险降到最低的措施都应在孕前进行（如叶酸治疗、减少丙戊酸钠的剂量或用替代性 AED 代替），因为妊娠第 26 天时神经管即闭合。

- 超过 2 年没有癫痫发作的女性患者可能会希望至少可以在孕前和妊娠前 3 个月停用 AED。这应该是一个在咨询神经科医生后充分知情的决定，特别是考虑到可能存在因癫痫发作而失去驾照的风险。患有青少年型肌阵挛性癫痫的女性通常不宜停用 AED。

- 停药后 1 年，癫痫复发的风险约为 25%（其中 80% 患者将在剂量开始逐渐减少的 4 个月内发生）。

- 停药后 2 年，复发风险约为 40%。

- 患有以下疾病的女性复发风险增加到 50% 以上。
  - 已知的结构性病变。
  - 脑电图异常。
  - 青春期发作。
  - 既往癫痫频繁发作，需要多种 AED 治疗。

- 停用 AED 治疗后，复发性癫痫发作风险降低的相关因素如下。
  - 正常的脑电图。
  - 儿童期发病。
  - 用一种药物即可控制。

- 如果决定停药，应缓慢减少 AED 剂量，以降低与停药有关的癫痫发作的风险。这对于苯二氮䓬类和苯巴比妥尤其重要。

- 患有青年型肌阵挛性癫痫的患者需要终身使用 AED 治疗。

- 即使癫痫没有复发，也建议停药开始之日起至停药后 6 个月内停止驾驶。

- 建议所有接受 AED 治疗的女性应在怀孕前服用叶酸（5mg/d）。

6. *避孕*

- 服用肝酶诱导药物治疗（苯妥英钠、扑痫酮、卡马西平、苯巴比妥）的女性需要大剂量的雌激素才能起到有效的避孕作用。建议服用含 50μg 炔雌醇的口服避孕药，或服用两粒 30μg 的避孕药。联合口服避孕药可能仍然无效，换一种避孕方法可能是合适的。

- 仅含孕激素的避孕药的功效也受到肝酶诱导 AED 的影响。建议其服用 Micronor（炔诺酮 350μg）或 Microval（左炔诺孕酮 30μg）每日 2 片，而不是 1 片。植入避孕药也可能会受到 AED 的影响。

- 甲羟孕酮注射液（Depo-Provera®）是有效的，并且不需要更大剂量，因为其药物清除取决于肝脏的首过效应而不是酶的活性。宫内节育系统（曼月乐）不受 AED 的影响，因为孕酮是局部释放的。

- 如果需要，可以使用"紧急避孕药"，但还是建议剂量加倍。

- 丙戊酸钠、氯硝西泮、氨己烯酸、左乙拉西坦、加巴喷丁和替加宾都不是肝酶诱导型，因此所有的避孕方法均适用。雌激素可以诱导拉莫三嗪的代谢，因此对于使用拉莫三嗪的患者来说，降低药物水平和复方口服避孕药是不合适的。

癫痫——要点

- 所有接受 AED 治疗的女性都应接受孕前咨询，并建议其在受孕前每天服用 5mg 叶酸。
- 大多数 AED 具有致畸性。单药治疗比多药治疗的风险更低，丙戊酸钠治疗的致畸风险更高。
- 丙戊酸钠还与儿童神经发育受损、智商降低、自闭症谱系障碍和注意缺陷多动障碍的风险增加有关。
- 应进行先天性畸形的筛查。
- 在大多数女性中，只要遵守 AED 治疗方案，癫痫发作的频率不会因妊娠而改变。
- 妊娠期间血药浓度往往会下降，可能需要增加 AED 的剂量，尤其是拉莫三嗪。
- 鼓励进行母乳喂养。
- 肝酶诱导型药物会降低大多数激素避孕方法的功效，尤其是复方口服避孕药。

二、偏头痛和头痛

（一）发病率

- 女性偏头痛的发病率是男性的 3 倍，育龄期也很常见，包括偏头痛在内的头痛是妊娠期常见问题，多达 35% 的孕妇受影响。
- 妊娠期间头痛大多数是由于紧张性头痛或偏头痛引起的，要鉴别紧张性头痛和偏头痛非常困难，并不是所有偏头痛都有"典型"症状表现。
- 偏头痛患者的症状可能会在妊娠期间发作并加重。即使既往没有偏头痛病史的女性，也可能发作妊娠或产后相关的偏头痛。
- 偏头痛和头痛约占妊娠期间神经系统疾病的 1/3。

（二）临床特征

- 偏头痛的头痛特征如下。
  - 单侧、搏动性，严重头痛。
  - 先兆症状通常是视觉的，包括闪光和暗点（闪光暗点，带有锯齿状或壁状轮廓的闪光）。
  - 恶心和呕吐。
  - 畏光或畏声。
- 典型偏头痛的先兆可出现短暂性偏盲、失语和感觉异常。在偏瘫性偏头痛中，偏瘫可能会持续数小时，并且很难与短暂性脑缺血发作进行区分，尤其是在没有头痛的情况下。
- 偏瘫性偏头痛很少会引起脑梗死。
- 与这些局部症状相关的偏头痛可能会发生在多达 0.1% 的孕妇中。
- 大多数病例发生在孕晚期，40% 的病例以前没有偏头痛病史。

（三）发病机制

- 紧张性头痛被认为是由于肌肉收缩引起的，通常与压力有关。

- 偏头痛被认为是一种由炎症成分引起的原发性神经血管性疾病。发病机制涉及脑血管的扩张、可能与伤害性感受器刺激引起的血小板聚集和血管收缩素 [5- 羟色胺（5-HT）] 释放有关。

- 偏头痛可能会因以下原因而加重。

  - 某些饮食因素（如巧克力、奶酪）。

  - 月经前期。

  - 口服避孕药。

  - 压力。

（四）诊断

- 通过记录详细的病史询问和神经系统查体（以排除局灶性体征、颈部僵硬和视乳头水肿）来进行诊断。

- 关键问题是鉴别原发性头痛综合征（紧张型头痛、偏头痛、丛集性头痛）与继发性头痛（见后文）。

- 任何持续时间超过 24h 的局灶性体征均提示需要进一步进行脑成像检查。没有试验可以证实偏头痛的诊断，先兆与症状缓慢出现有关。

- 妊娠期和产褥期头痛的鉴别诊断（见第 16 章，表 16-7）包括以下继发原因。

  - 子痫前期。

  - 硬脊膜穿刺后头痛。

  - 蛛网膜下腔出血。

  - 脑膜炎。

  - 脑静脉血栓形成（CVT）。

  - 特发性（良性）颅高压 [idiopathic（benign）intracranial hypertension，IIH]。

  - 颅内占位病变。

  - 可逆性脑血管收缩综合征（reversible cerebral vasoconstriction syndrome，RCVS）（见后文）。

  - 垂体卒中。

（五）与妊娠的相互影响

1. 妊娠对偏头痛的影响

- 有 50%～90% 既往患有典型偏头痛的女性在妊娠期间症状会有所改善，其发作频率和严重程度会有所降低。

- 在妊娠中期和妊娠晚期偏头痛症状改善最为明显。

- 月经前期偏头痛和无先兆偏头痛的患者在妊娠时症状改善更为常见。

- 部分女性可能在妊娠期间或产后首次出现偏头痛或先兆症状。妊娠期间也可能仅出现先兆症状发作而无头痛表现，从而导致诊断困难。

2. 偏头痛对妊娠的影响

- 既往偏头痛病史与患子痫前期的风险增加有关。

- 非妊娠期研究也证明偏头痛患者发生脑卒中、缺血性心脏病、血栓栓塞、高血压和糖尿病的风险也会增加。

（六）管理

- 对于妊娠期的急性偏头痛发作，首选以对乙酰氨基酚为基础的止痛药联合胃复安治疗。
- 可以使用其他止吐药（如布克力嗪、赛克利嗪）。
- 二氢可待因在孕妇中使用也是安全的。
- 非甾体类抗炎药可短时间应用于妊娠早期和中期急性发作。
- 禁用麦角胺。
- 舒马曲坦（英明格®）和其他 5-HT$_1$ 激动药通常用于非妊娠女性的急性偏头痛发作。而在妊娠期使用该类药物，尽管研究数据有限，但尚未发现胎儿畸形率增加，因此可以放心应用。如果这些药物是成功治疗头痛急性发作的唯一药物，那么妊娠期间偶尔使用它们是合理的。需要注意它们不适用于偏瘫性偏头痛。
- 如果频繁发作应采取预防性治疗。
- 低剂量的阿司匹林（每天 75mg）对于预防妊娠期复杂性偏头痛是安全有效的，应作为一线药物。
- β 受体阻滞剂（普萘洛尔 10～40mg，每日 3 次）可用于无禁忌证的耐药患者。该类药物对超过 80% 的患者有效。
- 如果阿司匹林和 β 受体阻滞剂都不能有效预防妊娠期的头痛和偏头痛，那么使用三环类抗抑郁药（如阿米替林 25～50mg 夜间）、钙拮抗药（如维拉帕米 40～80mg 夜间）或赛庚啶（2～4mg 夜间）可能有效。而且这些药物在妊娠期间使用是安全的。
- 枕大神经阻滞已成功用于治疗妊娠期慢性偏头痛。
- 苯噻啶（Sanomigran®）（一种用于预防非妊娠期偏头痛的 5- 羟色胺拮抗药）的研究数据较少。但是当一线和二线预防药物无效时，在妊娠 3 个月后使用它进行预防也是合理的。
- 丙戊酸钠和托吡酯在非妊娠期使用是有效的，但在妊娠期应避免使用。有限的数据表明加巴喷丁似乎更安全。

（七）避孕

患有典型偏头痛的女性不应服用含雌激素的口服避孕药。

偏头痛和头痛——要点

- 在没有偏头痛病史的女性中，偏头痛可能作为一种与妊娠相关的现象出现。
- 既往有偏头痛的女性在妊娠期间症状通常会有所改善。
- 偏瘫性偏头痛，尤其是无头痛的先兆症状与短暂性脑缺血发作类似。
- 妊娠期间应避免使用麦角胺。
- 低剂量阿司匹林、β 受体阻滞剂、三环类抗抑郁药和苯噻啶可用于预防性治疗。

三、多发性硬化

（一）发病率

该病较为常见（在英国为 0.06%～0.1%），并且更常见于女性，其典型的发病年龄是在育龄期。

（二）临床特征

- 多发性硬化（multiple sclerosis，MS）的临床症状通常表现为复发 – 缓解的病程。
- 常见的临床表现包括视神经炎、复视、感觉异常或肢体无力。
- MS 的病程变化很大。有些人在缓解期完全正常，而另一些人则进展为累积性神经功能障碍。

（三）发病机制

- 病因尚不清楚。随着纬度的增高，患病率也逐渐增加，因此在赤道地区这种疾病较少见。
- 大脑和脊髓内存在多个脱髓鞘区域。

（四）诊断

- 没有单一的检查可以直接诊断。大部分患者妊娠前都已确诊。
- 脑脊液（cerebrospinal fluid，CSF）检查、视觉诱发电位和 MRI 均有助于确诊。

（五）与妊娠的相互影响

1. 妊娠对 MS 的影响

- MS 在妊娠期间首次出现和复发的可能性都很小。
- 妊娠期间复发率的下降在妊娠晚期最为明显，并且 MRI 上提示病灶停止进展。这可能与妊娠期间细胞介导的免疫功能降低和体液免疫功能增强有关。
- 有神经源性膀胱表现的 MS 患者在妊娠期间出现尿路感染的可能性更高。妊娠期间疲劳和平衡问题可能会加重。
- 产后 3 个月内 MS 复发率显著增加，但在产后 10 个月下降到孕前水平。
- 高达 25% 的患者在分娩后 3～6 个月内会出现病情恶化。
- 母乳喂养和硬膜外镇痛对复发率没有不利的影响。
- 残疾的总体进展速度不会因怀孕而改变。
- 妊娠或母乳喂养不影响 MS 的临床长期病程。

2. MS 对妊娠的影响

MS 对妊娠结局影响不大。

（六）管理

- 所有 MS 的妊娠患者应服用维生素 D 补充剂（每天 2000～4000U）。
- 急性复发严重时，可以与非妊娠女性患者一样，使用大剂量类固醇治疗。
- 没有证据表明用于减少复发的药物（如 β– 干扰素和醋酸格拉默）会对孕妇造成影响，且醋酸格拉默（Copaxone®）已获批用于妊娠期。由于该药物需要数月时间才能完全起效，因此如果在妊娠期间停用醋酸格拉默且在产后重新开始服用，可能无法阻止产后早期 MS 的复发。母乳喂养的同时服用干扰素或格拉替雷的好处大于任何理论上的风险。

- 那他珠单抗是一种生物制剂，适用于快速进展的严重 MS，因为妊娠产生的荷尔蒙效应对复发率的减少可能并不足以独立控制 MS 的活动进展。停用那他珠单抗可能会出现病情复发，导致复发率增加的风险。复发通常会在停止治疗后的 12～16 周内发生。
- 那他珠单抗与用于治疗炎症性肠病（inflammatory bowel disease，IBD）和风湿性疾病的生物制剂相似，在妊娠前 3 个月不经过胎盘屏障，但在妊娠中期和妊娠晚期可通过胎盘屏障。妊娠期间接受那他珠单抗治疗尚未观察到其致畸性。
- 为了减少胎儿暴露，指南建议将那他珠单抗给药频率减少至每 8 周 1 次，在约妊娠 34 周时给予最后一剂，并在分娩后尽快重新开始治疗以避免复发。
- 尽管那他珠单抗可通过乳汁，但与其他可注射生物制剂类似，口服的生物利用度可忽略不计。
- 阿伦单抗是另一种生物制剂，建议在使用后 4 个月内避孕。该药物还与自身免疫性甲状腺疾病和免疫性血小板减少性紫癜有关。
- 芬戈莫德是一种用于严重进展型 MS 的免疫调节剂。芬戈莫德对动物具有致畸性。人类数据表明在妊娠期使用芬戈莫德出现严重先天性畸形，如心脏、肾和肌肉骨骼缺陷的风险增加了 2 倍。有生育意愿的育龄期女性在芬戈莫德治疗期间和停药 2 个月内必须使用有效的避孕措施。
- 妊娠女性和计划怀孕的女性应避免使用富马酸二甲酯、特立氟胺、奥瑞珠单抗和克拉屈滨。

MS——要点

- 妊娠对 MS 的长期预后没有影响。
- MS 在妊娠期间的发作可能性小，但在产后发作的可能性大。
- β- 干扰素、格拉替雷和那他珠单抗可用于妊娠期和母乳喂养。
- 妊娠期间应避免使用芬戈莫德、富马酸二甲酯、特立氟胺、奥瑞珠单抗和克拉屈滨。
- 残疾患者在妊娠期间和分娩后照顾婴儿可能需要额外的帮助。
- 多发性硬化患者不存在硬膜外麻醉的禁忌证。仔细记录腿部麻醉前存在的神经功能缺损是必要的，以避免将多发性硬化的产后病情加重不恰当地归因于区域阻滞麻醉。

四、重症肌无力

（一）发病率

患病率为（1～4）/10 000，男女比例为 1∶2，通常发生在妊娠中晚期。

（二）临床特征

患者可能会出现波动性疲劳感和肌无力，症状时轻时重，症状和体征有如下表现。

- 复视。
- 眼睑下垂。
- 吞咽困难。
- 呼吸肌无力（重症患者）。
- 10%～15% 患者合并胸腺瘤，多为良性。

- 约 10% 合并甲状腺疾病。

（三）发病机制

重症肌无力（myasthenia gravis，MG）系获得性自身免疫性疾病，由 IgG 抗体介导的运动终板上的突触后膜损害引起，使神经 – 肌肉接头传递功能障碍，导致患者出现肌无力、疲劳，但平滑肌功能不受影响。这些抗体攻击的靶抗原包括：

- 烟碱型乙酰胆碱受体（nicotinic acetylcholine receptor，AChR）（90%）。
- 其他突触后膜抗原 [如肌肉特异性激酶（muscle-specific kinase，MuSK）]。

（四）诊断

- 滕喜龙试验（Tensilon 试验）：短效的胆碱酯酶抑制药，给药后肌力迅速而短暂地改善。
- 肌电图：典型改变为重复神经电刺激后诱发的动作电位波幅下降，提示神经肌肉接头传递功能障碍。90% 患者抗 AChR 抗体阳性，如该抗体阴性建议查其他抗体（如 MuSK 抗体）。

（五）与妊娠的相互影响

1. 妊娠对 MG 的影响

- 约 40% 患者病情加重，30% 患者无变化，30% 患者病情缓解。
- 已行胸腺切除术的患者妊娠期间病情加重的可能性较低。
- 同一患者不同孕次，其 MG 的病程不尽相同。
- 30% 患者产后病情加重。
- 妊娠期生理变化间接影响疾病，如孕早期的恶心、呕吐，胃排空延迟和胃肠道吸收延迟及增加的分布容积与肾脏清除量都可能导致血药浓度不足。
- 感染可能会导致 MG 恶化。

2. MG 对妊娠的影响

- 在母体中，针对胚胎 AChRγ 亚单位的大量抗体跨过胎盘屏障，可引起胎儿运动减少，常常诱发严重的或致死性的关节挛缩。胎儿吞咽功能障碍则可导致羊水过多。
- 轻症孕妇的胎儿多可以存活，但由于胎儿发育关键时期 AChR 受体失活，胎儿出生后将会因"AChR 失活综合征"长期受肌病困扰。
- 尽管母体内有针对 AChRγ 亚单位的抗体，但由于症状轻微或无症状，通常未能早期诊断，而是在发现胎儿有 AChR 失活综合征后才得以诊断出 MG。
- 由于子宫肌层属于平滑肌，第一产程不受 MG 影响，但由于第二产程需动用横纹肌，所以第二产程会受其不良影响。

3. 短暂性新生儿 MG

- MG 母亲分娩的新生儿由于 IgG 抗体经胎盘传递而发生短暂性新生儿重症肌无力（TNMG），患儿通常于生后 2 天内出现症状，以全身肌张力低下、喂养困难、啼哭困难、婴儿松软综合征和呼吸窘迫为临床特征。
- 一般为短暂性，在生后 2 个月内消失。症状随着新生儿血清中来源于母体的抗体滴度降低而消退，胆碱酯酶抑制药治疗有效。

- TNMG 的风险与母体病情无关。若母体系少见的 MuSK 抗体阳性的 MG，那么胎儿 TNMG 的症状更重。
- TNMG 的发生与抗体滴度相关，总体风险为 10%～20%，但无法预测新生儿发生 TNMG 的风险，胸腺切除术后孕妇其胎儿发生 TNMG 的风险降低。

（六）管理

- 孕前 1 年内未行相关检查的孕妇建议查甲状腺功能。
- 妊娠期间应继续使用长效抗胆碱酯酶抑制药，如溴吡斯的明。
- 随着孕周增加，可能需要增加药物的剂量；推荐缩短服药间隔时间，而不主张增加单次用药剂量。
- 大剂量使用胆碱酯酶抑制药可能会导致恶心、呕吐、腹泻和唾液分泌过多等不良反应，过量使用可能会导致反常无力和呼吸衰竭。
- 妊娠期应使用免疫抑制药（皮质类固醇、硫唑嘌呤、他克莫司、环孢菌素）维持治疗，孕前应停用霉酚酸酯和氨甲蝶呤（见第 8 章）。
- 鼓励孕妇数胎动，有任何不适时应进行超声检查评估是否羊水过多和（或）胎动减少。
- 对于病情控制良好的 MG 孕妇，为防止孕妇疲劳，分娩时可能需要助产，但仍应首选阴道分娩，剖宫产只限于有常规产科适应证的孕妇。
- 分娩时可胃肠外给予抗胆碱酯酶抑制药以避免由于胃排空延迟引起的吸收不稳定。
- 血浆置换和静脉注射免疫球蛋白可用于治疗重症或难治性 MG。
- 胸腺切除术可在产后进行，因为该治疗后短期内不能改善 MG。
- 由于 TNMG 有延迟发作的可能性，新生儿产后 2 天内应住院观察。

（七）MG 孕妇慎用的药物

患有 MG 的孕妇应避免或谨慎使用以下药物。

- 损害神经 – 肌肉接头传递而加重无力的药物：氨基糖苷类抗生素（如庆大霉素）。
- 阻断神经肌肉传递的药物：如 β 受体阻滞剂（尤其是普萘洛尔）。
- 其他可能引起或加重肌肉疲劳的药物：如 β 肾上腺素受体激动剂（利托君、沙丁胺醇）和麻醉药。
- 预防子痫前期抽搐发作，应避免使用硫酸镁（见第 1 章），因为硫酸镁可诱发 MG 危象；硫酸镁仅在用于治疗子痫时使用，且需要加强监护和监测呼吸功能。

麻醉药物如下。

- MG 孕妇对去极化型神经肌肉阻断剂（如琥珀胆碱）有较强的耐受性，这些患者需要增加药物剂量才能达到同等程度的肌松作用。相反，MG 孕妇对非去极化型神经肌肉阻断剂（如氯化琥珀胆碱）非常敏感，可能会放大或延长药物效果，因此建议分娩前最好请有经验的产科麻醉师会诊。
- 硬膜外镇痛和麻醉是安全的，但酯类局麻药（如氯普鲁卡因、丁卡因）的安全性取决于母体血浆中胆碱酯酶的代谢，若母体正在接受胆碱酯酶抑制药治疗，应避免使用这类局麻药。
- 利诺卡因和酰胺类局麻药由于代谢途径不同，因此用于分娩是相对安全的。
- 硬膜外镇痛优于全身麻醉，应避免使用乙醚和氟烷进行吸入麻醉。

> ## MG——要点
>
> - 我们无法预测妊娠期 MG 患者的病程，对于病情稳定的孕妇来说，其妊娠结局通常不受影响。
> - 30% 的 MG 孕妇产后病情会加重。
> - 推荐继续给予类固醇、硫唑嘌呤和钙调磷酸酶抑制剂进行免疫抑制治疗，使用长效胆碱酯酶抑制剂的患者可能需要适时增加剂量。
> - 许多药物禁用于 MG 孕妇，推荐邀请有经验的产科麻醉师会诊。
> - 由于 IgG 抗体可通过胎盘屏障，在 MG 孕妇分娩的新生儿中，出现短暂性新生儿 MG 的比例为 10%～20%。

五、强直性肌营养不良

（一）发病率

- 强直性肌营养不良是一种罕见的神经 – 肌肉和神经 – 内分泌退行性疾病，重症患者中妊娠很少见。有些病情较轻的患者，可能在怀孕后才得以诊断强直性肌营养不良。
- 越来越多的女性通过体外受精前的孕前咨询和胚胎植入前的基因诊断来避免患儿的出生。

（二）发病机制

- 强直性肌营养不良 1 型是成年期最常见的肌营养不良，呈常染色体显性遗传，由 19 号染色体上的三核苷酸串联重复序列异常扩增所致。
- 重复次数与表型相关，重复次数可随细胞分裂和配子产生增加具有遗传早现现象，即重复次数越多发病越早、病情越重。

（三）临床特征

- 进行性肌营养不良。
- 肌无力。
- 肌强直（肌肉用力收缩后难以放松）。
- 肌病面容（面肌无力所致）。
- 白内障。
- 前额脱发。
- 认知障碍。
- 心脏传导阻滞。
- 嗜睡、吞咽困难。
- 肺炎、通气不足。

（四）与妊娠的相互影响

1. 妊娠对强直性肌营养不良的影响
- 妊娠期间肌强直和肌无力可能会加重，或无明显改变。

- 病情恶化可能发生在孕早期，但孕晚期最严重。

- 分娩后快速好转。

2. **强直性肌营养不良对妊娠的影响**

- 妊娠期出现以下情况的风险增加。

  - 孕早中期流产。

  - 死胎。

  - 羊水过多（提示该疾病遗传给胎儿）。

  - 早产（更常见于胎儿受累）。

  - 前置胎盘。

- 孕中期流产和早产可能与子宫的异常肌强直有关。

- 每个产程中均可能发生异常，如第一和第二产程延长或缩短。宫缩乏力时可用缩宫素。

- 第三产程常因宫缩乏力导致产后出血。

- 子代可能患先天性强直性肌营养不良，但与成人型强直性肌营养不良不同，先天性强直性肌营养不良可能是常染色体显性遗传基因和子宫内环境因素相互作用的结果。父亲若患此病，子代患先天性强直性肌营养不良的可能性小。

- 先天性强直性肌营养不良的症状包括以下几点。

  - 严重的全身性肌张力低下和肌无力。

  - 呼吸、吸吮、吞咽困难。

  - 先天性足畸形。

  - 关节挛缩。

  - 学习困难。

  - 多不伴有肌强直和白内障。

（五）管理

- 可通过 PGD 或绒毛活检分析 DNA 进行产前诊断。

- 应避免全身麻醉，慎用呼吸抑制药（如阿片），避免加剧肺通气不足。

- 推荐请麻醉师会诊。

六、特发性颅内压增高

（一）发病率

罕见，常见于肥胖的年轻孕妇。

（二）临床特征

- 头痛，常为眼眶后疼痛。

- 肥胖，体重迅速增加。

- 复视（15%）。

- 视神经乳头水肿。

- 脑脊液压力升高。

（三）诊断

视神经乳头水肿合并颅内压升高，CT 或 MRI 无脑积水或占位性病变的证据。

（四）与妊娠的相互影响

妊娠对特发性颅内压增高有如下影响。

- 特发性颅内压增高首次发作可见于妊娠期，常见于孕中期。
- 孕前患特发性颅内压增高，妊娠期会加重，可能与体重增加有关。

（五）管理

- 控制体重。
- 监测视野和视力。重型患者由于视神经梗死出现视力丧失，任何视力或视野的损害都应及时使用皮质类固醇治疗。
- 妊娠期的主要问题在于严重持续性头痛的治疗。
- 妊娠期常用噻嗪类利尿剂和乙酰唑胺降低颅内压治疗，这可能是有效的。但是孕早期应避免使用乙酰唑胺，孕晚期使用噻嗪类利尿剂可能会导致新生儿血小板减少症。
- 反复进行脑脊液引流或留置脑脊液分流管可缓解头痛。
- 视力受损严重的病例可行视神经鞘开窗术。
- 特发性颅内压增高不是局部麻醉 / 镇痛的禁忌。

七、脑卒中

孕产妇的动脉性缺血性脑卒中、脑静脉血栓形成和颅内出血的发病风险增加，尤其是在产褥期。

（一）缺血性（非出血性）卒中

1. 发病率

- 育龄期女性发生卒中少见（3.5/10 万）。
- 怀孕会增加脑梗死的风险 [（5～200）/10 万]，产褥期风险增加 9 倍。
- 流行病学研究表明，妊娠致额外脑卒中的风险约为 8/10 万。
- 既往有脑卒中病史的患者，妊娠期间复发的可能性很低，除非有明确的高危因素（如抗磷脂综合征）（见第 8 章）。妊娠期复发风险约为 2%。

2. 临床特征

- 大部分妊娠期相关的脑卒中，其责任血管多为颈动脉和大脑中动脉。
- 大多数病例于产后 1 周内发病。

3. 发病机制

- 非妊娠患者脑卒中的高危因素如高血压、吸烟、糖尿病在妊娠相关卒中不常见，但孕妇年龄的增加、糖尿病、肥胖、高血压等因素可增加妊娠相关脑卒中发生风险。
- 典型偏头痛后偶可继发脑卒中。一些研究发现，偏头痛可增加女性产前卒中的发生风险，这种发现部分是由于将偏头痛先兆症状误诊为短暂性脑缺血发作所致的。
- 不常见的病因在妊娠期脑卒中更为常见，如以下病因。

－心源性动脉栓塞（如心脏机械瓣膜）或心律失常。

－围产期和其他扩张型心肌病（见第 2 章）。

－感染性心内膜炎。

－反常栓塞（右心房比左心房压力大）通过房间隔缺损或未闭的卵圆孔到左心再进入体循环系统。

－主动脉 / 颈动脉 / 椎动脉夹层。

－抗磷脂综合征（见第 8 章）。

－血管炎（系统性红斑狼疮、多发性大动脉炎）。

－镰状细胞贫血。

－血栓性血小板减少性紫癜。

－子痫前期 / 子痫（见第 1 章）。

4. 诊断

● MRI 或 CT 用于确诊缺血性脑卒中，并与脑出血鉴别。MRI 对小病灶、脑静脉血栓形成和海绵状血管瘤敏感性更高。

● 病因学检查应包括超声心动图和颈动脉多普勒彩超。

5. 管理

● 孕妇脑卒中的初步处理与非孕患者无异，应保证氧供充足，维持循环系统的完整和血糖正常。

● 进一步的治疗决定于病因。

● 妊娠期间给予或维持小剂量阿司匹林治疗是安全的。

● 与非孕或产褥期患者相同，妊娠期脑卒中患者应立即转诊至超急性卒中单元，并决定是否需要进行溶栓或取栓术 / 放置支架。与产科共同协作管理是必要的。在英国，妊娠期和产褥期不是溶栓的禁忌证。

● 抗凝治疗可能是合适的。

（二）出血性卒中

1. 发病率

● 出血性卒中在非妊娠期育龄女性中非常罕见（这一时期以脑梗死多见），但在妊娠期出血性脑卒中与缺血性脑卒中一样常见。

● 妊娠期相对风险为 2.5，产褥期相对风险为 28。

● 英国每年有 1～3 名产妇死于除子痫前期以外的其他原因引起的脑出血。

2. 发病机制

● 子痫前期 / 子痫：脑实质出血是子痫前期 / 子痫的最常见死亡原因。出血是脑血管痉挛，脑血流自动调节功能受损和血管壁破裂所致（见第 1 章）。

● 血管畸形破裂出血：妊娠是否会增加动静脉畸形（AVM）破裂的风险或海绵状血管瘤出血的风险是有争议的。妊娠不会增加首次脑出血发生的风险，是否会增加第二次脑出血的风险目前尚不清楚。

● AVM 对雌激素敏感，在妊娠期容易扩张。

- 在妊娠期和产后期，各阶段发生 AVM 出血的概率非常相近，分娩期间发生出血者约占 6%。

3. 管理

- 出血性卒中的治疗包括药物治疗和必要时手术干预。

- 针对高血压应进行降压治疗。需要对出血性卒中后的血压进行仔细评估，血压的显著升高可能会导致出血加重，但部分患者需要升高平均动脉压以维持大脑灌注。

- 停用所有抗血小板聚集药物和抗凝药物。

- 孕前诊断 AVM 者，建议治疗后再备孕。

- 妊娠期诊断 AVM 者，进行血管内治疗需要个体化、多模式的治疗策略，如术前栓塞术因胎儿可吸收大量的 γ 射线辐射，故妊娠期不应行立体定向放射治疗。

- 对于未经治疗的 AVM 或海绵状血管瘤的孕妇，剖宫产并无优势，剖宫产应限于有产科剖宫产指征者。

八、蛛网膜下腔出血

（一）发病率

- 妊娠期发病率为 20/10 万。

- 妊娠期蛛网膜下腔出血（subarachnoid haemorrhage，SAH）的风险增加 2～3 倍，产褥期风险增加 20 倍。

- 孕妇发病率与死亡率的增加与动脉瘤或脑动静脉畸形出血有关。

- 英国每年有 4～5 名孕产妇因 SAH 死亡，SAH 是孕产妇死亡最常见的间接原因之一。

（二）临床特征

- 头痛（突发严重的枕部疼痛）——雷击样头痛。

- 呕吐。

- 意识障碍或意识丧失。

- 晕厥。

- 颈项强直。

- 视乳头水肿。

- 局部神经系统体征常见，但并非见于所有患者。

（三）发病机制

- SAH 因颅内小动脉瘤或脑动静脉畸形破裂引起。

- 非妊娠期动脉瘤和脑动静脉畸形破裂引起的 SAH 比率是 7∶1。

- 妊娠期脑动静脉畸形破裂更多见，与动脉瘤破裂比率为 1∶1。

- 尽管这是一个值得关注的问题，但目前尚无数据证实动脉瘤破裂在分娩中发生率更高是否与 Valsalva 动作有关。

- 研究表明妊娠相关的动脉瘤破裂在产前的发生率为 90%，产褥期为 8%，分娩过程中仅有 2%。

- 孕周越大，动脉瘤破裂出血的风险越高（孕中期为 31%，孕晚期为 55%）。

- 血流动力学、激素或其他生理改变可能与动脉瘤破裂有关。

（四）诊断

- CT 和 MRI 可明确诊断及确定出血的部位，CT 更适用于急性出血，MRI 对出血表现延迟的蛛网膜下腔出血及海绵状血管瘤更敏感。
- 如果高度怀疑 SAH 但 CT 和 MRI 阴性者，若腰穿脑脊液检测出胆红素，也可确诊 SAH。
- MR 或 CT 血管成像可明确出血原因。
- 妊娠不是血管造影的禁忌。

（五）管理

- 尼莫地平是一种选择性脑血管扩张剂，可减轻 SAH 后的神经功能缺损，可用于妊娠期及产后。
- SAH 的神经外科干预及放射治疗与非孕患者无异。
- 依据神经外科的共识，＞7～10mm 的无症状动脉瘤应进行手术治疗。
- 动脉瘤夹闭术和介入治疗在妊娠期各阶段均有效。
- 手术治疗可以降低母亲和胎儿死亡率。
- 分娩前脑动静脉畸形再次出血的风险高达 50%，出血后短时间内再次出血的风险最大。
- 若动脉瘤或脑动静脉畸形治疗有效，首选阴道分娩。
- 对于未行手术治疗的患者，剖宫产不能改善产妇及新生儿结局。临产后出现急性出血或母亲生命垂危时应剖宫产抢救胎儿。
- 硬膜外麻醉（紧急剖宫产时硬膜外麻醉可避免对气管插管的高反应性）、缩短第二产程和阴道助产可降低阴道分娩再次出血的风险。
- 近期发生 SAH 时，如果存在颅内压升高的风险时，应禁用局部麻醉。
- 全身麻醉时，β 肾上腺素阻滞剂可减轻气管插管的高反应性。

九、脑静脉血栓形成

见第 3 章"脑静脉栓塞"。

十、可逆性后部白质脑病综合征

（一）临床特征

- 短暂神经系统障碍导致与枕叶相关症状，如头痛、癫痫发作、急性或亚急性皮质盲。
- 妊娠期该病与子痫前期和子痫有关，子痫前期的皮质盲常伴有下列几种情况。
  - 严重的视力障碍，仅能分辨明暗。
  - 眼底检查正常。
  - 瞳孔对光反射正常，症状出现前常有视物模糊、畏光、恶心和呕吐。
- 症状和体征通常恢复较快。

（二）发病机制

由血管源性脑水肿引起。

（三）诊断

MRI 示双侧大脑半球后部的白质和灰质均受累。

（四）管理

硫酸镁可用于治疗，提示该综合征与子痫前期相关。

十一、可逆性脑血管收缩综合征

（一）发病率

该综合征近年才被认识，因此容易漏诊。多发生于产褥期。

（二）临床特征

- 产后突发剧烈头痛。

- 高血压。

- 伴出血性或缺血性卒中，偶伴局灶性神经功能缺损或癫痫发作（较少见）。

（三）发病机制

可逆性脑血管收缩综合征发病机制可能是短暂的脑血管张力失调引起血管收缩所致。

（四）诊断

- MR 血管成像显示多发、节段性的大或中等大小脑动脉的收缩，呈典型的"串珠样"改变。

- 临床症状和影像特征常在 3 个月内消失。

（五）管理

- 告知产妇头痛将会持续数周，但最终会完全缓解。

- 可用尼莫地平治疗。

十二、特发性面神经麻痹（贝尔麻痹）

（一）发病率

- 妊娠期多见（发病率增加 10 倍）。

- 妊娠期发病率约 45/10 万。

（二）临床特征

- 单侧面神经（Ⅶ颅脑神经）的下运动神经元损害表现。

- 面部无力，包括患侧额肌无力（不能皱额）。

- 伴耳周疼痛或舌前 2/3 味觉丧失。

- 多数患者为近胎儿足月时发病，多发生于分娩前后 2 周。

（三）发病机制

- 非妊娠期发病大多由潜伏在脑神经节中的疱疹病毒重新激活所致（单纯疱疹病毒 1 型和带状疱疹病毒）。

- 围产期贝尔麻痹的病因可能不同，与颞骨岩部面神经的肿胀有关。妊娠晚期及子痫前期发生率增加与水肿有关。
- Ramsay Hunt 综合征是发生在膝状神经节的带状疱疹，可引起与类似贝尔麻痹的单侧面神经麻痹，伴有外耳道疱疹，偶见软腭的小疱疹。
- 双侧贝尔麻痹非常罕见，这种情况需鉴别。
  - 吉兰 – 巴雷（Guillain–Barré）综合征。
  - 结节病。
  - 莱姆（Lyme）病。

（四）诊断

根据临床表现做出诊断。

（五）管理

- 80%～95% 贝尔麻痹患者数月后可逐渐自愈。部分性麻痹比完全性麻痹恢复的可能性更大，前者恢复率为 95%，后者为 85%。
- 没有证据表明妊娠期贝尔麻痹比非妊娠期预后差。
- 短期（2 周）的皮质类固醇激素治疗（泼尼松龙 40mg/d，第 1 周后逐渐减量）可促进恢复，治疗需尽快开始（最好于症状发作 24～72h 内）。
- 皮质类固醇激素不用于 Ramsay Hunt 综合征的治疗，治疗前应检查是否有外耳道小疱疹。

十三、卡压性神经病（神经卡压症）

（一）腕管综合征

1. 发病率

- 2%～3% 的孕妇发病。

2. 临床特征

- 拇指、示指、中指和环指桡侧半感觉异常和麻木。
- 腕部近端同一部位偶尔会出现疼痛。
- 夜间和惯用手的症状更重，摇晃手腕可缓解疼痛。
- 叩击腕管区域（Tinel 征）或腕关节屈曲（Phalen 征）可引发症状。
- 严重时可出现正中神经支配的肌肉运动功能丧失及鱼际肌萎缩。

3. 发病机制

正中神经在屈肌支持带的位置受压所致，常见以下几种情况。

- 妊娠期。
- 甲状腺功能减退。
- 类风湿关节炎。
- 肢端肥大症。

4. 诊断

临床特征通常比较明显，但确诊需行神经传导功能检查。

5. 管理

- 告知患者分娩后症状将会改善或减轻。
- 腕关节夹板，避免腕部的屈曲，尤其是夜间。
- 严重者需局部注射类固醇或手术切断屈肌支持带。

（二）感觉异常性股痛

- 股外侧皮神经在腹股沟韧带外侧受压引起该神经分布的部位（股前外侧）麻木或疼痛。
- 常见于孕妇和肥胖者，分娩后可缓解。

（三）腰骶神经丛病变

- 第二产程延长胎头下压容易导致腰骶神经丛或其发出的神经干损伤，特别是巨大儿。
- 最常见坐骨神经（$L_4 \sim S_3$）、腰骶干（$L_{4\sim5}$）或腓总神经（$L_{4\sim5}$）损伤导致的足下垂。
- 腓总神经损伤通常由于孕妇截石位或蹲位时该神经在腓骨颈受压所致。
- 注意与局部麻醉的并发症（如硬膜外脓肿或血肿）进行鉴别。

（潘石蕾　黄郁馨　**译**　梁燕玲　李映桃　温济英　**校**）

参考文献

[1] Awater, C., Zerres, K., and Rudnik-Schöneborn, S. (2012) Pregnancy course and outcome in women with hereditary neuromuscular disorders: Comparison of obstetric risks in 178 patients.*Eur J Obstet Gynecol Reprod Biol*, 162, 153–159.

[2] Cauldwell, M., Rudd, A., Nelson-Piercy, C. (2018) Management of stroke and pregnancy.*Eur Stroke J*.3(3): 227–236.

[3] Dobson, R., Dassan, P., Roberts, M., Giovannoni, G., Nelson-Piercy, C., and Brex, P. (2019) UK consensus on pregnancy in multiple sclerosis. Association of British Neurologists' guidelines.*Pract Neurol*, 19(2), 106–114.

[4] Fairhall, J.M., and Stoodley, M.A. (2009) Intracranial haemorrhage in pregnancy. *Obstet Med*, 2, 142–148.

[5] Grosset, D.G., Ebrahim, S., Bone, I., and Warlow, C. (1995) Stroke in pregnancy and the puerperium: What magnitude of risk? *J Neurol Neurosurg Psychiatry*, 58, 129–131.

[6] Kelly, V.M., Nelson, L.M., and Chakravarty, E.F. (2009) Obstetric outcomes in women with multiple sclerosis and epilepsy.*Neurology*, 73, 1831–1836.

[7] Kelso, A., Wills, A. and Knight, M. on behalf of the MBRRACE-UK neurology chapter writing group. (2017) Lessons on epilepsy and stroke. In Knight, M., Nair, M., Tuffnell, D., Shakespeare, J., Kenyon, S., and Kurinczuk, J.J. (eds) on behalf of MBRRACE-UK.*Saving Lives, Improving Mothers' Care—Lessons learned to inform maternity care from the UK and Ireland Confidential Enquiries into Maternal Deaths and Morbidity 2013–15*.Oxford: National Perinatal Epidemiology Unit, University of Oxford, pp. 24–36.

[8] Kittner, S.J., Stern, B.J., Feeser, B.R., et al. (1996) Pregnancy and the risk of stroke. *N Engl J Med*, 335, 768–774.

[9] Meador, K.J., Baker, G.A., Browning, N. et al., NEAD Study Group (2013) Fetal antiepileptic drug exposure and cognitive outcomes at age 6 years (NEAD study): A prospective observational study.*Lancet Neurology*, 12, 244–252.

[10] Morrow, J., Russel, A., Guthrie, E. et al. (2006) Malformation risks of antiepileptic drugs in pregnancy: A prospective study from the UK Epilepsy and Pregnancy Register.*J Neurol Neurosurg Psychiatry*, 77, 193–198.

[11] National Institute for Health and Care Excellence (NICE) (2019) Epilepsy (CG 137) http://guidance.nice.org.uk/CG137.

[12] Norwood, F., Dhanjal, M., Hill, M. et al. (2014). Myasthenia in pregnancy: Best practice guidelines from a UK multispeciality working group.*JNNP*, 85, 538–543.

[13] RCOG. (2016) Green Top Guideline no. 68. Epilepsy in pregnancy. https://www.rcog.org.uk/globalassets/documents/guidelines/green-top-guidelines/gtg68_epilepsy.pdf

[14] Sidorov, E.V., Feng, W., and Caplan, L.R. (2011) Stroke in pregnant and postpartum women.*Expert Rev Cardiovasc Ther*, 9, 1235–1247.

[15] Sullivan, F.M., Swan, I.R., Donnan, P.T. et al. (2009) A randomised controlled trial of the use of aciclovir and/or prednisolone for the early treatment of Bell's palsy: The BELLS study.*Health Technol Assess*, 13, iii-iv, ix-xi, 1–130.

[16] Tomson, T., Battino, D., Bonizzoni, E., Craig, J., Lindhout, D., Sabers, A., Perucca, E., and Vajda, F., EURAP Study Group (2011) Dose-dependent risk of malformations with antiepileptic drugs: An analysis of data from the EURAP epilepsy and pregnancy registry.*Lancet Neurol*, 10, 609–617.

第10章 肾病

Renal disease

一、生理变化（表10-1）

- 孕期肾集合系统存在明显扩张，这可能与孕酮所致输尿管平滑肌松弛或增大的子宫压迫膀胱或髂血管有关，右侧肾盂和输尿管扩张更明显。
- 孕期生理性肾盂积水可视作正常，除非肾盂肾盏直径大于2cm。
- 肾血浆流量（renal plasma flow，RPF）在妊娠极早期便上升，到妊娠中期可上升60%～80%。
- 孕晚期RPF逐渐下降，即便如此，妊娠足月时仍维持在较非孕期高50%的水平。
- 肾小球滤过率（glomerular filtration rate，GFR）孕期亦明显上升，肌酐清除率上升约50%，导致血清尿素及肌酐水平的下降。孕期肌酐的上限为77μmol/L。
- 孕期不推荐肾脏病膳食改良试验使用估测的GFR。
- 孕期蛋白排泄增加，尿蛋白正常值的上限为300mg/24h或者尿蛋白 – 肌酐比值30mg/mmol。
- 不伴有蛋白尿、肾损伤或感染的镜下血尿在孕期亦常见，这可能与集合系统的小静脉出血有关。若肾脏彩超正常无须进一步检查，除非血尿持续至产后。
- 孕期尿液中仅发现白细胞（可能与阴道分泌物污染有关）亦是常见，并不意味着泌尿道感染。
- 孕期存在生理性水钠潴留。80%的孕妇出现水肿，近足月时为甚，这不是病理征。妊娠期女性

表10-1　妊娠期肾脏生理性改变

生理学指标	变化方向	上升比例或孕期正常范围
RPF	↑	60%～80%
GFR	↑	55%
肌酐清除率	↑	120～160ml/min
蛋白排泄	↑	<300mg/24h
尿素	↓↓	2.0～4.5mmol/L
肌酐	↓↓	25～77μmol/L
碳酸氢盐	↓↓	18～22mmol/L
尿酸	↑↓	与孕周相关（见附录B）

排钠、排水能力下降，近足月时尤为明显。

- 孕期肾脏分泌维生素 D、肾素及红细胞生成素增加。

二、泌尿道感染

此类疾病可分为以下几类。

- 无症状性菌尿。
- 急性膀胱炎。
- 急性肾盂肾炎。

尽管泌尿道感染（urinary tract infection，UTI）是孕期一个常见和重要的疾病，但在腹痛和（或）蛋白尿的潜在病因未被进一步检查以确诊或排除之前，UTI 不应作为以上症状的病因。

（一）无症状性菌尿

1. 发病率

- 4%～7% 的孕妇患此病，若孕期未处理，超过 40% 将发展为症状性 UTI，30% 发展为急性肾盂肾炎。
- 既往有 UTI 病史的菌尿孕妇妊娠期间发展为膀胱炎或急性肾盂肾炎的风险增加 10 倍。

2. 病理生理

- 75%～90% 的妊娠期菌尿是由大肠埃希菌所致，该菌可能来源于大肠。
- 泌尿系统的细菌定植来源于会阴部的细菌上行感染，这可能与性交有关。

3. 诊断

- 大多数无症状性菌尿孕妇在孕早期便已感染，其中极少一部分后续持续存在无症状性菌尿。
- 当中段尿培养（MSU）菌落数超过 100 000/ml 时，菌尿才是有意义的。
- 当尿培养结果提示无意义或杂菌生长时应复查新鲜中段尿培养。
- 检测尿亚硝酸盐和白细胞酯酶可能有助于排除 UTI。

4. 管理

- 由于妊娠期间上尿路的生理性扩张可增加肾盂肾炎的风险，孕期无症状性菌尿应给予治疗。
- 治疗无症状性菌尿可降低早产及低出生体重儿的风险。
- 抗生素的选择应根据药物敏感试验。
- 孕期使用阿莫西林和头孢菌素类是安全且合适的。头孢氨苄 500mg 每日两次的治疗对于绝大多数的泌尿道病原体是有效的。
- 呋喃妥因 100mg 每日 3 次和甲氧苄氨嘧啶 200mg 每日 2 次是安全的备选方案。孕晚期使用呋喃妥因理论上有新生儿溶血性贫血的风险；甲氧苄氨嘧啶由于其抗叶酸作用应避免早孕期使用。
- 长效磺胺类药物可增加新生儿核黄疸的风险，应避免在孕晚期使用。
- 对于无症状性菌尿，三日抗生素疗程已经足够。治疗后应定期复查尿培养以确认病原体已根除。约 15% 的孕妇妊娠期菌尿会复发，并需要第二个治疗疗程。

（二）急性膀胱炎

1. 发病率

急性膀胱炎孕期发病率约为 1%。

2.临床特征

- 症状包括尿频、尿急、排尿困难、血尿、蛋白尿和耻骨上疼痛。
- 孕期 UTI 更常见于糖尿病（包括孕前糖尿病和妊娠期糖尿病）、接受皮质类固醇激素或免疫抑制剂治疗和既往有 UTI 病史（无论是否合并肾结构畸形）的孕妇。

3.病理生理

详见"无症状性菌尿"，大部分感染是由大肠埃希菌引起的。

4.诊断

- 检验出有意义的中段尿菌尿便可确诊（见"无症状性菌尿"）。
- 尿液的显微镜检查可能提示细菌、白细胞，偶尔可见红细胞，但由于假阳性率十分高，故不推荐作为诊断 UTI 的依据。
- 尿液中亚硝酸盐和白细胞阳性可能提示存在感染，但不作为诊断依据。

5.管理

- 治疗方案同无症状性菌尿（见上文）。
- 应根据药物敏感试验选择抗生素。若病原体对青霉素、头孢菌素类、呋喃妥因和甲氧苄氨嘧啶耐药，环丙沙星可能是合适的选择，但由于该药在动物实验中发现可致关节病，故不作为孕期治疗的一线药物。
- 抗生素疗程应持续 5～7 天。
- 以下几个非药物治疗方法可帮助深受 UTI 困扰的孕妇预防感染复发。
  - 增加液体摄入。如此可保证及时排空膀胱、尿液足够多而稀释，从而降低症状性感染的风险。
  - 性生活后排空膀胱。如此可冲刷性交过程中从会阴经尿道带入膀胱的病菌，防止病菌在膀胱内的尿液中繁殖。
  - 两次排空膀胱（以确保频繁排尿后膀胱中无残余尿）。
  - 排便后由前向后清洗会阴，以减少肠道细菌定植于尿道的风险。

（三）急性肾盂肾炎

1.发病率

- 孕期发病率为 1%～2%。
- 由于妊娠期上泌尿道的生理性扩张，孕妇更常见此病。

2.临床特征

- 症状包括发热、腰痛／腹痛、呕吐、寒战、蛋白尿、血尿和膀胱炎的伴随症状（见上文）。
- 与膀胱炎相似，急性肾盂肾炎常见于糖尿病、使用类固醇激素或免疫抑制剂治疗和既往有泌尿道感染病史的孕妇。

其他高危因素包括以下几种。

- 多囊肾。
- 泌尿道的先天性畸形（如重复肾／输尿管、反流性肾病）。
- 神经性膀胱（如脊柱裂、多发性硬化症的患者）。
- 泌尿系统结石。

3. 病理生理

详见"无症状性菌尿"，大多数感染由大肠埃希菌所致。若尿培养提示明显的多种细菌生长应尽快确认是否存在潜在的肾结石。

4. 诊断

- 检验出有意义的中段尿菌尿便可确诊（见上文）。
- 鉴别诊断包括肺炎（尤其是右下肺叶）、病毒感染、胆囊炎、胆绞痛、子痫前期、急性阑尾炎、胃肠炎、胎盘早剥和子宫肌瘤变性（见第 16 章表 16-12 和表 16-17）。
- 发热孕妇需完善的检查包括血培养、全血细胞计数、肾功能、肝功能、C 反应蛋白和乳酸。

5. 妊娠的影响

- 急性肾盂肾炎增加早产的风险，至少部分与发热相关。
- 低出生体重儿的风险亦增加，但这与早产发生率增加部分相关。

6. 管理

- 主张患者住院治疗。
- 一旦怀疑急性肾盂肾炎应做血液及尿液的检查，在等待血尿培养结果和药物敏感试验结果过程中，应立即使用适合的静脉抗生素。
- 一线治疗方案通常为静脉用青霉素或头孢菌素类（如阿莫西林 / 克拉维酸、头孢呋辛），在败血症、耐药细菌感染、患者对青霉素类和头孢菌素类过敏的情况下，可使用氨基糖苷类（如庆大霉素）。孕期由于药物肾脏清除率增加，故药物使用应更频繁。
- 在抗生素可以改为适合口服药物之前，静脉抗生素应至少使用 24h。抗生素治疗应至少持续 2 周。
- 由于孕期急性肾盂肾炎可能并发急性肾损伤，尤其是伴发败血症时，故应定期检测肾脏功能。
- 当孕妇由于液体摄入不足、呕吐或出汗而导致液体不足时，应适当静脉补液治疗。
- 应完善肾脏超声检查以排除肾盂积水、肾脏先天性畸形和肾结石。

7. 预防

- 常规使用抗生素预防泌尿系统感染的女性在妊娠期应继续既往方案。
- 孕期合适的治疗方案包括低剂量阿莫西林或低剂量口服头孢菌素类（头孢氨苄 250mg）或呋喃妥因 50mg，每日 1 次，但应根据常见致病微生物的药物敏感性来决定。若孕期存在耐药菌的感染应及时更改用药方案。
- 一旦患者存在多于两次的泌尿道感染，应完善肾脏彩超和考虑预防性使用抗生素。

泌尿道感染——要点

- UTI 孕期更常见。
- 无症状性菌尿应给予治疗，因为急性肾盂肾炎风险明显增加。
- 急性肾盂肾炎增加早产风险。
- 急性肾盂肾炎应住院给予静脉抗生素治疗。

- 经过抗生素治疗尿培养转阴性后应定期复查中段尿培养以排除感染复发。
- 孕期 UTI 常见且合适的抗生素是阿莫西林和头孢菌素类。
- 严重或耐药菌的感染可使用庆大霉素。
- 发热及可疑急性肾盂肾炎的患者应完善中段尿培养、血培养、全血细胞计数、肾功能、C 反应蛋白、乳酸和肾脏彩超。

三、慢性肾病

（一）与妊娠的相互影响

1. 妊娠对慢性肾病的影响

具体有如下风险。

- 加重肾功能损害。
- 妊娠期间加剧高血压。
- 妊娠期间加重蛋白尿。
- 肾小球肾炎急性发作 / 复发（狼疮患者尤甚）。

蛋白尿增加是妊娠期的生理性反应，并不一定提示并发了子痫前期或肾功能损害。这也是孕前或孕早期血管紧张素转化酶抑制剂 / 血管紧张素受体阻滞剂（ACEI/ARB）撤退所致。

2. 慢性肾病对妊娠的影响

风险包括以下几个方面。

- 流产。
- 子痫前期。
- 胎儿生长受限（fetal growth restriction，FGR）。
- 早产。
- 死胎。

（二）影响结局的因素

- 妊娠结局和对已存在的慢性肾病（chronic kidney disease，CKD）的不良影响均取决于是否存在高血压及其严重程度。
- 是否存在蛋白尿及其严重程度。
- 是否存在肾功能损害及其严重程度（见后文）。
- 慢性肾病的病因（见后文）。

受孕前无高血压或肾功能损害的女性通常可成功妊娠，且妊娠不对肾病的进展产生不良影响。

（三）肾功能受损的程度

- 若不依据体型、年龄及种族的不同来考量肌酐水平，肌酐的绝对值可能误导临床医生的判断。例如体重 50kg 的女性血清肌酐 200μmol/L 与体重 80kg 的患者同等肌酐水平相比提示更严重的肾功能损害。

- 根据估计肾小球率过滤（GFR，ml/min）将肾病分为以下 5 期。
  - CKD 1   ＞90
  - CKD 2   60～89
  - CKD 3a   45～59
  - CKD 3b   30～44
  - CKD 4   15～29
  - CKD 5   ＜15

- 严重肾功能损害（CKD4～5 期，血清肌酐＞250μmol/L）或需要透析治疗的患者不建议妊娠。

（四）妊娠对肾功能损害的影响

- 肾功能损害更严重（CKD 3～5）的患者孕期更易出现明显肾功能下降或永久肾功能受损（表 10-2）。

- 起初，许多患者开始出现 GFR 增加，导致孕早期血清肌酐的下降。然而，在孕中期的后期及孕晚期，血清肌酐通常开始上升到或超过孕前水平。

- 缺乏正常的生理性肌酐水平下降常提示预后不良（表 10-2）。

（五）不同程度的肾功能损害对妊娠结局的影响

- 肾功能受损严重的患者不良妊娠结局及并发症的风险增加，尤其是子痫前期、FGR 和早产（表 10-3）。

- 母体尿素＞10mmol/L 时可能出现羊水过多及其伴随的并发症（包括胎膜早破和脐带脱垂）。原因在于母体尿素水平增加导致渗透压增加进而导致胎儿多尿。

表 10-2　妊娠对肾功能损害的影响（受影响孕妇的百分比）

	CKD 1	CKD 2	CKD 3	CKD 4～5
孕期肌酐下降＜ 10%		35	50	58
CKD 分期上升或开始 RRT（%）	8	13	16	20
产后 6 月 eGFR 下降比例	8	15	23	67
1 年后 eGFR 下降 25% 或 RRT		23	35	86

RRT. 肾脏替代治疗；eGFR. 估测肾小球滤过率

表 10-3　不同程度的肾功能受损对妊娠结局的影响（受影响孕妇的百分比）

	CKD 1	CKD 2	CKD 3	CKD 4～5
子痫前期	18	20	21	40
SGA（＜10 百分位）	10	33	32	64
早产（＜37 周）	25	48	60	88
入住 NICU	10	41	30	48

SGA. 小于胎龄儿；NICU. 新生儿重症监护室

- 一旦母体尿素水平＞20mmol/L 便有胎死宫内的风险。故当尿素水平＞17mmol/L 时推荐因胎儿因素行透析治疗。

四、特殊类型的肾病

（一）肾小球肾炎

- 与是否存在高血压、蛋白尿和肾功能受损的程度相比，肾小球肾炎的病理学分类对妊娠结局的影响相对较小。多数患者可成功度过妊娠期。此前存在高血压的患者并发子痫前期的风险增加。
- 受孕前肾功能良好的患者，妊娠不影响肾病的自然发展或终末肾病的出现。无论患者是否怀孕，高血压和蛋白尿都会增加肾功能受损的速度。

（二）反流性肾病

- 这是育龄期女性最常见的肾病。
- 反流性肾病患者应定期筛查 UTI，若出现应及时治疗。
- 反流性肾病可以常染色体显性遗传的方式影响后代，故该病患者的后代应做导尿的膀胱尿道造影，因为超声检查可能漏诊。若怀疑孩子存在反流性肾病，常见的处理方法是开始预防性抗感染治疗。

（三）糖尿病肾病（见第5章）

- 糖尿病肾病女性与不合并肾病的糖尿病患者相比，不良妊娠结局和妊娠并发症加倍。
- 特征性风险包括 UTI、子痫前期、蛋白尿、水肿，上述症状孕期可能较严重，但分娩后通常可恢复至孕前水平。
- 肾病综合征可以十分严重，表现为明显的低白蛋白血症、肺水肿及血栓风险明显增加。
- 贫血通常不与肾功能受损程度相符，孕期可更严重。这是肾功能受损所致促红细胞生成素分泌缺乏和血液稀释联合作用的结果。

（四）狼疮性肾炎

详见第8章。

（五）多囊肾病

- 这是一种常染色体显性遗传性疾病，通常在40多岁时表现为高血压、反复 UTI、血尿或肾功能受损。有些无症状的女性患者通常由于受累家族成员而行筛查诊断该病。而有些女性可能整个孕期未诊断。
- 腰痛和血尿可不伴有 UTI，这与肾囊内出血有关，或者是独立存在的症状。
- 多囊肾病（polycystic kidney disease，PCKD）可能与多囊肝病和颅内血管瘤致蛛网膜下腔出血同时存在。肝囊肿孕期可能增大，有颅内血管瘤家族史的患者孕前应筛查该病。
- 由于 PCKD 是一种常染色体显性遗传性疾病，故该病患者的后代有 50% 的概率遗传 PCKD。

（六）妊娠合并慢性肾病的管理

- 首先从孕前咨询开始。对肾功能、蛋白尿和血压的评估可提供精准的咨询，并为孕期上述指标的变化提供基础值。

- 擅长管理妊娠合并慢性肾病的产科及内科专家应共同监护管理患者。

- 从子痫前期风险增加的角度来看，建议孕早期开始使用低剂量阿司匹林。

- 孕前及妊娠期间严密监测和控制血压至关重要。对于高血压的治疗与未孕 CKD 患者并无差异（见第 1 章）。血压控制目标为（110～135）/（70～85）mmHg。血压控制良好对肾功能的保护尤为重要。

- 定期监测肾功能（通过 PCR 检测血清肌酐和尿蛋白）十分重要。

- 监测电解质、血清白蛋白、碳酸氢盐、血红蛋白和血小板水平亦十分重要。

- 对于维生素 D 缺乏合并慢性肾病的女性，要求补充维生素 D 活性代谢物（如 1α- 羟胆钙化醇或 1，25- 二羟胆钙化醇），因为该类患者缺乏肾脏的 1α 羟基化作用。

- 应常规行彩超评估和监测胎儿生长和羊水量。孕 20～24 周超声多普勒评估子宫动脉血流情况及胎盘生长因子对于预测子痫前期和 FGR 是有用的，FGR 时监测脐血流亦是有益的。

（七）妊娠期间的肾穿刺活检

- 孕期肾穿刺活检的指征大部分局限于孕早期，此时活检的结果很可能影响或改变治疗方案（如孕 28 周之前高度怀疑类固醇类或化疗药物敏感的肾病），肾穿刺活检包括下面几点指征。

  - 此前已存在但未确定病理类型的肾病综合征。

  - 孕 16～20 周之前新发的不具有子痫前期特征的肾病综合征。

  - 高度怀疑具有潜在可治疗的 AKI/CKD 病因（如系统性红斑狼疮、移植物抗宿主反应）。

- 肾活检前应排除其他原因导致的急性肾损伤（AKI）和（或）蛋白尿，而且血压应控制良好。其他病因如下。

  - 肾静脉血栓形成（肾静脉多普勒超声可排除）。

  - 阻塞性肾病（超声可排除）。

  - 感染（中段尿培养可排除）。

  - 子痫前期（根据临床表现或孕 16 周之前发病可排除）。

（八）肾病并发子痫前期的诊断

- 应考虑肾病并发子痫前期的可能。

- 慢性肾病伴蛋白尿的女性孕 20 周后新发高血压 [收缩压＞140mmHg 和（或）舒张压＞90mmHg] 或母体脏器功能不全时应考虑。

- 慢性高血压伴蛋白尿的女性孕 20 周出现母体脏器功能不全时应考虑。

- 慢性高血压伴蛋白尿的女性出现持续性严重高血压 [收缩压＞160mmHg 和（或）舒张压＞110mmHg，或者降压药物剂量需加倍] 和（或）蛋白尿持续升高（PCR 法检测蛋白尿较早孕期加倍）时应考虑。

- 血管生成标志物（PlGF ± sFlt-1）（见第 1 章）对慢性肾病伴蛋白尿和高血压的孕妇尤其有用。

- 当孕妇出现高血压加重、肾功能或蛋白尿恶化、并发症子痫前期或羊水过多时应住院治疗。

> **慢性肾病——要点**
>
> - 慢性肾病女性子痫前期、胎儿生长受限、早产和剖宫产的风险增加，围产儿死亡率亦增加。
> - 慢性肾病女性产科合并症和肾功能不可逆性损伤的风险与 CKD 分期及孕前是否存在蛋白尿或高血压与其严重程度有关。
> - 孕期蛋白尿增加是十分常见的现象，不一定提示子痫前期或肾功能恶化。
> - 孕期管理应包括定期监测血压、肾功能和胎儿情况。
> - 由于慢性肾病女性子痫前期风险增加，建议使用低剂量阿司匹林预防子痫前期，尤其是孕前已存在高血压和肾功能损害或既往存在不良孕产史的女性。

五、透析合并妊娠

- 血液透析或慢性非卧床腹膜透析（chronic ambulatory peritoneal dialysis，CAPD）女性生育能力下降，妊娠率约为每年 1/200。
- 每日透析可提高生育能力和妊娠成功的概率。
- 透析孕妇不良预后的特征如下。
    - 年龄 >35 岁。
    - 透析超过 5 年。
    - 发现妊娠的时间较晚（延误增加透析频率的时机）。

（一）妊娠对肾脏替代治疗的影响

- 妊娠加重贫血，输血频率增加。孕期使用促红细胞生成素和静脉补充铁剂可能有效，而且使用概率增加。
- 孕期透析治疗的需求明显增加。
- 应增加肝素的剂量以预防透析管道凝血块形成。
- 妊娠可导致液体失衡和血压的波动。
- 维生素 D 和钙的剂量可能要减少。

（二）透析对妊娠的影响

- 风险包括以下几个方面。
    - 流产。
    - 胎死宫内。
    - 高血压和子痫前期。
    - 早产。
    - 胎膜早破。
    - 尿毒症导致的羊水过多。
    - 胎盘早剥。

- 血液透析过程中全剂量肝素化可增加出血风险。
- CAPD 相关的问题有腹膜炎、孕晚期液体交换量受限。

（三）管理

- 血液透析孕妇透析的时间及频率应增加至每周不少于 20h，通常每周透析时间为 5～6 天。
- 治疗目标是保持透析前血清尿素<17mmol/L。
- 最近，使用强化透析方案（每日透析、每周透析时间>36h）的研究提示活产率可达 85%。
- 可解除饮食限制，但应继续限制液体量摄入以避免透析过程中液体转移量过大。

六、肾移植

- 应告知接受肾移植的女性，随着肾功能的恢复（通常成功移植后迅速恢复），排卵、月经及生育力亦随之恢复。
- 建议有生育要求的女性将妊娠计划推迟至肾移植一年后，因为此时移植肾的功能已趋于稳定，免疫抑制剂的使用亦达到维持剂量，从而可减少对胎儿的风险。
- 与尸体供肾相比，活体且有亲缘关系的供肾更易在受体存活。
- 目前，成功受孕且孕 12 周前未流产的肾移植受体女性妊娠成功率>95%。
- 妊娠结局及妊娠对移植物的影响取决于血清肌酐的基础水平及是否存在高血压和蛋白尿。受孕时移植肾功能越差，并发症及移植肾功能恶化的概率越大。

（一）与妊娠的相互影响

1. 妊娠对移植肾的影响

- 对于基础肌酐<100μmol/L 的女性，妊娠对移植肾功能或存活率并不产生长期的不良影响。
- 对于受孕时肌酐>130μmol/L 的女性，移植肾三年存活率仅为 65%。
- 移植肾对妊娠的适应与正常肾脏相似，表现为 GFR 的上升和肾集合系统扩张。孕晚期 GFR 可能再次下降，这与原位肾脏的表现是一致的。
- 与其他原因所致肾病相似，移植肾功能恶化的风险随着基础血清肌酐水平的上升、存在高血压和（或）蛋白尿而上升。
- 超过 10% 的肾移植受体女性妊娠结束后很可能出现一些长期的问题，尽管难以确认这是否与妊娠直接相关。孕 28 周前出现妊娠合并症的女性长期问题的发生概率增加。

2. 肾移植对妊娠的影响

- 无高血压、蛋白尿或近期移植物抗宿主反应，以及正常或接近正常肾功能（血清肌酐<125μmol/L）的肾移植受体妊娠结局最佳。
- 基础肌酐<125μmol/L 的患者成功妊娠至孕 12 周以后的概率是 97%，但对于基础肌酐>125μmol/L 者则降至 75%。
- 合并糖尿病和肾移植物功能差的患者妊娠合并症发生率更高。
- 伴有肾功能受损和高血压的肾移植受体发生子痫前期、胎儿生长受限和早产的风险增加。孕期合并症的总体发生率约为 50%，其中包括以下几个方面。
  - 高血压 / 子痫前期（20%～30%）。

- 早产（45%～60%）。

- 感染，尤其是 UTI。

- 移植物抗宿主反应（2%）。

（二）产前管理

- 擅长肾移植后妊娠管理的肾病及产科专家应共同监护管理此类患者。

- 严密监测及控制血压尤为重要。

- 定期评估肾功能及蛋白尿亦十分重要。

- 应定期进行全血细胞计数及肝功能检测。贫血十分常见，应给予补血治疗。母体高钙血症和低钙血症均为潜在的问题，故应严密监测钙离子水平。孕期应适时调整钙剂和维生素 D 的剂量。

- 每次产检应留取中段尿培养，若有感染应尽快治疗。某些患者需预防性抗感染治疗。

- 应定期监测胎儿情况，包括超声评估胎儿生长情况，多普勒超声评估子宫及脐血流情况。

- 蛋白尿并不一定伴随肾功能恶化和高血压而加剧，它不是终止妊娠的指征。

- 肾功能恶化的鉴别诊断包括：

  - 可逆性原因，如感染（如 UTI）、脱水、阻塞。

  - 子痫前期。

  - 钙调神经蛋白抑制剂（CNI、他克莫司 / 环孢素）的肾毒性。

  - 急性和（或）慢性排斥反应。

- 急性排斥反应的特征。

  - 肾功能恶化。

  - 发热。

  - 少尿。

  - 移植物肿大和触痛。

  - 超声检查提示肾间质回声改变和肾皮髓质交界模糊。

- 只有通过肾移植物活检才能确诊排斥反应。

（三）免疫抑制治疗

- 肾移植女性应该孕前咨询并对必用的免疫抑制剂进行方案调整。

- 她们需要关于药物相对安全性的保障，因为免疫抑制剂的减量或停用都可能诱发排斥反应。

- 免疫抑制剂血药浓度应保持孕前水平。治疗方案因人而异，但应包括以下几项方案。

孕期安全的药物	
● 泼尼松	孕期应避免使用的药物
● 硫唑嘌呤	● 吗替麦考酚（Mycophenolate mofetil，MMF）
● 他克莫司	● 雷帕霉素
● 环孢素	

- 非孕期患者最常见的治疗方案是 MMF 加他克莫司。

- 由于致畸风险增加（见第 8 章），故孕期禁用 MMF。倘若移植肾的功能稳定，受孕前可将 MMF

改为硫唑嘌呤。建议肾移植受体在移植肾功能持续稳定 3 个月后方考虑受孕相关事宜。

- 泼尼松及硫唑嘌呤的不良反应分别在第 4 章和第 8 章中有所讨论。
- 硫唑嘌呤的剂量通过母体白细胞计数来监测。
- 两种钙调神经蛋白抑制剂（CNI）——环孢素和他克莫司似乎都可以安全用于孕期及哺乳期。应定期监测血药浓度，孕期药物剂量可能需要增加。使用他克莫司的患者糖尿病的风险增加。
- 由于在动物中存在毒性作用，如若可能应避免使用雷帕霉素。人类妊娠相关的资料很少，有报道指出雷帕霉素对伤口愈合具有潜在不良反应，然而亦有成功妊娠的报道。

（四）分娩

- 剖宫产仅限于具有产科指征的患者，但是总体剖宫产率（50%～60%）比普通人群的剖宫产率高，大部分是因为早产的发生率增加。肾脏移植并非不能阴道分娩。倘若剖宫产是必需的，手术应当在产科医生与移植手术参与者共同讨论后由产科高级别医生来完成。通常选择腹部纵切口以避免对移植肾的损伤。
- 任何手术操作包括会阴切开，都应该给予预防性抗感染治疗。
- 若患者正在使用维持剂量类固醇类药物，分娩时应改为静脉用药（见第 4 章）。

（五）新生儿相关问题

这些问题主要与早产相关，但也包括以下几方面。

- 新生儿暴露于 CNI 后出现短暂性 T 和 B 淋巴细胞下降，数月后可恢复正常。
- 母体使用他克莫司、硫唑嘌呤或泼尼松不是母乳喂养的禁忌证。母乳喂养并不减慢新生儿出生后体内他克莫司逐渐下降的速度。

肾移植——要点

- 若移植肾功能正常，妊娠结局可以很好，而且对移植肾功能或存活率不产生远期不良影响。
- 若移植肾的基础肾功能不佳，成功妊娠的概率下降、移植肾功能远期恶化的风险增加。
- 不伴有高血压、蛋白尿或近期发生排斥反应的患者妊娠结局最理想。
- 免疫抑制剂的剂量与孕前相同，但 CNI 的剂量可能需要增加以维持治疗剂量。
- 泼尼松、硫唑嘌呤、环孢素和他克莫司可安全用于妊娠期和哺乳期，而且并不增加先天畸形的风险。MMF 和雷帕霉素禁用于妊娠期和哺乳期。
- 子痫前期、移植物排斥反应、FGR、早产和感染的风险增加。
- 剖宫产仅限于具有产科指征的患者，但剖宫产率较普通人群高。
- 反复 UTI 以及任何手术操作均应给予预防性抗感染治疗。

七、急性肾损伤

（一）发病率

- 孕期急性肾损伤（acute kidney injury, AKI）并不常见（1%～3%），常常无法找到病因。在英国，

AKI 常与子痫前期和产后出血有关。

- 在发展中国家 AKI 更常见，而且是孕产妇死亡常见的原因之一。
- 在发达国家，与医源性容量超负荷相比，AKI 并没有那么危险，尤其是发生子痫前期时。

（二）临床特征

- AKI 常常发生于产后。
- 无尿并不常见，应检查是否存在尿潴留、尿管堵塞或输尿管损伤等情况。
- 分娩期间和产后常常出现少尿，但这不意味着 AKI。AKI 的定义是血清肌酐 > 77μmol/L。
- 使用皮质类固醇类药物后血清尿素可增加，但这不意味着 AKI。
- 血清钠离子水平低提示可能存在高钾血症和代谢性酸中毒。
- 少尿期后可能会伴随多尿。这可能是分娩后的生理性变化或急性肾小管损伤的恢复期。
- 可能存在潜在慢性肾病的证据。

（三）病因学（见第 16 章，表 16-13）

孕期 AKI 的病因包括以下几方面。

- 感染：感染性流产、产褥期败血症、罕见的急性肾盂肾炎。
- 失血：产后出血、胎盘早剥。
- 容量减少：子痫前期、子痫、妊娠剧吐、腹泻。
- 肾后性肾衰竭：输尿管损伤或阻塞。
- 药物：非甾体抗炎药（NSAID）、抗生素。

很多情况下，与 AKI 相伴的还有凝血功能障碍。AKI、微血管性溶血性贫血和血小板减少三联征可能与以下情况相关。

- 子痫前期（见第 1 章）。
- 溶血、肝酶升高、血小板降低（HELLP）综合征（7% 伴有 AKI）（见第 11 章）。
- 血栓性血小板减少性紫癜（TTP）/溶血性尿毒综合征（HUS）（见第 14 章）。
- 妊娠期急性脂肪肝（见第 11 章）。

子痫前期患者最常见的 AKI 病因是 HELLP 综合征（约 50%）。

（四）诊断

- AKI 的潜在病因可能十分明显，如在胎盘早剥和产后出血的病例中，尽管 16% 的 HELLP 综合征患者发生胎盘早剥，而这些病例的 AKI 真正的病因就在于 HELLP 综合征。
- 失血量可能被忽略或被低估，仅当临床表现提示液体丢失（心动过速、皮肤弹性下降、毛细血管充盈减少、颈静脉压无法测到、舌干）或者中心静脉压（CVP）下降时才能确诊。子痫前期的患者低血压可能不被发现或被掩盖。
- 鉴别肾前性（液体丢失或失血）和肾性（急性肾小管或皮质坏死）AKI 十分重要，因为两者的治疗方案大相径庭。
- AKI 常常在分娩后发生，此时可出现子痫前期相伴的血小板减少，进而难以鉴别 HELLP 综合征与 HUS 综合征。

- 提示 HELLP 综合征的表现更为常见，包括肝功能异常、凝血功能障碍（不见于 HUS）和程度较轻的溶血。
- 提示 HUS 的表现，包括严重的血小板减少、微血管内溶血性贫血及补体水平异常。

（五）管理

- AKI 的处理因病因而异，但所有的病例都应准确评估液体量，留置导尿管是首要措施，应评估每小时液体入量及出量。当肌酐处于上升的趋势时，应检测静脉血气分析、乳酸、电解质和血清肌酐每日两次。
- 治疗肾前性肾衰竭的方法是适当补充已丢失的血液和液体。当容量丢失未纠正时应避免使用利尿剂。
- 应避免 / 停用非甾体抗炎药（NSAID）。
- 应治疗并发的凝血功能障碍（见第 14 章）。
- 若容量丢失已排除或已纠正，补液速度应维持在 20ml 每小时（预估的隐性失水量）加上前一小时的尿量。补液可平均分布于 24h 内，以便静脉使用药物，补液总量约等于 500ml 加上前一日的总出量。
- 应避免容量超负荷，尤其对于子痫前期的患者，因该类患者易发生肺水肿（见第 1 章）。
- 当血容量正常或 CVP 正常 / 升高时，应避免快速补液。
- 急性肾小管坏死是可逆的，应持续支持治疗直至出现明显的恢复表现。
- HELLP 综合征并不需要血浆置换治疗，通常保守治疗便可改善病情。血浆置换应用于血栓性血小板减少性紫癜（TTP）患者。
- 依库珠单抗是一种人重组 C5 单克隆抗体，已经替代血浆置换成为补体介导的非典型溶血性尿毒综合征（aHUS）的治疗金标准。
- 透析治疗用于预防 / 治疗 AKI 导致的氮质血症、酸中毒、高钙血症或容量过载可能是必要的，但长期的肾脏替代治疗并不常见。

（朱春凤 **译** 韩凤珍 李映桃 **校**）

参考文献

[1] Bramham, K., Chusney, G., Lee, J., Lightstone, L., Nelson-Piercy, C. (2013) Breastfeeding and tacrolimus: Serial monitoring in breast-fed and bottle-fed infants.*Clin J Am Soc Nephrol*, 8, 563–567.

[2] Bramham, K., Nelson-Piercy, C., Gao, H., Pierce, M., Bush, N., Spark, P., Brocklehurst, P., Kurinczuk, J.J., Knight, M. (2013) Pregnancy in renal transplant recipients: A UK national cohort study.*Clin J Am Soc Nephrol*, 8, 290–298.

[3] Hladunewich, M.A., Hou, S., Odutayo, A., Cornelis, T., Pierratos, A., Goldstein, M., Tennankore, K., Keunen, J., Hui, D., Chan, C.T. (2014) Intensive hemodialysis associates with improved pregnancy outcomes: A Canadian and United States cohort comparison.*J Am Soc Nephrol*, 25, 1103–1109.

[4] Palma-Reis, I., Vais, A., Nelson-Piercy, C., Banerjee, A. (2013) Renal disease and hypertension in pregnancy.*Clin Med*, 13, 57–62.

[5] Schnarr, J., Smaill, F. (2008) Asymptomatic bacteriuria and symptomatic urinary tract infections in pregnancy.*Eur J Clin Invest*, 38(Suppl 2), 50–57.

[6] Wiles, K.S., Chappell, L., Clark, K. et al. (2019) Clinical practice guideline on pregnancy and renal disease.*BMC Nephrol*, 20(1), 401.

[7] Wiles, K.S., Nelson-Piercy, C., Bramham, K. (2018) Reproductive health and pregnancy in women with chronic kidney disease.*Nat Rev Nephrol*, 14, 165–184.

第 11 章　肝脏疾病

Liver disease

一、生理变化

- 妊娠期肝脏代谢增加。

- 血清总蛋白浓度下降，主要是因为血清白蛋白浓度下降了 20%～40%，另外血容量的增加可能也会稀释血浆蛋白的浓度。

- 纤维蛋白原、血浆铜蓝蛋白、转铁蛋白的浓度会增加，以及类似于甲状腺素结合球蛋白、皮质类固醇结合球蛋白这样的许多特异性结合蛋白的浓度也会增加。

- 胆红素的浓度不变，但是碱性磷酸酶的浓度会增加 2～4 倍，主要原因是随着孕周增加胎盘的产生增多。从孕早期到孕晚期，碱性磷酸酶正常值上限约从 130U/L 增加到超过 400U/L。

- 偶尔也会有个别孕妇碱性磷酸酶显著的增加（＞1000U/L），通常都是胎盘来源，但还应排除肝脏或骨骼来源的同工酶。

- 在整个孕期丙氨酸氨基转移酶（ALT，血清谷丙转氨酶）和天冬氨酸氨基转移酶（AST，血清谷草转氨酶）的正常值上限均有下降，从孕早期的约 40U/L 下降晚到孕期的 30U/L。其他肝酶的浓度并没有实质上的变化（见"正常妊娠/非妊娠的实验室参考值"，见附录 B）。

二、妊娠剧吐（见第 12 章）

妊娠剧吐是指妊娠早期孕妇出现严重或持续的呕吐，并引起脱水、电解质及营养紊乱，50% 以上会引起肝功能异常，最常见有如下症状。

- 转氨酶的中等程度升高（一般 50～200U/L）。

- 胆红素轻度升高（黄疸并不常见）。

妊娠剧吐是排他性诊断（见第 16 章，表 16-15 黄疸/肝功能异常检查）。

- 如出现上腹痛应考虑出现胃溃疡、胰腺炎、胆囊炎、缺血性心脏病的可能。

- 转氨酶明显升高，尤其是出现黄疸的情况下，应要考虑病毒性肝炎。

随着妊娠剧吐症状自发改善或妊娠剧吐经治疗后症状缓解，肝功能异常也会恢复正常。

三、病毒性肝炎

在全球，病毒性肝炎是引起妊娠期肝功能异常最常见的病因，包括以下病因。

- 甲、乙、丙、丁或戊型病毒性肝炎（表 11-1）。
- 巨细胞病毒（cytomegalovirus，CMV）。
- EB 病毒（Epstein–Barr virus，EBV）。
- 单纯疱疹病毒（herpes simplex virus，HSV）。

除了戊型肝炎及单纯疱疹病毒感染外，其他的病毒性肝炎在妊娠期与非妊娠期的临床表现无明显差异。

（一）甲型肝炎病毒（Hepatitis A virus，HAV）

这种病毒是可通过粪 – 口传播途径引起的，急性起病，具有自限性，不会导致慢性感染。母婴传播少见，如果是母体在分娩时或在围分娩期感染则可能有例外。如果是这种情况，新生儿出生时需注射免疫球蛋白。

（二）乙型肝炎病毒（Hepatitis B virus，HBV）

- HBV 是一种血源性传播的病毒，可以通过性生活传播、母婴垂直传播或血液传播。
- 全球 HBV 慢性感染者超过 3.5 亿人。在亚洲及非洲的撒哈拉以南的一些地区 HBV 的携带率高达 10%～15%，英国孕妇携带率约为 0.5%，在城市中心区感染率可达到 1%。
- 慢性 HBV 携带者约 25% 死于肝硬化或肝癌。
- 无症状感染的孕妇，母婴垂直传播（mother–to–child transmission，MTCT）率高，尤其是乙肝表面抗原（HBsAg）及乙肝 e 抗原（HBeAg）均为阳性的孕妇，母婴垂直传播率高达 95%。
- 母婴垂直传播通常发生在分娩时，也有 5% 是孕期通过胎盘传播感染的。
- 出生时感染 HBV 的新生儿 90% 以上会发展成慢性 HBV 携带者，因此以后有发展成肝硬化及肝癌的风险。
- 孕妇的 HBsAg 阳性而 HBeAg 阴性者，则有 2%～15% 发生 MTCT 的风险。乙肝病毒脱氧核糖核酸（HBV–DNA）测定已取代对 HBeAg 的测定作为对病毒活性最敏感的检测方法，病毒载量越高 MTCT 的机会越大。
- 非妊娠的患者如果转氨酶升高（大于正常值上限的 2 倍）和血清学 HBV–DNA 病毒载量大于 20 000U/ml 应给予抗病毒药物（替诺福韦或恩替卡韦）或聚乙二醇干扰素 –α 治疗。而拉米夫

表 11-1　妊娠期病毒性肝炎

病　毒	传播途径	垂直传播	对新生儿或胎儿危害最大的母体感染时间	避免新生儿感染的方法
甲型肝炎	粪 – 口传播	罕见	预产期（临近分娩时）	出生后注射免疫球蛋白
乙型肝炎	血液传播	常见（特别是乙肝 e 抗原阳性或者高病毒载量患者）	产褥期（如分娩时感染）	乙肝免疫球蛋白和乙肝疫苗
丙型肝炎	血液传播	不常见	妊娠晚期	无
丁型肝炎	血液传播	不常见		乙肝免疫球蛋白和乙肝疫苗
戊型肝炎	粪 – 口传播	常见	预产期（临近分娩时）	

定具有较高的耐药性。

- 同时感染了 HBV 和人类免疫缺陷病毒（human immunodeficiency virus，HIV）的患者，推荐替诺福韦＋拉米夫定（或恩曲他滨）＋依非韦伦联合治疗（见第 15 章）。
- 在大多数患者中口服抗病毒药物可以达到预期的治疗效果，但需要长期治疗。拉米夫定已被证实可以预防进展为肝硬化或肝癌。

妊娠期管理

- 所有孕妇应接受 HBsAg 的筛查，如果提示 HBsAg 阳性，则需要进一步检查。
  - HBeAg。
  - 乙型肝炎 e 抗体（HBeAb）。
  - HBV–DNA。
  - 肝功能检查。
  - 凝血酶原时间。
  - 肝脏超声检查（US）、肝纤维化扫描（评估肝脏的硬度及肝硬化的风险）。
- 妊娠期如果存在以下情况，推荐使用替诺福韦或拉米夫定抗病毒治疗。
  - 肝炎活动或存在肝硬化。
  - 妊娠晚期如病毒载量高（＞$10^6 \sim 10^8$ copies/ml）希望减少围产期传播的风险。
- 目前替诺福韦（见第 15 章）是抗病毒首选药，因为单药使用拉米夫定容易引起耐药。如果产后需要继续使用抗病毒药物治疗，则建议避免母乳喂养。
- 所有妊娠合并急性或慢性 HBV 感染的产妇分娩的新生儿，出生后 24h 内必须注射乙肝免疫球蛋白及接种乙肝疫苗。免疫接种方案可以有效预防 85%～95% 的乙肝病毒感染和慢性携带状态。
- 如果婴儿接受了免疫接种，则不必阻止 HBsAg 阳性妈妈母乳喂养。

（三）丙型肝炎病毒（Hepatitis C virus，HCV）

- 全球感染慢性丙型肝炎病毒（HCV）者超过 2 亿人，英国 HCV 的感染率为 0.3%～0.7%。
- HCV 是非甲非乙型肝炎的首要病因，也是输血后肝炎的最常见病因（在 1991 年之前输血后感染的非甲非乙型肝炎患者中约 85%HCV 抗体阳性）。
- 然而，在英国 HCV 感染者中只有 15% 有过输血或血液制品史。
- 在英国感染 HCV 最常见的危险因素（75%）是有过或者正在使用静脉注射毒品。
- 在英国采用静脉吸毒的人有 50%～90% 感染了 HCV。
- HCV 性传播并不常见，HCV 携带者的长期性伴侣感染率＜5%。
- HCV 感染存在明显的慢性感染风险（约 80%），约 20% 慢性 HCV 感染患者会在 10—30 年慢慢进展为肝硬化。检测出 HCV 抗体意味着 HCV 持续感染，而不是对 HCV 有了免疫力。
- 年龄＜40 岁和无酗酒史的女性中，发生进展性肝病的风险相对较低。
- 目前治疗 HCV 采用 α- 干扰素和利巴韦林联合治疗。但只有 30% 病毒基因型为 1 型、2 型的丙型肝炎患者在采用联合治疗一年后获得持续应答，而基因型为 3 型、4 型、5 型的患者治疗半年后约 54% 获得持续应答。

- 干扰素治疗的不良反应 80% 表现为发热或流感样表现，50% 出现疲劳症状，25% 出现抑郁，10% 出现血液学异常。使用干扰素治疗的患者只有 15% 未出现不良反应。
- 索磷布韦和雷迪帕韦作为治疗 HCV 的新型药物，直接作用于病毒，疗效显著，口服吸收，患者耐受性好。

妊娠期

- 妊娠不会导致肝脏疾病的恶化。
- 目前没有证据表明 HCV 会增加妊娠不良结局的风险。但 HCV 抗体阳性的孕妇在妊娠期容易发生妊娠期肝内胆汁淤积（intrahepatic cholestasis of pregnancy，ICP），而且发病通常更早（见"肝内胆汁淤积综合征"）。
- 母婴垂直传播率为 3%～5%[如果同时合并人类免疫缺陷病毒（HIV）感染则母婴垂直传播率为 20%]。
- HCV-RNA 阳性和 HCV 抗体阳性的孕妇中，病毒载量是 MTCT 的一个重要危险因素。慢性 HCV 感染的孕妇中，谷丙转氨酶（ALT）的水平并不影响 MTCT。
- 合并 HIV 感染和静脉吸毒都是导致 MTCT 的主要危险因素。
- 不推荐妊娠期使用干扰素及利巴韦林进行抗病毒治疗，在动物模型中并没有证据提示妊娠期使用索磷布韦和雷迪帕韦是有害的。
- 母乳喂养传播 HCV 少见。
- 如果母体的 HCV 抗体阳性，其婴儿在出生后前几个月都有可能检测到母体的 HCV 抗体。出生后第一年至少 2 次血清学样本提示 HCV-RNA 阳性且两次抽样间隔时间至少大于 3 个月，和（或）满 18 个月后检测 HCV 抗体阳性，就可以诊断发生了 MTCT。
- 目前没有预防 HCV 的疫苗，对于 HCV 阳性的母亲，其新生儿出生后不建议注射免疫球蛋白。

（四）丁型肝炎病毒（Hepatitis D virus，HDV）

这种病毒只能在 HBsAg 阳性人群中发现，其中大部分患者的 HBeAg 阴性。预防 HBV 的感染或传播也能预防丁型肝炎病毒（HDV）的感染。

（五）戊型肝炎病毒（Hepatitis E virus，HEV）

- HEV 可以通过粪 – 口传播。
- 在发展中国家因为水源污染引起了几次 HEV 流行，在印度、埃塞俄比亚、墨西哥和中东都暴发过疫情。
- 在非妊娠人群中，HEV 引起的临床症状较轻，具有自限性，和 HAV 相似。
- 孕妇感染后死亡率明显上升，尤其是在妊娠晚期感染。肝性脑病及暴发性肝衰竭发生率增加。
- 妊娠期急性 HEV 感染发生暴发性肝衰竭的风险为 15%～20%，死亡率约为 5%。妊娠晚期感染孕妇死亡率更高。
- 孕妇容易感染 HEV，其机制尚不清楚。
- 如果怀疑或确诊为 HEV 感染，建议尽快将患者转诊至肝病诊治中心。

（六）单纯疱疹病毒（herpes simplex virus，HSV）

- 妊娠期感染虽然少见但可能引起暴发性肝炎，而死亡率很高。
- 大多数病例与单纯疱疹病毒 2 型（HSV-2）感染有关，而口腔及外生殖器的疱疹可能只有发生肝衰竭后才出现。
- 临床特征主要以腹痛及发热为主，黄疸并不常见，但转氨酶通常明显升高而且凝血酶原时间可能会延长。
- 因为传染病通常具有播散性，所以患者可能合并相关的肺炎或脑炎，免疫抑制是重要的危险因素。
- 肝活检提示肝脏广泛的局灶性出血坏死，靠近坏死的区域可见核包涵体。电子显微镜可以看到病毒颗粒，活检标本也可以做 HSV 抗体染色。肝活检标本做病毒培养，血清学检测单纯疱疹病毒的 IgM 和 IgG 抗体有助于诊断。
- 播散型单纯疱疹病毒感染可以采用静脉抗病毒治疗，婴儿可使用阿昔洛韦预防 MTCT。

四、妊娠期肝内胆汁淤积

（一）发病率

- 妊娠期肝内胆汁淤积（intrahepatic cholestasis of pregnancy，ICP）是妊娠期特有的疾病。没有确切的发病率，但在某些人群中更常见，尤其是在斯堪的纳维亚半岛（发病率 1.5%）、智利（发病率高达 4%）、玻利维亚和中国。
- 欧洲国家的患病率为 0.5%～1%，印度和巴基斯坦血统的女性患病风险较高。

（二）临床特征

- 严重瘙痒，波及四肢和躯干，特别是手掌和脚底，在妊娠后半期出现（通常在妊娠晚期，80% 在孕 30 周后出现）。妊娠早期很少出现 ICP。
- 相关的失眠和不适常见。
- 可能有抓痕，但没有皮疹。
- 肝功能异常。
- 可能有深色尿、纳差和脂肪吸收不良导致的脂肪痢。
- 如果在 HCV 抗体阳性的女性中发生 ICP，出现症状的时间（平均 29 周）比 HCV 抗体阴性的女性（平均 34 周）更早。
- 通常在分娩后 48h 内很快完全恢复，产后病情恶化罕见。在一些病例中，异常肝功能缓慢地恢复正常，需要 4～6 周才能达到正常值。

（三）发病机制

其发病机制可能与循环中的雌激素水平升高引起的胆汁淤积有关，孕激素、环境因素也可能起作用，发病率有季节性变化。

1. 遗传因素

- 约 35% 的患者有阳性家族史，12% 的患者同胞姐妹受累。
- 家系研究表明常染色体显性限性遗传。

2. 雌激素

- 外源性雌激素（复方口服避孕药）可能诱发类似的综合征。
- 雌激素升高与硫酸化能力的显著损害有关（胆汁酸的硫酸化对降低胆汁淤积可能很重要）。
- 生殖激素也影响肝细胞内胆汁酸转运蛋白的功能。
- 肝细胞膜流动性降低也可能与膜磷脂甲基化缺陷和胆固醇与磷脂比值改变有关。

（四）诊断

ICP 是一个排除性诊断。因此诊断分为三个步骤。

1. 典型的瘙痒史，无皮疹。

2. 异常肝功能（见附录 B）。

3. 排除其他引起瘙痒和肝功能异常的原因。

通常肝功能异常有如下表现。

- 转氨酶中度升高（低于 3 倍）（ALT 最敏感）。
- 碱性磷酸酶升高（超出妊娠期正常值）。
- γ– 谷氨酰转肽酶（γ-GT）（约 20% 的病例）。
- 胆红素轻度升高（不常见）。
- 血清总胆汁酸浓度升高。
- 初级胆酸（胆酸和鹅去氧胆酸）可增加 10～100 倍。
- 在某些情况下胆汁酸浓度增加可能先于其他肝功能异常，甚至可能是唯一的异常生化指标。
- 瘙痒可能先于肝功能异常，反之亦然，建议对有持续的典型瘙痒或肝功能异常的女性多次测量。

为了排除瘙痒和肝功能异常的其他常见原因，建议进行以下检查。

- 肝脏超声（有胆结石但无肝外梗阻证据并不能排除 ICP 的诊断）。胆结石常见于 ICP 的女性。
- 病毒血清学检查（乙型和丙型肝炎）。如果有急性肝炎的临床特征，那么 HAV、HEV、EB 病毒和巨细胞病毒也要检查。
- 肝脏自身抗体检查 [用于既往有肝病、抗平滑肌抗体 / 慢性活动性肝炎、抗线粒体抗体 / 原发性胆汁性肝硬化（PBC）] 只有在妊娠前肝功能异常、有其他既往肝病特征或产后肝功能不能恢复正常时才需要。

妊娠期瘙痒和黄疸的鉴别诊断分别在第 16 章表 16-14 和表 16-15 中讨论。

（五）对妊娠的影响

1. 母体风险

- 维生素 K 缺乏症（脂溶性维生素吸收不良），这只发生在与脂肪痢有关的非常严重的病例。
- 未经治疗的维生素 K 缺乏症可能增加产后出血的风险。

2. 胎儿风险

- 产时胎儿窘迫（产时胎心率异常，如胎儿心动过缓、心动过速或减速，胎儿窘迫分娩）（12%～22%）。
- 羊水粪染（25%～45%）。

- 自发性早产（15%）。
- 胎儿宫内死亡（见后文）。
- 胎儿颅内出血。

因这些风险的发生程度很难确定，特别是因为管理方案建议在胎儿最大风险前终止妊娠。因此围产儿死亡率已经从早期研究的 11% 下降到了最近研究中的 0%～2%，在这些研究中，ICP 孕妇建议在孕 38 周之前终止妊娠，可以考虑以下因素。

- ICP 对胎儿可能产生不利影响的机制尚不清楚。
- 临产时死产的风险增加，但与母体症状或转氨酶水平无关。
- 胎儿风险与母体血清胆汁酸浓度有关。
    - 在瑞典的一项前瞻性研究中，胆汁酸水平<40μmol/L 的女性没有发现胎儿风险增加，而母体血清胆汁酸水平每增加 1μmol/L，胎儿并发症（自发早产、新生儿窒息和胎粪污染）的风险就会增加 1%～2%。
    - 羊水和胎儿循环中发现高浓度胆汁酸。
    - 胆汁酸，尤其是胆酸，对离体人胎盘绒毛膜静脉产生剂量依赖性血管收缩作用。胎盘绒毛膜表面氧合血流量突然减少导致胎儿窒息可能是胎儿窘迫甚至死亡的一种解释。
    - 胆汁酸对大鼠心肌细胞有毒性作用，胎儿心律失常可以解释胎儿猝死。

对文献的系统回顾表明，死产的风险随着母体血清胆汁酸浓度的增加而增加。

- 胆汁酸<40μmol/L 时死产风险为 0.13%。
- 胆汁酸在 40～99μmol/L 之间，则为 0.28%。
- 胆汁酸>100μmol/L 时为 3.44%（风险增加 2.4 倍）。

3. 胎儿窘迫的预测

- 这仍然是 ICP 管理中最困难的部分。
- 子宫动脉、脐动脉或胎儿脑动脉的多普勒血流分析未显示任何异常，即使在胆汁酸很高的重症患者中也是如此。
- 在前一次妊娠时患有 ICP 的女性，再妊娠时再发风险更高。
- 羊膜穿刺术检测胎粪可提供有胎儿危害的最佳预测。

（六）管理

- 胆汁酸<40μmol/L 的女性可以放心，早产或死产的风险并未增加。
- 应每周检查肝功能，包括胆汁酸。
- 如果有明显的肝功能异常，尤其是黄疸或脂肪痢，应在分娩前检测凝血酶原时间。
- 目前还没有证据表明，通过胎心监护、超声检查胎儿生长指标、羊水量或脐动脉多普勒血流分析来监测胎儿健康状况可预测有胎儿危害或改善预后。

1. 药物疗法

(1) 维生素 K。

- 维生素 K（每日口服 10mg）只推荐用于凝血酶原时间延长的孕产妇。
- 考虑到通常存在脂肪吸收不良，最好使用水溶剂型（甲萘二酚磷酸钠）。

(2) 抗组胺药。

氯苯那敏（扑尔敏®）4mg 每日 3 次，或异丙嗪（非那根®）25mg 晚上服用，有助于缓解瘙痒。

(3) 熊去氧胆酸。

- 熊去氧胆酸（Ursodeoxycholic acid，UDCA）是一种内源性亲水性胆汁酸，通过改变胆汁酸池并降低有肝毒性的疏水性胆汁酸的比例而发挥作用。

- 它是一种降低血清胆汁酸的利胆剂，可以刺激毛细胆管和基底外侧胆汁酸外流的转运体的表达和毛细胆管磷脂脂肪酶的表达。

- 它已广泛用于非孕期的与胆盐潴留有关的疾病，如原发性胆汁性肝硬化（PBC）。

- 在一项随机安慰剂对照试验中，熊去氧胆酸（UDCA）并没有改善早产或死产的发生率，也没有降低总胆汁酸水平，但确实减轻了瘙痒症状。

- 剂量是 1000～1500mg/d，分 2～3 次服用，可以缓解或改善一部分孕妇的瘙痒，降低总胆汁酸和肝酶水平。

- 有些孕妇需要更高的剂量，或剂量可能需要随着妊娠的继续而增加。已经有人成功使用 2500mg/d 的最高剂量。

- UDCA 没有在怀孕期间使用的许可，但也没有关于胎儿或母体不良反应的报道。

(4) 利福平。

- 利福平可以改善非孕期胆汁淤积性肝病的症状和肝损伤生化指标。它能增强胆汁酸的解毒作用，这种作用与 UDCA 诱导的胆汁酸外流上调是互补的。

- 利福平联合 UDCA 可改善血清胆汁酸。

- 一个病例系列报道了在使用利福平 150～300mg/d 的有益效果。

2. 产时管理

- 未早产且胆汁酸水平持续升高（>100μmol/L）的女性，可在妊娠 36～37 周分娩。

- 由于胎儿窘迫的高风险，在整个引产和分娩过程中需要密切监测。

（七）复发风险 / 孕前咨询

- 未来妊娠发生 ICP 的风险约为 90%。

- 患有 ICP 的女性应避免使用含雌激素的口服避孕药。如果需要使用应监测肝功能。单用孕酮的药丸引起胆汁淤积的风险似乎较小，但如果使用应该从一开始就谨慎地监测肝功能。

- 激素替代疗法不需要回避，因为这只是提供生理水平的雌激素。

ICP——要点

- 晚期妊娠的瘙痒应该检查肝功能。

- 轻度的转氨酶升高是最常见的异常，胆汁酸可能升高。

- 很难预测胎儿的风险，也无法根据母体症状或转氨酶水平来反映。胆汁酸水平>100μmol/L 时，死产和早产的风险显著增高。

- 管理应侧重于缓解孕妇症状和监测胆汁酸水平。
- 胆汁酸＞100μmol/L 时，在妊娠 38 周前选择提前终止妊娠是合理的。
- 未来妊娠复发的风险约为 90%。
- 应该告知患有 ICP 的女性，服用含有雌激素的口服避孕药症状可能会复发。

五、妊娠期急性脂肪肝

- 妊娠期急性脂肪肝（acute fatty liver of pregnancy，AFLP）临床罕见（1/20 000～1/7000），但可能导致母胎死亡，特别是在诊断延误时。
- AFLP 在初产妇中更常见（尽管不像子痫前期那样明显）。
- AFLP 与下列因素有关：男胎（男女比 3：1）、低体重指数 BMI（20%）、多胎妊娠（20% 的病例）。
- 随着轻症病例及时诊断并给予恰当治疗，AFLP 的高母胎死亡率已经有所下降。目前研究数据表明，孕产妇死亡率为 10%～20%，围产儿死亡率为 20%～30%。
- 英国产科 AFLP 监测系统表明孕产妇死亡率为 2%，围产儿死亡率为 11%。

（一）临床特征

- 常出现于孕 30 周后，经常接近足月（35～36 周），缓慢起病，逐渐出现恶心、纳差等不适。
- 严重的呕吐（60%）和腹痛（60%）应该引起临床医生警惕该病。
- 经常与轻度子痫前期有共同特点，但没有高血压和蛋白尿，或比较轻微。
- 黄疸常于症状出现后 2 周内显现，可能伴有腹水。
- 肝功能异常，转氨酶及碱性磷酸酶升高，而且变化幅度很大（3～10 倍）。
- 由弥散性血管内凝血（DIC）所致凝血功能异常在产后多见（90%），而且可能严重。
- 常伴发急性肾损伤（AKI）。
- 可能有乳酸酸中毒及血氨升高。
- 孕产妇可能出现暴发性肝衰竭伴发肝性脑病。
- 70% 的孕产妇有低血糖，且可能很严重。
- 可能会出现多尿、烦渴等尿崩症症状，一过性尿崩症与 AFLP 的关系已有详细阐述（见第 7 章）。AFLP 患者胎盘血管加压素酶的肝脏代谢受损导致抗利尿激素清除障碍。

（二）发病机制

- AFLP 与脂肪酸代谢缺陷相关，并与线粒体细胞病有一些相同的临床特点。线粒体内 β- 氧化异常被认为是一部分 AFLP 病例的原因。
- 有研究报道，部分 AFLP 伴发溶血、肝酶升高、低血小板（HELLP 综合征）的孕产妇，是长链 3- 羟基酰基辅酶 A 脱氢酶（long chain 3-hydroxyacyl-CoA dehydrogenase deficiency，LCHAD）缺乏症（一种线粒体脂肪酸氧化障碍症）杂合子。当胎儿为 β- 脂肪酸氧化障碍的纯合子时，这些孕产妇可能会死于 AFLP 或 HELLP 综合征。
- 肝细胞损伤可能与胎儿产生异常的脂肪酸代谢物相关。

- 但是在英国确诊的大部分病例中，没有发现子代脂肪酸代谢缺陷。
- 母体低体重指数易感的机制可能是低体重女性肝糖原储备较低，因而在饥饿状态下更倾向于脂肪裂解，这导致了游离脂肪酸升高，引起氧化应激及线粒体功能障碍。

（三）诊断

与 HELLP 综合征的鉴别诊断列于表 11-2。

诊断 AFLP 的 Swansea 标准为至少要满足以下 6 条。

- 呕吐。
- 腹痛。
- 低血糖（70%）。
- 高尿酸血症（与子痫前期其他特点不成比例）（90%）。
- 凝血功能异常（90%），常不伴血小板减少。
- 尿崩。
- 血氨升高。
- 脑病。
- 白细胞升高。
- 转氨酶升高。
- 急性肾损伤。

不伴酮血症的酸中毒常见，但并不包含在诊断标准内。

影像学评估包括 MRI/CT/ 超声有时可能显示肝脏脂肪变性，但也可能显示正常（因为脂肪呈微泡性的）。CT 可能呈密度降低，表明脂肪浸润。

肝脏活检并行针对脂肪变的特殊染色或电镜检查被认为是诊断金标准。特征性的组织病理学病变是肝细胞微泡性脂肪浸润（脂肪变性），主要位于中央区，而门静脉周围少见，很少或没有炎症或肝细胞坏死。当有凝血功能障碍时，肝活检通常是不必要的，也不实际。

（四）管理

- AFLP 的理想治疗包括迅速分娩，终止妊娠可以改善母胎预后。
- 重症患者需要重症监护下的多学科团队协作，建议及早联系地区肝脏中心。英国约 65% 的患者需入住重症监护室（intensive care unit，ICU）支持，7% 需要辅助通气。
- 凝血功能障碍（凝血酶原时间延长）应在分娩前输注新鲜冰冻血浆（fresh frozen plasma，FFP）及维生素 K（10mg 静脉注射）。
- 分娩前应积极治疗低血糖，可能需要大量 10% 或 50% 葡萄糖。
- AFLP 严重程度的最佳标志。
  - 凝血酶原时间
  - 血糖水平
  - 乳酸水平
- 酸中毒和乳酸升高（血清乳酸＞2.8mg/dl 预示结局不良）。
  - 脑病（应积极评估，要求患者画出钟面或五角星，检出扑翼样震颤）。

- 抗生素：应当降低抗生素治疗使用标准，因为 AFLP 使得患者脓毒血症的风险显著升高。特治星 4.5g 静脉注射，每日 3 次（依据肾小球滤过率调整），可用于预防肠道菌群易位。因为急性肾损伤很常见，庆大霉素禁忌使用。经验性抗真菌治疗（大扶康）时应注意已有的肝功能受损。

- N- 乙酰半胱氨酸是一种抗氧化剂及谷胱甘肽前体，可以促进自由基的选择性失活，改善组织供氧。其在 AFLP 中的应用目前并无数据，但其对其他非对乙酰氨基酚导致的急性肝衰竭有益。

- 如果尿量巨大，需要使用去氨加压素治疗尿崩症，可鼻内给药或 1μg 皮下注射。如果尿量超过 400ml/h，$Na^+>140mmol/L$，血浆渗透压$>290mOsmol/L$，可重复该剂量。

- 有暴发性肝衰竭或脑病的患者应紧急转运至专门的肝脏中心。

- 暴发性肝衰竭患者经终止妊娠并积极支持治疗后，肝衰竭不可逆征象显著者应考虑原位肝移植。

分娩后临床表现及实验室结果可能戏剧化地迅速好转，但是重症的发病率很常见（33%），经常和严重的凝血障碍、需要多次手术处理产后出血有关。如果孕产妇可以从最初的发作中幸存，可达到没有长期肝损伤的完全康复。

（五）复发

虽然数据有限，但在后续妊娠中肝功能应予以严密监测以评估复发的可能。在β- 脂肪酸氧化障碍，如长链 3- 羟基酰基辅酶 A 脱氢酶（LCHAD）缺乏症的杂合子女性中特别易于复发，因此筛查 LCHAD 缺乏症及其他脂肪酸氧化障碍疾病是必要的。

妊娠期急性脂肪肝——要点

- 该病少见，但可能致命。
- 特别是当孕晚期出现呕吐及腹痛时，应当考虑本病，检测肝功能。
- 鉴别诊断包括 HELLP 综合征。
- 肝功能异常，伴发低血糖、高尿酸血症、急性肾衰竭及凝血功能异常。
- 暴发性肝衰竭及脑病风险高的孕产妇应当转运至区域肝脏中心。
- 一旦低血糖、凝血异常及高血压得到控制，应当立即终止妊娠。

六、HELLP 综合征

- HELLP 综合征是严重的子痫前期可能发生的危象之一（见第 1 章）。
- HELLP 综合征在子痫前期的发生率为 5%～20%，但是更多的子痫前期孕妇，可能有 20%～50%，只有轻微的肝酶异常，而没有完全的 HELLP 综合征。
- HELLP 综合征增加了孕妇死亡率（1%）及围产儿死亡率（各报道有波动，为 10%～60%）。

（一）临床特征

- 上腹部或者右上腹的疼痛（65%）。
- 恶心和呕吐（35%）。
- 右上腹压痛。

- 高血压伴有或不伴有尿蛋白。
- 子痫前期的其他表现。
- 急性肾损伤（7%）。
- 胎盘早剥（16%）。胎盘早剥可能是其出现的特征，提示要排查有无 HELLP 综合征和子痫前期作为潜在的病因。
- 代谢性酸中毒。

（二）发病机制

- 见子痫前期章节（见第 1 章）。
- HELLP 综合征的发病机制涉及内皮细胞的损伤以及微血管病性的血小板激活与消耗。
- 鉴别诊断包括 AFLP（见上文和表 11–2）和溶血性尿毒综合征（HUS）、血栓性血小板减少性紫癜（TTP）（见第 14 章"溶血性尿毒综合征 / 血栓性血小板减少性紫癜"）。

（三）诊断

- 外周血涂片可见轻度溶血，很少引起严重贫血。
- 血小板减少（$< 100 \times 10^9$/L）或血小板呈下降趋势。血小板计数小于 30×10^9/L 是重症表现，一些孕产妇可发展为 DIC（20%）。
- 转氨酶升高。
- 乳酸脱氢酶升高（提示溶血）。
- 胆红素升高（间接胆红素，反映血管内溶血的程度）。

表 11–2　HELLP 综合征和 AFLP 的鉴别诊断

症　状	HELLP	AFLP
上腹痛	++	+
呕吐	±	++
高血压	+	±
蛋白尿	+	±
肝酶升高	+	++
低血糖	±	++
高尿酸血症	+	++
DIC	+	++
血小板减少（不伴有 DIC）	++	±
白细胞升高	+	++
超声 /CT	正常 / 肝血肿	见正文
多胎妊娠		+
初产妇	++	+
男胎	50%	70%（男：女 =3：1）

可能有代谢性酸中毒以及乳酸的升高。

- 超声和 CT 可用于排除肝血肿、肝破裂以及其他的急性上腹部疼痛的疾病，如胆囊炎。
- HELLP 综合征很少行肝组织活检检查，因此很少有报道组织学改变。大多数文献描述肝组织的变化类似于子痫前期和肝脏受累的患者，而没有 HELLP 综合征的描述。有门静脉区域和沿着肝窦的纤维蛋白沉积及门静脉周围出血。不像 AFLP，HELLP 综合征可以有肝细胞的坏死和肝包膜下出血。
- 与 TTP 和 HUS 鉴别诊断也是非常重要的，因为对于 HELLP 综合征最佳的治疗方法是分娩而不是血浆置换，请记住以下几点。
  - TTP 和 HUS 均比 HELLP 综合征的发生率低。
  - 肝功能异常和凝血功能障碍，甚至存在明显溶血的情况下，首先应考虑为 HELLP 综合征而不是 TTP。
  - HELLP 综合征与急性肾损伤也可同时存在，急性肾损伤并不一定都诊断为 HUS。
  - 严重的血小板减少（$<10 \times 10^9/L$）在子痫前期和 HELLP 综合征中少见。

（四）HELLP 综合征对妊娠的影响

增加孕产妇发病率和死亡率有如下因素。

- 胎盘早剥。
- 急性肾损伤。
- 肝包膜下血肿。
- 肝小叶广泛坏死。
- 肝破裂。

（五）管理

- 立即分娩，尤其是伴有严重的右上腹疼痛和压痛，因为这通常是肝包膜扩张的结果。
- 对于所有的子痫前期患者，分娩前确保充分地控制血压很重要。
- 当血小板计数 $<50 \times 10^9/L$ 时，存在活动性出血或剖宫产前或者区域麻醉/镇痛，应考虑输注血小板。
- 新鲜冰冻血浆和维生素 K 用于纠正凝血功能异常。
- 用来促进胎儿肺部成熟的皮质类固醇，在 HELLP 综合征的治疗中也显示可以显著改善血液学异常及肝脏的异常。但即便如此，也没有在足月或产后使用类固醇治疗 HELLP 综合征的指征。

（六）产后病程

- 确诊患者常需尽快完成分娩，因为一些患者在分娩前可能会出现病情恶化，包括血小板计数极低、严重高血压和蛋白尿等。
- 超过 30% 以上的病例发生在产后，这些患者不伴有或者伴有轻微的子痫前期，但这些患者发生肺水肿和急性肾损伤的风险特别高。应该重视这些患者的管理，严格遵守液体管理方案避免医源性肺水肿，严格控制血压。
- HELLP 综合征通常恢复很迅速，并且完全没有肝脏的后遗症。肝酶在血小板减少症之前恢复，和其他的子痫前期患者一样，HELLP 综合征产后可能需要暂时的降压治疗。

（七）复发

- 患过 HELLP 综合征的女性，在未来的妊娠中患子痫前期、早产和胎儿生长受限的风险显著增加。

- 对于有慢性高血压并 HELLP 综合征病史的女性，在随后的妊娠中发生子痫前期的风险可能高达 75%；另一方面复发 HELLP 综合征的风险很低（3%～5%）。

HELLP 综合征——要点

- 这是子痫前期可能出现的潜在"危象"之一。
- 子痫前期其他的临床表现，如高血压、蛋白尿，可能很轻微。
- HELLP 综合征的典型表现是右上腹部疼痛、肝功能异常、血小板减少和轻度的溶血。
- HELLP 综合征有发生 DIC、胎盘早剥、肝脏血肿和肝破裂等风险。
- 一旦血压得到控制，分娩是正确的治疗。通常不需要输注血小板。
- HELLP 综合征可能会在产后出现或者恶化，并常常合并急性肾损伤。
- 患有 HELLP 综合征的女性，在随后的妊娠中发生子痫前期的风险非常高。
- HELLP 综合征的复发风险很低。

七、先前存在的肝脏疾病

（一）非酒精性脂肪肝病

- 非酒精性脂肪肝病（non-alcoholic fatty liver disease，NAFLD）的第一阶段是脂肪变性，在普通人群中发病率约为 20%。

- 非酒精性脂肪性肝炎与非酒精性脂肪肝病的肝脏炎症和肝细胞损伤相关，在普通人群中发病率为 3%～5%。

- 通常在常规检查中发现转氨酶升高时而偶然发现，排除了其他原因造成的转氨酶升高。与酒精性肝病相比，非酒精性脂肪肝病患者 AST 可能正常，AST/ ALT 比值<0.8。明确的诊断需要进行肝脏活检，但很少在妊娠期使用。

- 非酒精性脂肪肝病常见于以下几个疾病。
  - 肥胖。
  - 高脂血症。
  - 胰岛素抵抗 /2 型糖尿病。

- 带来的风险。
  - 进展为 2 型糖尿病（谷丙转氨酶和谷氨酰转移酶升高）。
  - 肝纤维化、肝硬化。
  - 肝细胞癌。

- 治疗方法包括：减重、加强锻炼、健康饮食和戒酒。

（二）自身免疫性肝炎

- 与抗平滑肌抗体、抗核抗体（antinuclear antibodies，ANA）和 IgG 水平升高有关。

- 已接受治疗的轻度自身免疫性肝炎不太可能在妊娠期出现问题。这与免疫抑制药物方案有关（通常是泼尼松龙 ± 硫唑嘌呤）（见第 8 章），妊娠期应继续使用以防止复发。
- 妊娠期或产后复发风险与停止免疫抑制治疗有关。
- 妊娠前一年病情控制不佳和未用药物治疗与妊娠不良结局有关。

（三）原发性胆汁性肝硬化

- 通常表现为瘙痒，与碱性磷酸酶和γ-谷氨酰转肽酶升高有关，当线粒体抗体阳性时即可下此诊断。
- 虽然非晚期的稳定的原发性胆汁性肝硬化在妊娠期不太可能引起问题，但已报道的妊娠结局仍是变化不一的。
- 妊娠期瘙痒可能加重，因此 UDCA（熊去氧胆酸）可以持续使用或增加剂量。
- 尽管产后生化指标恶化是常见的，但大多数女性在妊娠期间能保持稳定的肝脏生化功能。

（四）硬化性胆管炎

- 这是一种罕见的慢性纤维化炎症性疾病，病因不明，影响胆道系统，与炎症性肠病有关，但两种疾病的严重程度没有关系。
- 临床特征包括梗阻性黄疸、内镜逆行胰胆管造影（endoscopic retrograde cholangiopancreatography，ERCP）和 MRI 的特征性表现符合该病表现。
- 出现胆管癌的风险很大，一旦出现预后很差。
- 在瑞典的一个系列研究中，200 多名硬化性胆管炎（sclerosing cholangitis，SC）孕妇的队列早产风险增加了 3 倍，但其他不良结局未见增加。

（五）肝硬化

- 严重的肝功能不全与不孕有关。
- 肝脏疾病在怀孕期间可能会加重，对于肝功能严重受损的女性应避免怀孕。
- 孕产妇和围产儿的不良结局（早产和死产）可以由终末期肝病模型（model for end-stage liver disease，MELD）/ 英国终末期肝病模型（UK model for end-stage liver disease，UKELD）评分升高来预测，评分模型涉及血清肌酐、胆红素、钠或凝血酶原时间的异常情况。
- 食道静脉曲张出血是门静脉高压孕妇的一种危险并发症，特别是在妊娠中期和晚期。应在妊娠中期进行内镜检查，以评估食管静脉曲张情况及是否需要治疗。
- 因为妊娠期食道静脉曲张出血给母胎带来的风险远远大于 β 受体阻滞剂治疗本身的风险，对于使用 β 受体阻滞剂控制稳定的门静脉高压症患者，应建议在妊娠期继续使用 β 受体阻滞剂。
- 同样，未接受治疗的门静脉高压症患者应在妊娠中期开始接受 β 受体阻滞剂治疗。

（六）肝移植

- 肝移植后生育能力可能会恢复正常。
- 应推迟至移植后一年再妊娠，等待肝功能稳定，并将免疫抑制药物降低到维持水平。
- 妊娠期间需在专科医生监测指导下继续使用免疫抑制剂。他克莫司、泼尼松龙和硫唑嘌呤与畸形发生没有相关关系（见第 10 章 "肾移植受者"）。
- 文献报道肝移植受者的活产率为 70%～92%，但子痫前期（14%～23%）、感染（27%）、糖尿病

（5%）、早产（30%，中位孕周 38 周）、出生体重下降（中位数 2698g）和新生儿重症监护（25%）的风险增加。

- 急性细胞排斥反应也有报道，它可以预测远期的移植物失功能的风险，但通过适当的监测和调整免疫抑制剂量可将风险降至最低。

八、胆囊疾病

（一）发病率

- 初产妇中胆结石的患病率为 6.5%～8.5%，而经产妇（产次≥2～3 次）中患病率为 18%～19%。
- 在整个妊娠期随访的女性中，不同人群新发胆结石的发病率为 3%～8%（与非妊娠期发病率相当），其中有 20%～30% 的胆结石在产后会重新溶解。
- 超过 1/3 的孕妇可能存在胆汁样回声或胆汁淤积。
- 妊娠期急性胆囊炎的发病率约为 0.1%。

（二）临床特征

- 与非妊娠女性的表现相似。
- 疼痛见于右上腹部或上腹部，可向背部和肩胛尖区放射。
- 恶心、呕吐和消化不良常见。
- 急性胆囊炎在妊娠期的任何孕周都有可能发生，疼痛程度比胆绞痛更重，并伴有右季肋部压痛和拒按，根据胆囊感染的严重程度可能会出现发热和休克。
- 有如下并发症。
  - 胆总管水肿或结石堵塞而导致的继发性黄疸。
  - 胰腺炎。

（三）发病机制

- 胆固醇浓度升高或胆汁酸浓度降低可增加胆结石的形成。
- 妊娠和口服避孕药增加胆汁的胆固醇饱和度和胆固醇的分泌速度，同时也增加了胆酸与鹅脱氧胆酸的比值，最终导致胆汁的成石性增加。
- 妊娠也会使胆囊收缩力下降，导致胆囊排空延迟。
- 妊娠期因胆囊排空延迟和胆汁的分泌二者协同作用，增加了胆汁淤积和结石的形成，但这两种情况有可能在妊娠期或产后消失。

（四）诊断

- 对胆结石来讲，超声是一种安全、准确的检测方法。
- 在妊娠期进行内镜下超声检查也是安全的。
- 此外，如有白细胞计数升高、肝功能异常、胆囊周围积液、胆囊壁扩张增厚和超声探头引起的胆囊区疼痛，则提示急性胆囊炎。
- 淀粉酶轻度升高（2 倍）也符合急性胆囊炎的诊断，而淀粉酶的更明显升高提示胰腺炎或胆总管结石。

- 妊娠期急性胆囊炎的鉴别诊断（见第 16 章，表 16-17）。
  - 阑尾炎（见第 12 章）。
  - 胰腺炎（见第 12 章）。
  - 消化性溃疡（见第 12 章）。
  - 肺炎，特别是右下肺炎（见第 4 章）。
  - AFLP（见上文）。
  - HELLP 综合征（见上文）。
  - 病毒性肝炎（见上文）。
  - ICP（见上文）。

（五）管理

- 与非孕患者相同。
- 保守治疗，如禁食禁饮、留置胃管、静脉输液、抗感染和止痛，超过 3/4 的孕妇症状可以缓解。
- 如果需要手术，最好在妊娠中期进行，因为此时流产的风险很低，而且子宫还没有大到遮盖或扭曲术野。
- 腹腔镜胆囊切除术在妊娠期是安全的。
- 经验丰富的医生可以在很小的放射剂量下完成内镜下使用 ERCP 和支架引流术取出胆总管结石，但存在引起胰腺炎的风险。
- 孕期也可以行胆总管括约肌切开术，但有出血的风险。

（高云飞 **译** 李映桃 孙 嫣 **校**）

参考文献

[1] Chappell, L.C., Bell, J.L., Smith, A. et al. (2019) Ursodeoxycholic acid versus placebo in women with intrahepatic cholestasis of pregnancy (PITCHES): A randomised controlled trial. *Lancet*, 394 (10201), 849–860.

[2] Ch'ng, C.L., Morgan, M., Hainsworth, I., Kingham, J.G. (2002) Prospective study of liver dysfunction in pregnancy in Southwest Wales. *Gut*, 51, 876–880. Erratum in: Gut, 2003, 52, 315.

[3] Efe, C., Kahramanoğlu-Aksoy, E., Yılmaz, B., Ozseker, B., Takcı, S., Roach, E.C., Purnak, T., Kav, T., Ozaslan, E., Wahlin, S. (2014) Pregnancy in women with primary biliary cirrhosis. *Autoimmun Rev*, 27, pii: S1568–9972(14)00127-X.

[4] Floreani, A. (2013) Hepatitis C and pregnancy. *World J Gastroenterol*, 19, 6714–6720.

[5] Geenes, V., Chappell, L.C., Seed, P.T., Steer, P.J., Knight, M., Williamson, C. (2014) Association of severe intrahepatic cholestasis of pregnancy with adverse pregnancy outcomes: A prospective population-based case-control study. *Hepatology*, 59, 1482–1491.

[6] Geenes, V., Williamson, C. (2009) Intrahepatic cholestasis of pregnancy. *World J Gastroenterol*, 15, 2049–2066.

[7] Glantz, A., Marschall, H.U., Mattsson, L.A. (2004) Intrahepatic cholestasis of pregnancy: Relationships between bile acid levels and fetal complication rates. *Hepatology*, 40, 467–474.

[8] Knight, M., Nelson-Piercy, C., Kurinczuk, J.J., Spark, P., Brocklehurst, P., UK Obstetric Surveillance System (2008) A prospective national study of acute fatty liver of pregnancy in the UK. *Gut*, 57, 951–956.

[9] Ludvigsson, J.F., Bergquist, A., Ajne, G., Kane, S., Ekbom, A., Stephansson, O. (2014) A population-based cohort study of pregnancy outcomes among women with primary sclerosing cholangitis. *Clin Gastroenterol Hepatol*, 12, 95–100.

[10] Marschall, H.U., Wagner, M., Zollner, G. et al. (2005) Complementary stimulation of hepatobiliary transport and detoxification systems by rifampicin and ursodeoxycholic acid in humans. *Gastroenterology*, 129, 476–485.

[11] Mohamed-Ahmed, O., Nelson-Piercy, C., Bramham, K., Gao, H., Kurinczuk, J.J., Brocklehurst, P., Knight, M. (2014) Pregnancy outcomes in liver and cardiothoracic transplant recipients: A UK national cohort study. *PLOS ONE*, 9, e89151.

[12] Ovadia, C., Seed, P.T., Sklavounos, A. et al. (2019) Association of adverse perinatal outcomes of intrahepatic cholestasis of pregnancy with biochemical markers: Results of aggregate and individual patient data meta-analyses [published correction appears in *Lancet*, 2019, 393 (10174), 899–909].

[13] Westbrook, R.H., Dusheiko, G., Williamson, C. (2016) Pregnancy and liver disease. *J Hepatol*, 64 (4), 933–945.

第12章 胃肠道疾病

Gastrointestinal disease

一、生理变化

- 妊娠期胃肠动力的变化包括食管下段压力降低、胃蠕动缓慢和胃排空延迟。
- 胃肠动力在妊娠期普遍降低，小肠和大肠蠕动时间延长。
- 这些改变可导致孕早期出现便秘、恶心和呕吐等症状。

二、妊娠剧吐

（一）发病率

- 孕期恶心和呕吐很常见，发生率为 50%～80%。
- 妊娠剧吐（hyperemesis gravidarum，HG）在孕妇中的发生率为 0.3%～3%。

（二）临床特征

- 孕早期发病，通常发生在孕 6～8 周。
- 妊娠剧吐的特征是长时间的、严重的恶心和呕吐，导致体重减轻、脱水和电解质紊乱（包括酮症）；体重下降超过孕前体重的 5%。
- 部分伴有唾液增多（不能吞咽唾液）和频繁吐口水。
- 脱水者伴有体位性低血压和心动过速，并可出现肌肉萎缩。

（三）检查

子宫超声（US）检查明确胎龄、胚胎数，排除葡萄胎；多胎和葡萄胎更易发生呕吐。

显示如下检验结果。

- 低钠血症。
- 低钾血症。
- 血清尿素氮降低。
- 代谢性低氯性碱中毒。
- 血细胞比容升高，尿比重升高。
- 肝功能异常（高达 50% 的病例中可见，见第 11 章）。
- 甲状腺功能异常（高达 66% 的病例中可见）。

- 甲状腺功能亢进者，游离甲状腺素升高和（或）促甲状腺激素（thyroid-stimulating hormone，TSH）降低。
- 甲状腺功能异常的患者，临床表现正常。除了极少数患者在妊娠早期出现甲状腺毒症，一般无甲状腺抗体。
- 甲状腺功能检查异常通常不需要抗甲状腺药物治疗，随着剧吐的改善可自行好转。
- 与欧洲人相比，亚洲人妊娠期甲状腺毒症的发病率较高。
- 尿酮症不是衡量妊娠剧吐严重程度的指标。

（四）发病机制

- 妊娠剧吐的发病机制尚不清楚，与多种激素、生理因素和心理因素有关。
- 妊娠剧吐的严重程度与甲亢的程度有直接关系，甲状腺激素水平升高或 TSH 降低可导致妊娠剧吐。
- 人绒毛膜促性腺激素（human chorionic gonadotropin，hCG）与 TSH 有一个共同的 α 亚基，hCG 的水平与症状严重程度和游离甲状腺素浓度成正相关，与 TSH 水平成负相关。hCG 可能对孕妇的甲状腺有一定的刺激作用，hCG 和 TSH 不仅存在分子结构同源性，而且它们的受体也存在同源性，这为 hCG 与 TSH 受体的反应性奠定了基础。
- 妊娠剧吐和 hCG 水平呈正相关，因此在多胎妊娠和葡萄胎中妊娠剧吐发病率增加，hCG 水平的峰值（孕期第 6～12 周）与 HG 严重程度一致。
- 食管压力、胃蠕动和胃排空的生理性改变加重呕吐症状，单一因素引起呕吐的可能性较低。
- 频繁呕吐可能会导致严重的心理疾病。这可能与以下因素有关，如没有家人陪伴、无法工作、身体不适，以及担心这种不适对胎儿及妊娠结局造成影响。
- 把心理或精神因素当作引起临床患者严重呕吐的唯一原因是很危险的。有报道称，有将孕妇不恰当地转到精神科病房之后导致其死亡的先例。

（五）诊断

- 妊娠剧吐为排除性诊断。
- 没有单一的确诊方法。
- 停经 12 周后出现的呕吐不应诊断妊娠剧吐。
- 妊娠剧吐易复发，既往病史有助于诊断。
- 鉴别诊断。
  - 感染因素：尿路感染、耳部感染、胃肠炎。
  - 内分泌因素：甲状腺功能亢进、甲状旁腺功能亢进症引起的高钙血症、糖尿病酮症酸中毒、慢性肾上腺皮质功能减退症（发病隐匿，某些特征早于妊娠）。
  - 外科因素：消化性溃疡、胆囊炎或胰腺炎（腹痛不是妊娠剧吐的主要症状）。
  - 药物原因：铁剂、抗生素。
- 甲状腺毒症与甲状腺功能检查异常不同，鉴别依赖于既往病史，特别是孕前体重减轻及存在甲状腺刺激性抗体。
- 甲状腺眼病（特别是眼睑迟缓）更易诊断为甲状腺毒症。

（六）妊娠剧吐对妊娠的影响

1. 母体并发症

● 妊娠剧吐治疗不彻底或不当可导致严重的并发症甚至死亡。

(1) Wernicke 脑病。

维生素 B_1（硫胺素）缺乏引起的 Wernicke 脑病是一种潜在致命但可逆的临床急症。在妊娠剧吐情况下，完全可以预防其发生，包括以下临床特征。

● 视物模糊、情绪不稳定和精神混乱、记忆障碍、嗜睡。

● 检查时通常有眼球震颤、眼肌麻痹、第 VI 神经麻痹、反射减退 / 反射不全、步态和（或）指鼻共济失调。

● 静脉输注含有右旋糖酐的液体可引起 Wernicke 脑病。

● 与一般的孕吐相比，妊娠剧吐合并 Wernicke 脑病的孕妇肝功能异常的发生率更高。与酗酒者一样，肝功能异常可能是通过降低硫胺素向其活性代谢物焦磷酸硫胺素的转化，以及降低储存硫胺素的能力，促使 Wernicke 脑病的发生。

● Wernicke 脑病的诊断是临床诊断，可以通过磁共振成像（MRI）证实。MRI 在 T_2 加权和液体衰减反转恢复（FLAIR）序列上，可见导水管周围的中脑被盖、乳头体和内侧丘脑显示对称性加强信号，这些信号在用硫胺素治疗后消失。

● 虽然硫胺素替代疗法可以改善 Wernicke 脑病的症状，但如果合并逆行性遗忘、学习能力受损和胡言乱语（Korsakoff 精神病），恢复率仅为 50% 左右，常留有后遗症。

(2) 低钠血症：严重低钠血症（血钠<120mmol/L）可引起嗜睡、癫痫发作和呼吸骤停。

● 严重的低钠血症及其快速纠正，都可能导致脑桥中央髓鞘溶解症（渗透性脱髓鞘综合征），这与脑桥基底部中心髓鞘的对称性破坏有关，导致锥体束征、痉挛性四肢瘫痪、假性延髓麻痹和意识障碍。

● 脑桥中央髓鞘溶解症和 Wernicke 脑病可与妊娠剧吐并存，硫胺素缺乏使脑桥中央髓鞘对血清钠的变化更加敏感。

(3) 其他维生素缺乏：在妊娠剧吐中，其他维生素缺乏发生包括氰钴胺（维生素 B_{12}）和吡哆醇（维生素 B_6），可导致贫血和周围神经病。

(4) Mallory-Weiss 撕裂：长期呕吐可导致食管 Mallory-Weiss 撕裂和呕血发生。

(5) 营养不良：蛋白质和热量摄入不足会导致体重下降、肌肉萎缩，严重者体重降低 10%～20%。

(6) 心理疾病：严重的妊娠剧吐引起的心理问题常被低估。要求终止妊娠的患者不是不想怀孕，相反，这是患者感到绝望的表现。

(7) 全胃肠外营养：全胃肠外营养（total parenteral nutrition，TPN），通常是通过中心静脉导管进行输注，但有并发症（如感染、气胸）。

(8) 血栓形成：由于妊娠剧吐导致脱水、活动减少，通常需入院治疗，因此也可导致静脉血栓栓塞（见第 3 章）。

2. 胎儿并发症

● Wernicke 脑病在胎儿死亡中的发生率占 40%。

- 与轻度妊娠剧吐和正常妊娠孕妇的婴儿相比，重度妊娠剧吐孕妇（与生化异常、体重下降＞5% 和反复入院有关）的婴儿出生体重和出生体重百分位数显著降低。

（七）管理

- 妊娠剧吐及其严重程度可以用妊娠呕吐的唯一量化表（PUQE）评分来衡量（表12-1）。
- 主张早期积极治疗妊娠剧吐及潜在的母婴并发症。所有患者均需要情感上的支持，包括医护人员的安慰和鼓励。
- 暂停使用引起恶心、呕吐的药物，最常见的是铁剂。
- 水分摄入不足的孕妇都需要静脉补液和静脉应用止吐药，表12-2为推荐的治疗用法。
- 门诊给予静脉补液和止吐药物为一线治疗。
- 妊娠剧吐随着孕周增大会自然减轻，但在少数孕妇中，症状可能会持续到孕20周之后，甚至直到分娩。
- 终止妊娠是唯一的根治方法。

1. 静脉输液疗法

- 足够和适当的静脉补液和补充电解质是治疗最重要的组成部分。
- 不宜输注含右旋糖的液体（右旋糖盐水、5%右旋糖、10%右旋糖）。首先，如"Wernicke脑病"一节中所述，Wernicke脑病可能是由富含碳水化合物的食物或静脉内注射葡萄糖引起。其次，低钠血症需要输注含钠的液体（右旋糖盐水仅含30mmol/L的Na^+，而5%右旋糖则不含）。
- 宜输注生理盐水（0.9%氯化钠，154mmol/L Na^+）和哈特曼（Hartmann）溶液（氯化钠0.6%，

表 12-1　Motherisk PUQE 评分系统，用于评估 HG 和孕期恶心呕吐的严重程度

Motherisk PUQE-24 计分系统				
在过去的24h内，您感到恶心或胃部不适有多久？	无不适（1分）	≤1h（2分）	2～3h（3分）	4～6h（4分）	>6h（5分）
在过去的24h内，您有呕吐吗？	0（1分）	1～2次（2分）	3～4次（3分）	5～6次（4分）	≥7次（5分）
在过去的24h内，干呕过多少次？	0（1分）	1～2次（2分）	3～4次（3分）	5～6次（4分）	≥7次（5分）

改编自 Koren 等，（2002）Am J Obstet Gynecol，186，S229–S231

表 12-2　孕期和 HG 期间恶心呕吐的建议治疗

轻度（PUQE≤6）	中度（PUQE7～12）	重度（PUQE≥13）
社区治疗	门诊治疗	住院治疗
鼓励口服液体和少食多餐	静脉补液（1L生理盐水+20mmol K 2h以上×2），补充硫胺素	静脉补液（1L生理盐水+40mmol K，3L/d），补充硫胺素
口服止吐药	静脉应用止吐药，如苯甲嗪50mg	• 常规静脉应用止吐药 • 预防性使用LMWH

131mmol/L Na$^+$）。纠正低钾血症通常使用装有 40mmol/L 氯化钾的输液袋。即使在严重低钠血症的情况下，也不能使用双倍浓度生理盐水，因为血清钠纠正过快可导致脑桥中央髓鞘溶解。

- 必须每天调整液体和电解质的情况，并根据血清钠和钾的每日测量值及液体平衡表进行调整。

2. 预防血栓形成

由于脱水和血流缓慢，妊娠剧吐易导致静脉血栓。因此，所有住院的剧烈呕吐的孕妇都应该适当使用低分子肝素（LMWH）治疗（见第 3 章）。

3. 硫胺素疗法

- 所有长期呕吐的患者均应补充硫胺素。孕期硫胺素需求增加到每天 1.5mg。而入院诊断为妊娠剧吐的孕妇通常在入院前至少呕吐 1～2 周。

- 如果孕妇能耐受片剂，可使用盐酸硫胺素片，25～50mg，每天 3 次。如果不能耐受，则需要静脉注射治疗，将硫胺素 100mg 稀释在 100ml 生理盐水中，并在 30～60min 内输注；或者使用 Pabrinex® 给药，每支安瓿含有 250mg 盐酸硫胺素制剂。静脉注射只需每周 1 次。

- Wernicke 脑病的治疗（而不是预防）需要更高剂量的硫胺素。

4. 药物治疗

(1) 止吐药。

- 由于沙利度胺治疗后易焦虑，孕妇不愿应用止吐药来缓解孕期和妊娠剧吐导致的不适，尤其是早孕期。

- 社区应向妊娠期间有早孕反应的孕妇提供止吐药物以改善症状，避免二级护理。

- 应对经过静脉补液和电解质治疗无效的、需要二级护理的孕妇，给予止吐治疗。

- 已有大量数据表明，使用以下药物无致畸作用或其他不良作用。
  - 抗组胺药（H$_1$ 受体阻滞剂，如异丙嗪、苯甲嗪、桂利嗪、多西拉敏、茶苯海明）。
  - 吩噻嗪类（氯丙嗪、丙哌嗪）。
  - 多巴胺受体阻滞剂（甲氧氯普胺、多潘立酮）。
  - 5- 羟色胺（5-HT）受体阻滞剂（昂丹司琼）。

- 如果症状没有改善，应开具止吐药并定期服用，而不是"按需"服药。

- 包括以下几个方面的不良反应。
  - 嗜睡，特别是吩噻嗪类。
  - 锥体外系反应和眼肌痉挛，特别是甲氧氯普胺。锥体外系反应通常在停药后减弱，眼肌危象可用抗肌松药治疗，如苯扎托品 1～2mg 肌内注射（IM）或静脉注射。

- 甲氧氯普胺是安全有效的，但由于锥体外系的不良反应，用于二线治疗。

- 昂丹司琼是安全有效的，虽然有研究表明先天性心脏病或唇腭裂的风险有小幅的增加，但未能证实二者有关联，用作二线治疗。表 12-3 列出了推荐的止吐疗法和剂量。

(2) 组胺 2（H$_2$）受体阻滞剂和质子泵抑制剂（proton pump inhibitors，PPI）：H$_2$ 受体阻滞剂（如雷尼替丁）和 PPI（如奥美拉唑）可用于妊娠剧吐伴有食管炎或胃炎患者，用于妊娠是安全的。

(3) 皮质类固醇。

- 皮质类固醇可迅速改善严重难治性妊娠剧吐患者的症状。随机研究证实使用皮质类固醇对严重难治性的患者有益。

表 12-3　推荐的止吐药和剂量

治　疗	剂量、用法和频率
一线治疗	
苯甲嗪	• 50mg，口服、肌注或者静脉注射，每 8 小时 1 次
丙哌嗪	• 5～10mg，口服、肌注、静脉注射或者灌肠，每 6～8 小时 1 次 • 12.5mg，肌注或者静脉注射，每 8 小时 1 次 • 25mg，灌肠，每天 1 次
异丙嗪	• 12.5～25mg，肌注、静脉注射、灌肠，每 4～8 小时 1 次
氯丙嗪	• 10～25mg，口服、静脉注射或者肌注，每 4～6 小时 1 次 • 50～100mg，灌肠，每 6～8 小时 1 次
多西拉敏 / 吡哆醇	• 每片 10mg，每天最多 4 片（起始量为晚上 2 片，按要求增加到早上 1 片，中午 1 片，晚上 2 片）
二线治疗	
甲氧氯普胺	• 5～10mg，肌注、静脉注射或者口服每 8 小时 1 次（最长持续 5 天）
多潘立酮	• 10mg，肌注，每 8 小时 1 次 • 30～60mg，灌肠，每 8 小时 1 次
昂丹司琼	• 4～8mg，口服、肌注，每 8 小时 1 次 • 8mg，静脉注射大于 15min，每 12 小时 1 次

- 在常规的静脉输液替代治疗和常规静脉止吐无效之前，不应使用这些药物。
- 对静脉止吐治疗有效的复发性患者不应用此药。
- 建议剂量为泼尼松 40～50mg，分次口服或氢化可的松 100mg iv，每日 2 次。
- 在对类固醇治疗有效的病例中，剂量须逐渐减少，泼尼松通常不能停用，直到妊娠剧吐症状消失（在特殊情况下可用至分娩）。
- 对于类固醇治疗无效的病例应停止使用。

(4) 肠内营养。

- 如果孕妇对静脉补液和止吐治疗及皮质类固醇激素治疗无效，则需要以肠内或肠胃外营养的方式提供营养支持。
- 当胃肠功能正常时，治疗营养不良，肠内营养比肠外营养更好。
- 肠内营养的选择包括鼻胃管（nasogastric，NG）、鼻十二指肠或鼻空肠（nasojejunal，NJ）管，或经皮内镜胃造口术或空肠造口术。
- 为了最大限度地减少误吸，可以将 NJ 管放置幽门以下，但这需要在低剂量的放射线照射下才能正确放置或在内镜引导下放置。

(5) 全肠外营养。

- 外周置入中心静脉导管（PICC 导管）的 TPN 通常比肠内耐受性更好，但风险更高。
- TPN 在一些病例中很快改善症状。

- 一旦出现代谢紊乱和感染并发症，患者很危险，需要严格的治疗方案和严密的监护。必须定期检查中心导管部位是否有感染迹象。
- 静脉炎和血栓形成是 TPN 公认的其他并发症，与导管相关的内皮损害可能会引起血栓形成。此外，输注高渗性液体继发的血管内皮损伤也可能导致血栓。
- TPN 涉及使用高浓度的葡萄糖，必须补充硫胺素。
- 肠外营养通常只在病情危重并有生命危险的情况下使用。

（八）孕前咨询 / 复发

- 剧吐经常复发。
- 在非常严重的病例中，特别是那些需要 TPN 或终止妊娠的情况下，可以建议孕妇了解类固醇的益处，为后续妊娠提供一种治疗选择。及时预防性的止吐治疗对后续的妊娠很重要。

妊娠剧吐——要点

- 妊娠剧吐为排除性诊断。
- 可能与肝功能和甲状腺功能异常有关。
- 会导致严重的孕妇心理疾病。
- 充足和适当的（生理盐水和氯化钾）液体和补充电解质是最重要治疗方法。
- 补充硫胺素可预防 Wernicke 脑病，对所有剧吐入院的患者预防血栓治疗。
- 常见的止吐药不会致畸。
- 皮质类固醇可能对严重耐药的病例有一定疗效。

三、便秘

（一）发病率

便秘非常常见，高达 40% 的孕妇出现过，特别是在孕早期。

（二）临床特征

- 排便次数减少。
- 大便的黏稠度增加，可能为块状和羊屎便。
- 排便困难。
- 一些孕妇可能会有腹胀、下腹不适和排气增加。
- 便秘可能会导致并加重痔疮和肛裂。通常排便时出血、瘙痒和疼痛。

（三）发病机制

- 血管舒张性前列腺素和血管内皮物质引起结肠蠕动降低。恶心、呕吐或妊娠剧吐导致相关的液体和食物摄入不足加剧便秘。
- 昂丹司琼可导致便秘，口服补铁剂可能会引起便秘或腹泻等胃肠不适。

- 妊娠期子宫对直肠乙状结肠的压迫可能会导致妊娠晚期便秘。

（四）管理

- 孕妇需意识到便秘是妊娠期的正常特征。
- 建议适当进行锻炼、增加液体摄入、调整饮食，特别注意增加膳食纤维的摄入。
- 暂停口服补铁剂有助于缓解症状。
- 泻药应仅在严重情况下及上述处理措施无效时使用。

泻药包括以下 4 种。

(1) 纤维素形成药：孕时可使用未经加工的麸皮、甲基纤维素、卵叶车前果壳或胖大海。这些应与足够的液体一起服用以防止肠梗阻。

(2) 刺激性泻药：甘油栓和番泻叶（Senokot®）可安全用于妊娠，丹参酮应避免使用。

(3) 粪便软化剂：孕时应避免使用液体石蜡、蓖麻油和肥皂灌肠剂。多库酯钠（磺基琥珀酸二辛酯钠）可作为刺激剂又可作为软化剂，可安全用于怀孕。

(4) 渗透性泻药：乳果糖和盐酸镁均可安全用于妊娠。

四、胃食管反流病

（一）发病率

食管反流在妊娠期普遍存在。约 60% 的孕妇在妊娠晚期的某个时候会出现胃食管反流病（gastro-oesophageal reflux disorder，GORD）。

（二）临床特征

- 反流可能没有症状，也可能伴有烧心、反酸、恶心和呕吐、咳嗽、喘息或吸入性肺炎。
- 反复或剧烈呕吐可导致 Mallory-Weiss（食管黏膜）撕裂或损伤而出现呕血。

（三）发病机制

- 食管压力降低、胃蠕动减弱和胃排空延迟都容易导致胃食管反流病。
- 孕晚期子宫增大会加重胃食管反流病。
- 酸性或碱性胃内容物反流到食道会导致食管黏膜炎。

（四）管理

- 抗酸剂在孕期可以安全、广泛地使用。
- 有许多液体药剂、片剂或胶囊剂型可供选择，液体药剂更有效，最好在饭前或睡前服用以预防症状，但随时服用也可以减轻症状。
- 含铝的抗酸剂易导致便秘，含镁的抗酸剂有通便作用，两者均可安全用于妊娠。
- 妊娠晚期的胃食管反流病，可通过改变姿势得到缓解，一些孕妇发现坐位或半卧位睡觉可以防止夜间出现症状。
- 避免在晚上休息前立即摄入食物或液体可能也有帮助。
- 甲氧氯普胺和多潘立酮可增加食管下段压力，加速胃排空，并可能有助于缓解胃食管反流。
- 硫糖铝可安全用于妊娠。

- H_2 受体阻滞剂，如雷尼替丁，孕期应用是安全的。
- 奥美拉唑和其他 PPI 在抑制胃酸分泌方面比雷尼替丁更有效，可用于胃食管反流病。

五、消化性溃疡

（一）发病率

- 消化性溃疡在孕妇中较非孕妇少见。由于妊娠期不愿以消化不良等症状进行食管 – 胃 – 十二指肠镜（OGD）检查，患病率可能存在误差。
- 消化性溃疡的并发症，如消化道出血和穿孔，在孕期非常罕见。

（二）临床特征

- 上腹痛，十二指肠溃疡可通过进食缓解，而胃溃疡进食后却加剧。
- 烧心和恶心，与胃食管反流病难以区分。
- 孕期处于静止的溃疡可能会在产褥期复发。

（三）发病机制

- 胃酸分泌增加和黏膜抵抗力降低可导致发病。
- 接近 100% 的十二指肠溃疡患者胃中发现幽门螺旋杆菌，并具有因果关系。用抗生素根除治疗幽门螺旋杆菌可促进溃疡愈合并减少复发。
- 孕期很少能根除，但包括 PPI、阿莫西林、克拉霉素和甲硝唑在内的治疗方案可安全用于妊娠。
- 吸烟会降低黏膜抵抗力。
- 孕期前列腺素增加对胃黏膜有保护作用。

（四）诊断

- 高度怀疑是必要的，但消化性溃疡在孕期并不常见。
- 虽然恶心、呕吐和胃食管反流在孕期很常见，但上腹痛并不常见。临床医生诊断时需考虑到消化性溃疡（见第 16 章 "腹痛"，表 16-17）。
- 既往经验中，孕期行胃镜检查是安全的，不应该不予使用。用于镇静的苯二氮䓬类药物可以照常使用。
- 呕血通常是由于 Mallory-Weiss 撕裂引起的。与非孕妇一样，反复或严重呕血或出现血红蛋白下降应进行胃镜检查。

（五）管理

- 常规抗酸剂、硫糖铝、H_2 受体阻滞剂和 PPI 均可安全用于妊娠期。雷尼替丁是最适合的 H_2 受体阻滞剂。
- 幽门螺旋杆菌的根治可以推迟到分娩后。
- 前列腺素类似物米索前列醇能保护胃黏膜，因其可能导致子宫收缩和流产，在妊娠期禁止使用。

六、炎症性肠病

分为克罗恩病（Crohn's disease，CD）和溃疡性结肠炎（ulcerative colitis，UC）。

（一）发病率

- UC 的发病率为（5～10）/100 000，患病率为（0.8～1）/1000。
- CD 的发病率约为 5/100 000，患病率约为 0.5/1000。
- 在 UC 中，女性比男性更易患病。但在 CD 中，男女患病程度相当。
- 炎症性肠病（inflammatory bowel disease，IBD）通常发生在青壮年，有 25% 的女性患者在诊断后妊娠。

（二）临床特征

1. 溃疡性结肠炎

病灶局限在结肠中，并导致如下表现。

- 腹泻。
- 下腹痛。
- 里急后重。
- 黏液血便。

2. 克罗恩病

30% 的病例仅累及在回肠末端，50% 的病例累及回肠和结肠，20% 的病例仅累及结肠。本病可发生在从口腔到肛门的胃肠道的任何部位。

结肠受累的病例可能出现上述任一特征，但是 UC 的出血比 CD 更常见，回肠受累的病例有如下表现。

- 中腹部痉挛痛。
- 腹泻。
- 体重减轻。

（三）并发症

1. 克罗恩病

- 穿孔。
- 狭窄形成。
- 肛周病变，肛裂、溃疡。
- 肠瘘。
- 脓肿形成。
- 吸收不良。

2. 溃疡性结肠炎

- 结肠扩张 / 中毒性巨结肠。
- 结肠癌。

3. 肠外表现

- 关节炎（骶髂关节炎、脊柱关节炎）。
- 口腔溃疡。
- 胆结石。

- 上行性胆管炎。
- 原发性硬化性胆管炎。
- 结膜炎 / 睑结膜炎 / 巩膜炎。
- 结节性红斑 / 坏疽性脓皮病。

（四）发病机制

- 炎症性肠病的病因尚不清楚。
- 可能与感染、自身免疫、遗传因素和环境因素有关。
- 片状或节段性炎症（跳跃性病变）是克罗恩病的典型表现。
- 吸烟会使克罗恩病恶化，戒烟者比继续吸烟者复发率低 65%。

（五）诊断

乙状结肠镜或结肠镜检查和黏膜活检在妊娠期使用是安全的，可以确诊黏膜炎，并进行组织学检查来区分溃疡性结肠炎和克罗恩病。

（六）与妊娠的相互影响

1. 妊娠对炎症性肠病的影响

- 与未怀孕相比，妊娠期间溃疡性结肠炎恶化的风险增加了一倍，在缓解期受孕的人中有 35% 患者在妊娠期间会发作。
- 溃疡性结肠炎的恶化通常是轻度的，发生在孕早、中期。
- 与未怀孕相比，溃疡性结肠炎在孕期或产后复发的可能性较低。
- 在孕期首次发生 IBD 或者在活动期怀孕的人群风险最高。这些情况通常发生在孕早期或孕中期。
- 产后的溃疡性结肠炎发生率是非孕妇的 6 倍。

2. 炎症性肠病对妊娠的影响

- 活动期 IBD 和回肠袋术后肛门吻合术（post-ileal pouch-anal anastomosis，IPAA）可能会降低生育力。
- 荟萃分析发现 IPAA 术后发生不育的相对风险约为 4 倍，尽管腹腔镜手术发生不育的风险可能相对较低。
- 疾病潜伏期受孕，其流产、死产、胎儿异常和活产的发生率没有增加。
- 大多数女性（80%～90%）可正常足月妊娠。
- 疾病活动期受孕，流产率增加。
- 疾病活动期可能会对妊娠结局产生不利影响，增加早产的发生率。
- 以前做过回肠造口和直肠切除手术的女性对妊娠的耐受性很好。大多数有造口和静止性疾病的女性可以正常分娩。
- 回肠造口功能障碍可发生在妊娠中期。最严重的并发症是间歇性肠梗阻，但腹壁拉伸可能导致吻合口周围破裂和出血。
- 回肠吻合和 IPAA 术后可成功妊娠和阴道分娩。

（七）管理

- 应鼓励女性在疾病缓解期受孕，并在疾病活动期避免或推迟怀孕。

- 妊娠对急性发作期和慢性疾病期的治疗影响不大。

- 可以通过检查全血细胞计数、粪便培养、血清白蛋白（考虑到正常妊娠期降低）、CRP（C 反应蛋白）、粪便钙保护蛋白和轻柔的乙状结肠镜观察病情，以评估结肠炎的活动性。

- 口服和外用 5- 氨基水杨酸 [如柳氮磺吡啶（见第 8 章）、美沙拉嗪] 用于维持和诱导缓解孕妇 UC 和结肠 CD，可在整个妊娠和哺乳期期间安全使用。

- 口服和直肠使用类固醇制剂用于妊娠是安全的。对于急性结肠疾病，初始治疗是使用局部皮质类固醇灌肠剂和口服或直肠给予柳氮磺吡啶或美沙拉嗪。可能需要口服类固醇（20～40mg）。

- 关于硫唑嘌呤在肾移植和妊娠期系统性红斑狼疮中的安全性已有大量的数据。另外一种有时用于炎性肠病的硫嘌呤——6- 巯基嘌呤，在妊娠期间可安全使用（见第 4 章"类固醇"和第 8 章"硫唑嘌呤"）。那些需要硫嘌呤缓解期维持的患者应该在妊娠期继续服用这些药物。

- 别嘌醇与低剂量的硫嘌呤合用可以提高临床疗效，并可避免单用硫嘌呤相关的一些不良反应。妊娠中使用别嘌醇的数据很少，但尚无不良反应报道。

- 用于治疗结肠炎的甲硝唑已广泛用于妊娠期的其他疾病并且证实是安全的，较环丙沙星更受欢迎。

- 正在积累孕期使用抗 TNF（肿瘤坏死因子）-α 制剂和其他生物制剂的安全性数据（见第 8 章）。英夫利昔单抗和阿达木单抗已用于妊娠期炎症性肠病。理想情况下应在妊娠晚期停止使用，以便让胎儿有时间在分娩前清除药物。有证据表明这些药物不会转运到母乳。妊娠 20 周后接受生物制剂孕妇所生的婴儿 6 月龄前不应接种活疫苗（卡介苗和轮状病毒）。

- 新型抗整合素生物制剂维多珠单抗和抗白介素乌斯替单抗的数据很少。少数案例表明是安全的。

- 小分子 Janus 激酶（JAK）抑制剂的数据更少。托法替尼用于治疗类风湿关节炎、银屑病关节炎和 IBD。禁用于肺栓塞风险较高的人群，包括孕妇。用药期间怀孕的数据并不提示不良妊娠结局风险的增加。

- 极少数情况下，妊娠期间可能需要对梗阻、出血、穿孔、中毒性巨结肠或治疗失败者进行手术，不应因为妊娠而延误。

- 通常仅在有产科指征时才需要进行剖宫产。严重的肛周 CD 可导致直肠和会阴畸形或瘢痕形成，此时会阴缺乏弹性，应避免阴道分娩。剖宫产适用于直肠阴道瘘的孕妇。同样，活动期的肛周 CD 可能会影响外阴切开术的伤口愈合。盆腔 MRI 可在妊娠期间用于评估瘘管情况并有助于分娩方式的选择。

- 对于有肛袋的女性，可能要考虑维持肛门外括约肌完整的情况，应就分娩方式咨询专业的直肠外科医生。

IBD——要点

- 妊娠与 UC 发作风险增加有关，但与 CD 无关。
- 疾病活动期的大多数变化发生在孕早、中期。
- 妊娠结局不受 IBD 静止期的影响，活动期受孕或妊娠期的疾病发作可能会导致不良妊娠结局。
- 在妊娠和哺乳期间，外用和口服 5- 氨基水杨酸（美沙拉嗪）、皮质类固醇和口服巯嘌呤是安全的。
- 妊娠期应根据需要继续或开始使用抗 TNF-α 的生物治疗。如果可以，在妊娠晚期停止英夫利昔单抗治疗。哺乳期使用抗 TNF-α 是安全的。
- 剖宫产通常不是常规选择，即使有回肠造口的孕妇也是如此。有产科指征或有肛周 CD 的孕妇，或一些有肛袋的孕妇除外。

七、乳糜泻

（一）发病率

- 乳糜泻的患病率约为 1%，大多数病例在孕前已确诊。
- 在女性中更为常见 [比率为（1.5～2）：1]。
- 约 90% 的患者人类白细胞抗原（human leukocyte antigen，HLA）DQ2 阳性，10% 的 HLA DQ8 阳性。

（二）临床特征

- 体重减轻。
- 腹泻 / 脂肪泻。
- 贫血（通常为缺铁性贫血）。

（三）发病机制

- 是一种自身免疫性疾病，为谷蛋白摄入引起的免疫反应。

（四）诊断

- 血清学检查肌内膜抗体、组织转谷氨酰胺酶或脱氨醇溶蛋白肽具有良好的敏感性和特异性。
- 非妊娠期应通过十二指肠活检确诊，该活检显示绒毛萎缩和上皮内淋巴细胞增多。患者应在内镜检查确诊之前保持含谷蛋白饮食，因为组织学特征可在无谷蛋白饮食中得以修复。

（五）管理

- 妊娠期应继续保持无谷蛋白饮食。
- 监测以下指标是否缺乏。
  - 钙和维生素 D。
  - 维生素 B_{12}、叶酸、铁。
- 骨质疏松和淋巴瘤（非霍奇金）的风险增加。
- 乳糜泻可使流产、胎儿生长受限、低出生体重和早产的风险增加 1.5 倍。然而，无谷蛋白饮食可以显著降低这些风险。

八、肠易激综合征

（一）发生率

肠易激综合征（irritable bowel syndrome，IBS）很常见，妊娠期大多数患者已经意识到了这种情况。IBS 是一种排除性诊断，妊娠中新出现的症状更有可能归因于妊娠而不是 IBS。

（二）临床特征

- 反复发作的腹痛，通常发生在左髂窝，但也可能发生在腹部的任何部位。
- 排便习惯改变，最常见的是便秘，也有腹泻。
- 病程较长，可有长时间的无症状期。
- 尽管腹痛频繁发作，患 IBS 的孕妇一般情况良好。
- 查体无异常体征。

（三）发病机制

- IBS 的病因尚不清楚。
- 肠道动力学异常可能是一个促成性因素，应激反应通常会加剧或诱发症状。

（四）诊断

- IBS 是一种排除性诊断，病情的程度取决于患者的年龄和病史的长短，以及是否存在任何"危险信号"的症状或体征。
- 大多数有长期间歇性腹痛病史的年轻女性几乎不需要做有创性的检查。
- 应当进行直肠检查和乙状结肠镜检查（怀孕前），尽管结肠和直肠黏膜正常，但肠内充气可能会重现疼痛。
- 以腹泻为主要症状者应进行直肠活检（怀孕前）以排除 IBD。

（五）管理

- 让人感到慰藉的是 IBS 是一种良性病变，这本身可能有助于缓解症状。
- 怀孕可能会加剧 IBS 的症状，尤其在便秘为主要特征的情况下。
- 高纤维饮食可能对某些孕妇有帮助。
- 粪便软化剂（见上文）比未加工的麸皮更受欢迎，未加工的麸皮可能会使症状加重，特别是腹胀。
- 抗痉挛药具有松弛肠道平滑肌的作用，广泛应用于非妊娠期女性 IBS 的治疗。尚无证据显示东莨菪碱和双环素等抗胆碱能药物有致畸作用。也无证据表明平滑肌松弛剂，如美贝维林有不良影响。

九、腹痛

鉴别诊断详见第 16 章表 16-17。
孕期腹痛的最常见原因是便秘、尿路感染和子宫收缩。常见的非产科手术疾病是阑尾炎、胆囊疾病（见第 11 章）和胰腺炎。

（一）阑尾炎

1. 发病率

- 是妊娠期开腹手术最常见的非产科适应证。

- 通常出现在孕早、中期，发病率约为 1/3500。

2. 临床特征

- 症状和体征与非妊娠期相似，有腹痛、反跳痛、恶心、呕吐，但腹痛可能不是典型的右髂窝位点。

- 由于怀孕延误了诊断，穿孔、肠壁脓肿和麻痹性肠梗阻等并发症并不少见。

- 并发症包括穿孔，兼有 20% 的早产和围产儿死亡风险。

3. 诊断

- 在怀疑有阑尾炎的情况下，超声检查提高了诊断准确性并降低了开腹手术的阴性率。

- 大多数情况下，超声检查很少能看见正常的阑尾。

- 阑尾炎的超声特征是阑尾外径 > 6mm，不能收缩，无蠕动或阑尾周围积液。

- 经腹侧超声扫查可评估盲肠后阑尾，经阴道超声可扫查盆腔阑尾。

- 如果超声检查不清楚，则需要 CT（计算机断层扫描）或 MRI（磁共振成像）。

4. 管理

一旦确诊，建议腹腔镜或开腹阑尾切除术。

（二）急性胰腺炎

1. 发病率

妊娠期很少见，发病率约为 0.1/1000。

2. 临床特征

- 与非妊娠期相似。

- 大多数发生在孕晚期，病情轻。

- 上腹部痛，可放射至背部，并伴有恶心和呕吐。

- 重症胰腺炎会导致肺、心、肾和胃肠道并发症并出现休克。

3. 发病机制

- 胰腺炎最常见的病因是胆结石，孕期发病也是如此，其次是酒精。

- 胰腺炎在妊娠期间并不常见。

- 妊娠期胰腺炎很少由高甘油三酯血症引起，尽管在正常妊娠中甘油三酯呈生理性升高，但不足以引起胰腺炎，除非有潜在的脂质紊乱。应建议患有高甘油三酯血症的孕妇服用 omega-3 脂肪酸（Omacor®），可减少肝脏中甘油三酯的产生。如果不能将甘油三酯维持在 15mmol/L 以下，则应使用贝特类药物。重症和耐药病例可能需要血浆置换。

- 原发性甲状旁腺功能亢进（见第 6 章）是妊娠期间胰腺炎的另一种罕见病因。

4. 诊断

- 血清淀粉酶升高且水平 > 1000U/L 提示胰腺炎或胆总管结石，血清脂肪酶也可用于诊断。

- 怀孕本身不会引起淀粉酶的改变，淀粉酶水平的升高并非胰腺炎所特有。胆囊炎、消化性溃疡穿孔和肠梗阻均会引起淀粉酶的轻度升高。
- 由于高脂血症掩盖了淀粉酶的升高，所以血清淀粉酶升高不一定能被发现。

5. 管理

- 胰腺炎尚无特效治疗方法；主要是对症支持治疗。如果有麻痹性肠梗阻，通常需要禁食和胃肠减压一段时间。
- 根据需要给予静脉补液和镇痛，大多数情况下会自发痊愈。
- 约 10% 的孕妇可能会出现严重的并发症，治疗的重点是识别这部分患者，并将他们迅速转移到重症监护病房。
- 定期监测心血管情况、血红蛋白、白细胞计数、淀粉酶、肾功能、血氧饱和度、肝功能、凝血酶原时间、血糖和钙是必要的。

（刘晓岚 张兰珍 **译** 李映桃 孙 嫣 **校**）

参考文献

[1] Dean, C.R., Shemar, M., Ostrowski, G.A.U., Painter, R.C. (2018) Management of severe pregnancy sickness and hyperemesis gravidarum. *BMJ*, 363, k5000.doi: 10.1136/bmj.k5000.

[2] Koren, G, Boskovic, R, Hard M, Maltepe C, Navioz Y, Einarson A. (2002) Motherisk PUQE scoring system for nausea and vomiting of pregnancy.*Am J Obstet Gynecol*, 186, S229–S231.

[3] Mahadevan, U., Wolf, D.C., Dubinsky, M. et al. (2013) Placental transfer of anti-tumor necrosis factor agents in pregnant patients with inflammatory bowel disease.*Clin Gastroenterol Hepatol*, 11, 286–292.

[4] Matthews, A., Dowswell, T., Haas, D.H., Doyle, M., O'Mathúna, D.P. (2014) Interventions for nausea and vomiting in early pregnancy. *Cochrane Database Syst Rev*, 3, CD007575.

[5] Nguyen, G.C., Seow, C.H., Maxwell, C. et al. (2016) IBD in Pregnancy Consensus Group; Canadian Association of Gastroenterology. The Toronto consensus statements for the management of inflammatory bowel disease in pregnancy.*Gastroenterology*, 150(3), 734–757.e1. doi: 10.1053/j.gastro.2015.12.003.

[6] Pedersen, N., Bortoli, A., Duricova, D. et al. European Crohn-Colitis Organisation-ECCO-Study Group of Epidemiology Committee-EpiCom. (2013) The course of inflam-matory bowel disease during pregnancy and postpartum: A prospective European ECCO-EpiCom Study of 209 pregnant women.*Aliment Pharmacol Ther*, 38, 501–512.

[7] RCOG. (2016) *The Management of Nausea and Vomiting of Pregnancy and Hyperemesis Gravidarum (Green-top Guideline No. 69)*.https://www.rcog.org.uk/en/guidelines-research-services/guidelines/gtg69/.(Accessed on 17 Dec 2019).

[8] Selinger, C.P., Nelson-Piercy, C., Fraser, A. et al. (2020) IBD in pregnancy: Recent advances, practical management.*Frontline Gastroenterology*. doi: 10.1136/flgastro-2019-101371.

[9] Tersigni, C., Castellani, R., deWaure, C., Fattorossi, A., DeSpirito, M., Gasbarrini, A., Scambia, G., DiSimone, N. (2014) Celiac disease and reproductive disorders: Metaanalysis of epidemiologic associations and potential pathogenic mechanisms.*Hum Reprod Update*, 20, 582–593.

[10] van der Woude, C.J., Ardizzone, S., Bengtson, M.B. et al. European Crohn's Colitis Organisation (ECCO). (2015) The second European evidenced-based consensus on reproduction and pregnancy in inflammatory bowel disease.*J Crohns Colitis*, 9, 107–124.

第 13 章 皮肤病

Skin disease

一、生理变化

- 色素沉着增加：于早期妊娠阶段开始出现，分娩后消退，包括原有色素沉着区域颜色加深（如乳晕和腋窝）及新发特定区域色素沉着（如腹黑线）。

- 黄褐斑：约 70% 的女性在妊娠后半期，于面部出现浅棕色的色素沉着斑块。通常分布在前额、脸颊、上唇和下巴。

- 蜘蛛痣：主要出现于面部、躯干上部和手臂，有时数量众多，在部分病例中甚至相互融合。多数患者的蜘蛛痣于妊娠早期出现，在分娩后消退。约 25% 的患者可能会在分娩后持续存在蜘蛛痣。

- 手掌红斑：约 70% 的女性于晚期妊娠阶段出现，在分娩后一周内消退。

- 脱发（休止期脱发）：产后的正常特征，多在分娩后 4~20 周出现。脱发的主要原因是妊娠期间生长初期毛发所占比例增加，产后毛发从生长初期（生长）到休止期（静止）阶段的转化增加，头发大量脱落，通常在 6 个月内出现好转。

- 妊娠纹：在大多数妊娠女性中出现，在肥胖女性和多胎妊娠女性中更为常见。妊娠纹垂直于皮肤张力线，呈粉红色线状条纹。虽然妊娠纹不会完全消失，但是会褪色、变白和萎缩。

- 皮肤感染风险增加：细胞免疫受到抑制，会影响女性对皮肤病的易感性。

- 瘙痒：正常妊娠女性中约 20% 会在没有皮疹或胆汁淤积的情况下出现瘙痒。瘙痒但没有出现皮疹的妊娠期女性均需进行肝功能检查。尤其是在妊娠晚期发生瘙痒并且涉及手掌和脚底的患者（见第 11 章和第 16 章，表 16-14）。

二、孕前皮肤病

从 Th1 淋巴细胞主导向 Th2 淋巴细胞主导的转变，会使 Th1 驱动介导的皮肤病如银屑病得到缓解，也会使 Th2 介导的皮肤病（如特应性湿疹）发生恶化。

（一）湿疹

- 湿疹和过敏症比较常见，湿疹是最常见的与妊娠相关的皮肤病。约 20% 的女性会在怀孕期间出现湿疹病情加重。

- 大多数妊娠女性既往有成人期或婴儿期哮喘、湿疹或过敏症的病史。
- 非妊娠期的湿疹可以局部使用润肤剂。应当告知女性患者使其放心，如果需要外用类固醇控制湿疹病情，妊娠不是使用类固醇药物的禁忌证。
- 一项 Cochrane 评价显示，妊娠期使用任何效力的局部类固醇制剂，均不增加胎儿先天性发育异常、早产、胎儿死亡或低 Apgar 评分等情况的发生风险。妊娠期使用大剂量的强效外用类固醇制剂与低出生体重可能存在相关性。
- 对于患有严重湿疹的女性，可使用环孢菌素（见第 10 章）或注射抗白细胞介素 4 单克隆抗体、杜皮鲁单抗控制症状。虽然这些药物在妊娠期应用的数据不多，但是理论上并无危害，尤其是在孕早期和孕中期。

（二）银屑病

- 大多数女性在妊娠期其银屑病病情会有所改善，但 10%~20% 的女性在妊娠期间会恶化，需要加强治疗。银屑病也可能于妊娠期被初次发现。
- 润肤剂、卡泊三醇和中低效外用类固醇制剂是妊娠期的一线治疗药物。
- 窄带紫外线 B（ultraviolet B，UVB）和宽带紫外线 B 是二线治疗方法中最安全的。
- 环孢菌素和抗肿瘤坏死因子 α 生物制剂（见第 8 章）是妊娠期可安全使用的三线药物。
- 目前关于较新的抗白介素生物制剂的使用数据较少，如乌司奴单抗（抗白介素 12 和 23）和苏金单抗（抗白介素 17）。少部分病例报道表明，乌司奴单抗用于治疗妊娠期炎性肠病（inflammatory bowel disease，IBD）是安全的。
- 甲氨蝶呤是抗代谢药，具有致畸作用，在妊娠期间禁用。羟基脲和阿维 A 在妊娠期间也禁止使用。

严重的全身脓疱型银屑病、疱疹样脓疱病很罕见。从皮肤褶皱部分开始的荨麻疹（尤其是腹股沟区）伴有无菌性脓疱，这些脓疱可能会扩散并影响黏膜。这种情况与严重的全身症状有关，包括发热、中性粒细胞增多和低钙血症。据报道，低出生体重儿的风险增加。这些患者需要全身性类固醇药物的强化治疗和定期的胎儿监测。疱疹样脓疱病在随后的再次妊娠中经常会复发。

三、孕期偶发皮肤异常

（一）痤疮

- 可能在妊娠期初次发生。
- 妊娠期间，孕前存在的痤疮可能会改善或恶化。妊娠晚期由于高水平雄激素导致皮脂腺活性增加可能导致痤疮暴发。
- 四环素类（如莱美环素）和类视黄醇（维生素 A 类似物，如异维 A 酸）都有致畸作用，在妊娠期间禁止使用。局部外用或口服红霉素、克拉霉素和阿奇霉素是安全的。

（二）酒渣鼻

- 妊娠期间通常会加重。
- 治疗包括外用壬二酸、红霉素或窄带紫外线 B。

（三）结节性红斑

- 皮下脂肪炎症，通常表现为小腿前部压痛性红斑结节。
- 出现在妊娠期可能没有任何明显和已知的潜在诱因。
- 应进行胸部 X 线检查，排除肺结核和结节病，应询问女性患者有无链球菌感染和炎性肠病（IBD）的症状，以及近期是否曾经服用药物或正在服用任何药物（特别是磺胺类药物）。
- 如果未发现潜在原因，预后一般良好，病变通常在 2 个月内消失。
- 严重的病例可以口服类固醇药物治疗。

（四）多形性红斑

- 急性自限性疾病，主要影响外周组织。
- 对称性皮疹由红斑丘疹组成，这些丘疹演变成不同颜色的同心环，中央呈苍白色。
- 多形性红斑出现在妊娠期，可能没有任何明显的潜在诱因。
- 在将皮疹出现归因于妊娠之前，应寻找更常见的诱因，如药物（抗生素）和病毒感染（特别是单纯疱疹病毒）。

（五）玫瑰糠疹

- 自限性、非复发性皮疹，主要影响躯干和近端肢体。
- 病变为椭圆形红棕色斑块，在其他病变发展之前有一个较大的"先驱斑块"（2～6cm），因其边缘清晰，可见鳞片状边缘，存在与癣或滴状银屑病相混淆的可能。
- 玫瑰糠疹主要发生于儿童和青年人，可能在妊娠期更常见。
- 有证据表明玫瑰糠疹与人类疱疹病毒 6 感染有关。

四、妊娠期特异性皮肤病

（一）妊娠多形性皮疹

1. 发生率

妊娠多形性皮疹（polymorphic eruption of pregnancy，PEP）是最常见的妊娠特异性皮肤病，发病率约为 1/200，即 0.5%（图 13-1）。

2. 临床特征

(1) 发病时间：妊娠晚期，发病平均孕周为妊娠 34 周。

(2) 产次：多见于初产妇（70%）和多胎妊娠（13%）。

(3) 病变分布：腹部（包括脐部），可蔓延到大腿、臀部、乳房下方和上臂，约 97% 患者皮肤病变涉及腹部和大腿近端。

(4) 临床表现：瘙痒性、荨麻疹性丘疹和斑块、红斑和罕见的水疱（不是大疱）及皮肤损伤。

(5) 预后：分娩后快速恢复。

3. 对胎儿影响

对胎儿的影响尚不明确。

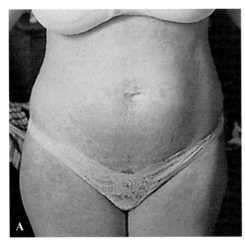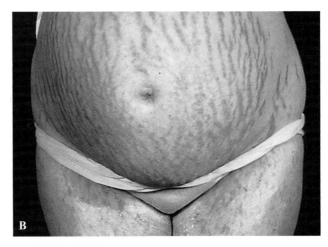

▲ 图 13-1　妊娠多形性皮疹

4. 治疗

● 可使用含 1% 薄荷醇的水性乳膏。放在冰箱冷藏，冷却状态使用效果最佳。

● 也可使用含 1% 氢化可的松的乳膏或软膏。效果较强的外用类固醇药物，如丁酸氯倍他松或戊酸倍他米松。

● 镇静抗组胺药，如氯苯那敏（Piriton®）4mg 3~4 次 / 天，或者异丙嗪（Phenergan®）25mg 夜间服用。

● 非镇静性抗组胺药，如氯雷他定、西替利嗪。

● 全身性类固醇，仅用于顽固性瘙痒。

5. 复发

复发情况很罕见（即使复发症状轻微）。

（二）妊娠类天疱疮

既往称之为妊娠期疱疹（图 13-2）。

1. 发病率

妊娠类天疱疮是罕见的皮肤病，但病情严重（妊娠期发病率 1/60 000~1/10 000）。

2. 临床特征

(1) 发病时间：妊娠 9 周至分娩后 1 周的任何时间，通常在孕晚期发病。

(2) 产次：初产妇或经产妇。

(3) 病变分布：腹部（脐部受累，病变开始于脐周区域），蔓延至四肢、手掌和脚底。

(4) 临床表现：强烈瘙痒、荨麻疹性红斑丘疹和斑块、皮肤损伤和环状风团。一段时间后（通常 2 周），形成水疱和大且张力明显的大疱。

(5) 预后：如果发生在孕中期，通常在孕晚期将近分娩时会有所改善，但分娩后可能会再暴发。荨麻疹可能会在分娩后持续几个月，少数情况下可能会发展成大疱性类天疱疮。

3. 发病机制

● 自身免疫性（可能与胎儿抗原的暴露有关）。位于皮肤基底膜区半桥粒中的大疱性类天疱疮抗原

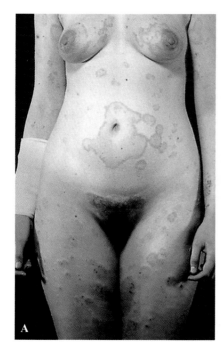
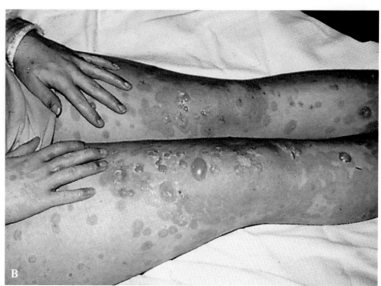

▲ 图 13-2　妊娠类天疱疮

2 与循环中的补体 – 抗体 IgG 复合物结合，触发免疫反应，导致表皮下水疱的形成。

- 与大疱性类天疱疮相关。
- 与其他自身免疫性疾病相关，如 Graves 病、白癜风、1 型糖尿病和类风湿关节炎等。

4. 诊断

通过皮肤活检和直接免疫荧光诊断（immunofluorescence，IMF），可显示基底膜区补体（C3）的沉积。需要与妊娠多形性皮疹进行鉴别，妊娠多形性皮疹免疫荧光为阴性。30%～100% 的患者也可通过血清非直接免疫荧光检测到抗体。

5. 胎儿风险

- 研究表明胎儿风险升高，与低出生体重、早产和死产有关。
- 由于是自身免疫性疾病，新生儿可能会出现类似的大疱性皮疹，发生率为 10% 且新生儿皮肤病变是轻微和短暂的。

6. 治疗

- 强效外用类固醇药物（0.1% 糠酸莫米松，Elocon®）或超强效类固醇药物（0.05% 丙酸氯倍他索，Dermovate®）。
- 大多数需要全身使用类固醇 [如泼尼松 40～60mg/d，妊娠期间不应停用相关药物（见第 4 章）]。有些患者需要外用或全身使用免疫抑制用药，如环孢菌素或他克莫司。
- 镇静抗组胺药，如氯苯那敏（Piriton®）4mg 3～4 次 / 天，或者异丙嗪（Phenergan®）25mg 夜间服用。

7. 复发

- 在以后的妊娠中通常会复发（可能发病更早，病程更严重）。

● 使用复方口服避孕药可能会导致复发。

（三）妊娠特应性皮疹

1. 发病率

妊娠期发病率 1/300（图 13-3）。

2. 临床特征

妊娠湿疹、妊娠瘙痒症和瘙痒性毛囊炎有所重叠，重新进行分类时，后两种情况被归类为妊娠特应性皮疹。

(1) 发病时间：比妊娠多形性皮疹的发病时间早，75% 在晚期妊娠之前发病。

(2) 产次：多见于经产妇。

(3) 病变分布：典型特应性部位（面部、颈部、四肢弯曲表面）的湿疹样改变，或躯干和四肢丘疹性病变，或小腿和手臂的痒疹性结节。

(4) 临床表现：湿疹、丘疹或瘙痒，成群的红色/棕色角质丘疹。

(5) 预后：瘙痒在分娩时有所改善，但丘疹有时会在分娩后持续数月。

3. 发病机制

与过敏反应有关，20% 有湿疹病史。

4. 对胎儿影响

对胎儿的影响尚未明确。

5. 治疗

● 润肤膏：如 diprobase 或 oilatum。

● 外用类固醇：1% 氢化可的松或氯倍他松乳膏或软膏。

● 需要时可使用抗组胺药物（见"PEP 的治疗"）。

6. 复发

有可能复发。

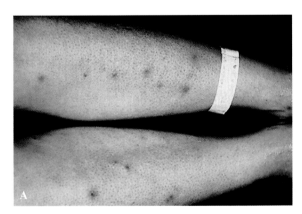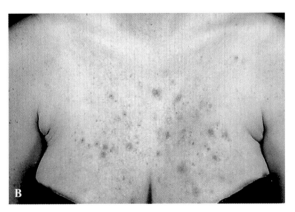

▲ 图 13-3 妊娠特应性皮疹

（徐国才 朱梦兰 祝丽琼 付 帅 **译** 陈 慧 李映桃 **校**）

参考文献

[1] Ambros-Rudolph, C.M.M., Mullegger, R.R.M., Vaughan-Jones, S., Kerl, H.M., and Black, M.M.M. (2006) The specific dermatoses of pregnancy revisited and reclassified: Results of a retrospective two-center study on 505 pregnant patients.*J Am Acad Dermatol*, 54, 395–404.

[2] Chi, C.C., Wang, S.H., Wojnarowska, F., Kirtschig, G., Davies, E., and Bennett, C. (2015) Safety of topical corticosteroids in pregnancy. *Cochrane Database Syst Rev*, (10), CD007346. Published 2015 Oct 26. doi:10.1002/14651858.CD007346.pub3

[3] Kenyon, A.P., Nelson-Piercy, C., Girling, J., Williamson, C., Tribe, R.M., Shennan, A.H.(2010) Prevalence of pruritus and obstetric cholestasis in a London antenatal population.*Obstet Med*, 3, 25–29.

[4] Maharajan, A., Aye, C., Ratnavel, R., Burova, E. (2013) Skin eruptions specific to pregnancy: An overview.*Obstet Gynaecol*, 15, 233–240.

[5] Mehta, N., Chen, K.K., Kroumpouzos, G. (2016) Skin disease in pregnancy: The approach of the obstetric medicine physician.*Clin Dermatol*, 34(3), 320–326.

[6] Smith, C.C., Yiu, Z.Z., Bale, T. (2020) British Association of Dermatologists guidelines for biologic therapy for psoriasis 2020—A rapid update.*Br J Dermatol*.doi: 10.1111/bjd.19039.

[7] Vaughan Jones, S.A., Ambros-Rudolph, C.M., and Nelson-Piercy, C. (2014) Skin disease in pregnancy.*BMJ*, 348, g3489.

第14章 血液系统疾病

Haematological problems

一、生理变化

- 正常妊娠期间血浆容量是逐渐增加的。
- 至妊娠 34 周大多数孕妇血浆容量增加 50%，并且与新生儿出生体重呈正相关。
- 由于血浆的增加多于红细胞增加，所以血红蛋白、血细胞比容和红细胞计数出现生理性的下降。
- 尽管血液稀释，但是平均红细胞体积（mean corpuscular volume，MCV）或者平均红细胞血红蛋白浓度通常没有变化。
- 正常妊娠期间血小板计数逐渐降低，但通常都在正常范围内。在没有任何病理改变的情况下，部分孕妇（5%～10%）血小板计数可在足月时降至（100～150）× 10^9/L。因此，妊娠期间血小板 <$100 × 10^9$/L 才被诊断为血小板减少。
- 妊娠期间铁的需求量增加 2～3 倍，不仅用于合成血红蛋白，对于某些酶和胎儿生长也是需要的。妊娠期间叶酸需求量增加 10～20 倍，维生素 B_{12} 需求量增加 2 倍。
- 妊娠期间凝血系统改变导致生理性高凝状态（见第 3 章）。

二、贫血

非妊娠期女性血红蛋白的下限值是 11.5～12g/dl。虽然妊娠期某些情况下如双胎妊娠，随着大量血浆容量增加，血红蛋白生理性稀释导致更低的血红蛋白浓度，但在妊娠期血红蛋白低于 10.5g/dl 则应该视为异常。

（一）临床特征

- 一些孕妇妊娠开始时就已经贫血，可能迅速出现贫血症状。
- 大多数孕妇在妊娠晚期出现贫血症状，因为这时对铁的需求达到极量。妊娠期贫血可通过常规检查确诊，也可能出现疲劳、嗜睡、头晕或者晕厥等临床表现。

（二）发病机制

目前，铁缺乏是妊娠期贫血的最常见原因。因此，缺铁性贫血是妊娠期最常见的血液系统疾病。

- 铁需求的增加可通过增加肠道吸收和动员循环红细胞血红蛋白中的铁储备来满足。
- 许多没有常规补铁的孕妇在妊娠期间患上贫血的原因是妊娠时体内的铁储备已经耗尽。铁储备减少的常见病因包括：月经量多、营养不良或者短期内再次妊娠，特别是分娩间隔小于 1 年的哺乳期女性。

- 仅靠饮食几乎不可能满足妊娠期铁的额外需求，因此体内缺铁的孕妇妊娠晚期可出现缺铁性贫血。

- 铁缺乏在多胎妊娠中更为常见。

- 分娩期失血可导致产褥期铁缺乏：2%～5% 的产妇出现原发性产后出血（出血量大于 500ml）。

- 肠道感染必须被视为发展中国家孕妇铁缺乏的一个原因。

  - 钩虫。

  - 贾第虫。

  - 绦虫。

  - 血吸虫病。

- 在世界范围内，疟疾是导致妊娠贫血的常见原因（见第 15 章）。

  妊娠期贫血的另一个常见原因是叶酸缺乏。

- 约 25% 的孕妇，正常饮食中叶酸量不足以预防骨髓中巨幼细胞的变化。

- 巨幼红细胞贫血的发病率取决于人口社会经济状况和营养状况。

- 如果服用抗癫痫药物或叶酸阻滞剂如柳氮磺吡啶的女性，更有可能叶酸缺乏。

- 其他增加叶酸缺乏风险的妊娠期血液疾病。

  - 溶血性贫血。

  - 镰状细胞病（Sickle cell disease，SCD）。

  - 地中海贫血。

  - 遗传性球形红细胞增多症。

维生素 B_{12} 缺乏不太常见，可发生于饮食缺乏、炎症性肠病、恶性贫血或乳糜泻（见第 12 章）。

恶性贫血与其他自身免疫性疾病（艾迪生病、白癜风）有关，是由内因子抗体引起，导致维生素 B_{12} 吸收不良。贫血也可能是由于自身免疫性疾病特别是 SLE、感染和恶性肿瘤导致。

（三）诊断

1. 铁缺乏

- 一般认为妊娠期女性贫血是由于铁缺乏引起的，但是必须通过检查确诊。

- 红细胞指标可以很好地提示铁缺乏。MCV、平均细胞血红蛋白（MCH）和 MCHC 均降低。

- 第一个异常的指标是 MCV，但当第一次铁储存耗尽时，MCV 可能是正常的。

- 正常妊娠时血清铁和总铁结合能力（total iron-binding capacity，TIBC）下降，但当血清铁水平＜12μmol/L 和 TIBC 饱和度＜15%，则提示铁缺乏。

- 血清铁蛋白可在无炎症的情况下准确评估铁的储存情况，血清铁蛋白＜12μg/L 提示铁缺乏，在妊娠早期血清铁蛋白＜50μg/L 提示需要补充铁。

2. 叶酸缺乏

- 导致大细胞性贫血，骨髓系统呈现巨幼细胞样改变。

- 通常表现为 MCV 升高，虽然 MCV 升高是正常妊娠的特征之一，但也可能是由于硫唑嘌呤治疗或酗酒导致。

- 通过测量血清和红细胞叶酸来诊断。

3. 维生素 B_{12} 缺乏

- 也导致大细胞性贫血，骨髓系统呈现巨幼细胞样改变。

- 诊断依据有以下几个方面。

  - 全反钴氨素水平下降。

  - 甲基丙二酸水平升高。

  - 血清维生素 B_{12} 水平下降。

- 在乳酸脱氢酶（lactate dehydrogenase，LDH）升高和全血细胞减少时应考虑维生素 B_{12} 缺乏。无效造血导致骨髓中红细胞系统巨幼细胞样改变。骨髓中早期红细胞的破坏导致 LDH 和胆红素的升高。

（四）铁缺乏对妊娠的影响

- 铁缺乏会对每个细胞中的铁依赖性酶产生不利影响，并对肌肉和神经递质活性有深远的影响。

- 铁缺乏与新生儿低出生体重和早产有关，也与分娩时出血量增加有关。

（五）管理

- 常规补充口服铁的根本原因是妊娠期铁需求的增加不能仅仅通过增加铁吸收来满足，而且生育年龄女性存在贮存铁缺乏的占比高。

- 铁补充剂可预防缺铁性贫血。许多人认为妊娠期缺铁的最好治疗方法是预防。

- 世界卫生组织与国际营养贫血咨询小组和联合国儿童基金会联合发布了一份指南，该指南建议所有孕妇至少服用 6 个月的常规补充剂（每日 60mg 铁和 400μg 叶酸）。该指南还指出在贫血发病率高（＞40%）的地区孕妇应继续服用补充剂至产后 3 个月。

- 标准口服铁制剂与叶酸结合使用（富马酸亚铁叶酸片，100mg 铁、350μg 叶酸），适用于预防和治疗妊娠期铁缺乏。

- 抗坏血酸、肉和酒精可以增强小肠对铁的吸收。影响铁吸收的抑制剂包括存在于茶、咖啡和巧克力中的植物酸和单宁。

- 胃肠道不良反应的发生率（30%）与口服铁剂量直接相关。每天（甚至每周）60mg 的铁就足以预防。因此，对出现不良反应的女性可建议隔天、每周 2 次或者每周 1 次口服铁补充剂，而不是停止服用。

- 对于那些不能耐受口服铁制剂的女性，可以选择肠外治疗静脉注射铁制剂。静脉注射铁剂在妊娠期是安全的，而且没有胃肠道不良反应。

- 静脉补铁可以更快速和彻底纠正缺铁，而且静脉补铁在整个孕期都是安全的。

- 妊娠晚期诊断的铁缺乏可能需要输血，因为口服铁剂或静脉补铁每周最高提升血红蛋白 0.8g/dl。

- 类似的观点也适用于妊娠期的常规叶酸补充，因为正常的饮食不足以满足妊娠期对叶酸需求的增加。

- 建议所有计划妊娠的女性在孕前 12 周和妊娠期前三个月每天服用 400μg 叶酸以降低神经管缺陷和其他胎儿畸形的风险。

- 女性备孕期需补充高剂量叶酸（5mg/d）有如下适应证。
  - 自身患有脊柱裂。
  - 曾经生育过神经管缺陷的胎儿。
  - 服用抗癫痫药或柳氮磺吡啶。
  - 糖尿病或肥胖（体重指数＞30）。
  - 溶血性贫血、镰刀型细胞贫血症和其他贫血。
  - 已知的吸收不良综合征。
  - 已证实的叶酸缺乏症。
- 维生素 B_{12} 注射和口服治疗在妊娠期是安全的。

贫血——要点

- 妊娠期血浆容量增加 50%，同时出现血红蛋白浓度的下降。
- 妊娠导致铁的需求量增加 2～3 倍，叶酸需求量增加 10～20 倍。
- 一些女性患上缺铁性贫血是因为她们在妊娠期铁储备已经耗尽。
- 女性尽管有正常的血红蛋白水平和 MCV 水平，也存在缺铁的可能。
- 预防妊娠期铁和叶酸缺乏的最佳方法是口服铁剂和叶酸补充剂，至少应用于贫血的高危人群。
- 应建议所有有计划妊娠的女性每天服用 0.4mg 的叶酸来预防神经管缺陷和其他胎儿畸形。
- 口服或肠外补充铁剂可每周最高提升血红蛋白 0.8g/dl。

三、血红蛋白病

（一）镰状细胞病

1. 发病率

英国各地发病率差别巨大，绝大多数病例集中在城市地区，其中 2/3 在伦敦。在英国有 1.2 万～1.5 万人患有镰状细胞病（Sickle cell disease，SCD），每年有 300 多名婴儿出生时患有 SCD，同时每年有 100～200 例患有 SCD 女性妊娠。

- 在加勒比海非洲裔人中，镰状细胞性状（HbAS）携带率为 1/10，在西非人中，携带率高达 1/4。
- 血红蛋白 C（HbAC）的携带率约为 1/30，但在加纳人中则高达 1/6。

2. 临床特征

SCD 有如下表现。

- 贫血，慢性溶血性贫血（在 HbSC 病女性中不明显）。
- 血管闭塞性疼痛。
- 感染，感染风险增加的部分原因是自体脾梗死导致脾功能丧失。
- 急性胸痛综合征，其特征是发热、呼吸急促、胸膜炎性胸痛、白细胞增多、贫血恶化和肺浸润。它可能是由肺部感染、毛细血管阻塞或血栓形成引起的肺梗死。
- 脾隔离症。

- 胆结石。

- 视网膜病。

- 腿部溃疡。

- 无菌性骨坏死。

- 肾乳头状坏死。

- 脑卒中。

- 肺动脉高压。

3. 发病机制

- 镰状细胞血红蛋白（sickle cell haemoglobin，HbS）是 β 珠蛋白链 N 段第六位谷氨酸被缬氨酸替代所致的一种变构体。在脱氧状态下，HbS 溶解度较低，因此它凝集成液晶，红细胞呈"镰刀状"。

- 红细胞镰状化常发生在缺氧、寒冷、酸中毒和脱水时。镰状细胞被网状内皮系统清除速度比正常红细胞快。

- 镰状细胞病危象主要有 3 种类型。

    - 血管阻塞症状和伴有剧烈疼痛的组织梗死。

    - 脾隔离，脾隔离症主要发生在儿童期。

    - 再生障碍性疾病，这通常与细小病毒感染有关。

- 血管闭塞是由于异常红细胞所致，因镰状血红蛋白的聚合，红细胞不易变形且更加脆弱，并且增加细胞脱水的倾向。红细胞对血管内皮的黏附增加是由于黏附分子表达增加、血栓形成通路上调和内皮细胞激活。血管闭塞也受到促炎症状态的影响。

- 镰状细胞疾病存在以下类型。

    - 纯合子 SCD（HbSS）。

    - 镰状细胞 /HbC（HbSC）。

    - 镰状细胞地中海贫血。

- HbSS 患者有慢性溶血性贫血，除了通常因感染而导致的危象期外，他们一般都很健康。广泛性血管病变或大量镰状细胞增生所致贫血可导致患者过早死亡，目前仍有超过 50% 的人活过 50 岁以上。

- HbSC 患者通常没有明显的贫血，但仍有镰状细胞贫血的风险。他们的预期寿命较短（68 岁）。他们在妊娠期的风险很大，因为患者没有发生严重贫血，医生和助产士可能会产生错误的安全感，而不会意识到有镰状细胞贫血的风险。

4. 诊断

大多数女性是确诊后再妊娠，但如果有疑问可以通过血红蛋白电泳进行诊断。

5. 妊娠对 SCD 的影响

- SCD 的并发症在妊娠期更为常见。

- 约 35% 的 SCD 女性在妊娠期发生危象。

6. SCD 对妊娠的影响

- 围产期的死亡率增加了 4～6 倍。

- 流产、胎儿生长受限（fetal growth restriction，FGR）、早产、子痫前期（可能发病早且进展快）、胎盘早剥、胎儿窘迫和剖宫产的发生率增加。

- 虽然母体贫血和血液黏度增加可能是 FGR 高发的原因，但多发的胎盘镰状梗死可能也是其原因之一。

- 肺血栓形成、血栓栓塞和骨髓栓塞的风险增加。

- 孕产妇的发病率和死亡率有所增加，据估计后者为 2.5%。

- 感染的风险也增加，特别是尿路感染、肺炎和产褥期脓毒症。脾功能减退常见于患有 SCD 的育龄女性，已被局限的病原菌都可能导致严重的败血症。

7. 管理

- 产前保健应由有该病管理经验的血液学家和产科医生联合进行。

- 所有女性均应服用叶酸（5mg/d）和青霉素预防感染 [青霉素 250mg，每日 2 次（如青霉素过敏，则服用红霉素）]。

- 电泳检测可确定胎儿血红蛋白（HbF）的水平（水平越高，预后越好）和 HbS 的百分比。

- 如果孕前未对伴侣进行遗传咨询和筛查，应建议明确胎儿患 HbSS 的风险（如果伴侣具有镰状细胞的特征，则胎儿患 HbSS 的风险为 50%）。

- 氨甲酰羟基胺（羟基脲）用于治疗 SCD，可降低急性疼痛危象和急性胸痛综合征的发生率。它对动物有致畸性，应在妊娠前停用。

- 应给予低剂量阿司匹林预防子痫前期。

- 每次就诊时应检查血红蛋白和中段尿检查。

- 应定期超声评估胎儿生长状况，如果发现 FGR，则应每隔 2～4 周监测胎儿生长参数和脐动脉多普勒血流。

- 由于血栓形成风险增加，也主张在入院时或具有其他危险因素时，给患者使用低分子肝素（见第 3 章）。

- 妊娠期发生危象时的处置流程和方案同非孕期。包括住院治疗、充分镇痛，主张静脉注射或皮下注射吗啡或其他阿片类药物衍生物（因为 SCD 癫痫发作的风险增加，应避免使用哌替啶），适当补液，疑似感染者早期使用抗生素。

- 应给予患者充分保暖和充足氧供。特别是在高剂量阿片类药物使用情况下，必须进行动脉血气分析或脉搏血氧测定。

- 急性胸痛综合征（胸部 X 线有新的浸润伴呼吸道症状和体征）可能出现缺氧。治疗方法是输血、抗生素和呼吸支持。鉴别诊断包括肺栓塞（pulmonary embolism，PE）和肺炎，排除 PE（对于异常的胸部 X 线，通常采用计算机断层扫描肺血管造影）前应予以抗凝治疗。

- 患有 SCD 的女性也更容易发生出血性和缺血性脑卒中，如果确定脑卒中，紧急脑成像和换血疗法是适当的。

- 严重贫血、脾隔离、急性胸痛综合征或脑卒中均可能需要输血。如果患者血容量充足，出现急性脑卒中和镰状性胸痛综合征表现时，则可能需要换血治疗。

- 妊娠期不建议进行常规的换血，包括以下几个方面风险。

  - 延迟和立即发生的输血反应。

  - 发生危象风险增加（特别是血细胞比容水平＞0.35L/L）。

– 感染。

– 红细胞抗体（因为供血者通常来自于患者不同种族的人）。

– 铁过载。

- 通常建议在 38～40 周分娩。产时避免脱水、缺氧、败血症和酸中毒很重要。鼓励硬膜外镇痛，一氧化二氮也是安全的。建议持续胎心监护。在有产科指征的情况下才建议进行剖宫产，如果可能应尽量避免全身麻醉，特别是在患者未输血情况下。

8. 孕前咨询

- 理想情况下，应该在孕前对患有 SCD 或具备 SCD 特征的伴侣进行筛查，以便评估这对夫妇的胎儿发生 SCD 的风险。

- 但临床实践中，大多数伴侣的筛查是在妊娠期进行的，已错过通过绒毛取样（CVS）对胎儿进行产前筛查的时机。羊膜腔穿刺术或脐带血取样可能是产前诊断的唯一选择。

- 孕前的评估和咨询是必不可少的。应做超声心动图以确保没有肺动脉高压（见第 2 章）。

SCD——要点

- 产前保健应由具备这类疾病专业知识的血液科专家和产科医生共同管理。
- SCD 的并发症，特别是危象，在妊娠期更为常见。
- 围产期和孕产妇的发病率和死亡率都有所增加。
- 对胎儿造成的风险包括流产、FGR 和早产。
- 对母体造成的风险包括血栓形成、严重的子痫前期、感染和输血反应。
- 所有女性均应服用叶酸（每天 5mg）。
- 应积极防治感染、缺氧、酸中毒和脱水。
- 不推荐进行预防性换血治疗。

（二）地中海贫血

1. 发病率

- 地中海贫血是遗传性珠蛋白肽链合成障碍疾病，主要分为两类，即 α- 地中海贫血（其中 1 个至 4 个 α- 珠蛋白基因缺陷）和 β- 地中海贫血（其中 1 个或 2 个 β- 珠蛋白基因缺陷）。

- α- 地中海贫血在东南亚人中很常见，而 β- 地中海贫血在塞浦路斯人和亚洲人中很常见。

- 英国 β- 地中海贫血的总携带率约为 1/10 000，具有明显的种族特征和地域分布差异，约 3% 印度人是 β- 地中海贫血的携带者。

2. 临床特征

- α- 地中海贫血的特点：对于 α^+（三个正常 α 基因）或 α^0（两个正常 α 基因）这些人通常是没有症状的，但识别出 α^0 的人特别重要，因为他们可能会出现贫血。

- α- 地中海贫血的主要问题是如果父母双方都为 α^0，胎儿就有可能遗传了没有功能的 α 基因，胎儿会出现严重水肿且不能存活。

- β- 地中海贫血的特点是无症状，但若合并 α- 地中海贫血，妊娠期可能会贫血。
- β- 地中海贫血患儿若从父母双方分别遗传了一个有缺陷的 β- 珠蛋白基因，如果没有常规给予输血，通常仅有几年的寿命，但时至今日这些患儿可存活到 20 岁或 30 岁。
- 成人 β- 地中海贫血的主要临床特征是铁过量（由于反复输血）导致肝脏、内分泌（糖尿病、甲状腺功能减退、低促性腺激素性性腺功能减退）、心脏（左心室功能障碍和心肌炎）功能障碍和骨骼畸形（由于骨髓膨胀导致，特别是没有定期输血的人）。
- 现今，骨髓移植是这些患者的另一个选择。
- 患有重型 β- 地中海贫血的女性很难妊娠，仅在那些没有定期输血铁负荷较少和接受足够铁螯合剂治疗的女性中存有可能。

3. 诊断

- α- 或 β- 地中海贫血的筛查：出现低 MCV（通常是＜70fl）、低 MCH（＜27pg）、无贫血及 MCHC 正常（与铁缺乏的鉴别为其所有指标均降低）。
- α- 或 β- 地中海贫血的确诊：可通过检测珠蛋白肽链合成、DNA（脱氧核糖核酸）分析，或在 β- 地中海贫血中 HbA2 和 HbF 的含量升高（因为缺乏 β 链，过量 α 链结合 δ 链或 γ 链）。

4. 管理

- 患有 α^0- 或 α- 地中海贫血的女性在整个妊娠期都需要铁和叶酸口服补充剂，但不建议给予肠外补铁。
- 如果夫妻双方都有 α^0- 或 α- 地中海贫血，孕妇应转诊进行产前诊断，因为他们的胎儿可能患有 α^0- 或重型 α- 地中海贫血。
- 如果口服铁和叶酸对贫血无效，可以给予肌内注射叶酸，但在分娩前可能需要输血。
- 罕有妊娠的患有 β- 地中海贫血女性，应该停止使用去铁胺的铁螯合治疗，并补充叶酸。重要的是最好在妊娠前检查内分泌功能和心脏状况。

四、血小板增多症

（一）发生率

原发性血小板增多症是单纯性血小板增多，是一种骨髓增生性疾病，在育龄女性中罕见。

（二）临床特征

血小板增多可能与出血和血栓栓塞性疾病临床表现相关。

（三）诊断

- 通常是孕前诊断。
- 其他典型表现为血涂片检查显示血小板增多。
- 鉴别诊断包括感染、炎症和术后急性期的反应或失血后的反应性血小板增多。
- 创伤术后或治疗性脾切除术后的女性在妊娠期可发现血小板计数升高。
- 一部分为原发性血小板增多症，患者有 JAK2（Janus 激酶）基因突变。

（四）血小板增多症对妊娠的影响

原发性血小板增多症的女性发生不良妊娠结局（包括可能与胎盘血栓形成有关的 FGR）的风险增加。

（五）管理

- 妊娠期患者的血小板计数可能下降或自行恢复正常。
- 如果血小板计数＞600×10^9/L，应使用低剂量阿司匹林（75mg/d）治疗，以抑制血小板聚集和血栓形成。
- 对原发性血小板增多症，干扰素 $-\alpha$ 可用于抑制骨髓的异常增殖，妊娠期开始和继续使用可能是安全的。
- 非孕妇使用的细胞毒性药物，如氨甲酰羟基胺（羟基脲）可用于抑制骨髓，但在孕期应避免使用。口服活性喹唑啉酮衍生物盐酸阿那格雷是一种新型抗血小板药物，也没有足够的证据推荐在妊娠期使用。
- 最好在孕前 3～6 个月逐渐停用氨甲酰羟基胺和（或）阿那格雷，必要时可用干扰素 $-\alpha$ 替代。
- 如果既往有血栓病史建议使用低分子肝素。

五、血小板减少症

（一）孕期血小板减少症病因

- 假性血小板减少（自动血液分析仪无法识别血小板聚集或者把大量未成熟血小板误读为红细胞）。
- 妊娠期血小板减少症。
- 免疫性血小板减少性紫癜（immune thrombocytopenic purpura，ITP）。
- 子痫前期和溶血、肝酶升高和血小板减少综合征（HELLP）（见第 1 章）。
- 弥散性血管内凝血（disseminated intravascular coagulation，DIC），见"弥漫性血管内凝血"。
- 败血症。
- 溶血性尿毒症综合征（haemolytic uraemic syndrome，HUS）/ 血栓性血小板减少性紫癜（thrombotic thrombocytopenic purpura，TTP），见后文。
- 人类免疫缺陷病毒、药物和感染（见第 15 章）。
- 系统性红斑狼疮和抗磷脂综合征（见第 8 章）。
- 骨髓抑制，叶酸缺乏。

本节主要讲 ITP 和妊娠期血小板减少症。

（二）发生率

- 5%～10% 的孕妇在妊娠足月可能有血小板减少，但这些孕妇中至少 75% 的女性有"妊娠相关"或"妊娠期"血小板减少症。
- 慢性 ITP 在年轻女性中常见（男女比例为 3：1），在妊娠期相当常见，发病率为（1～2）/10 000。

- 同种免疫性血小板减少症是一种由母亲异源性免疫的血小板特异性抗原引起的胎儿疾病（类似于新生儿恒河猴溶血病）。母体没有症状，也没有血小板减少。但这种疾病在宫内发生，累及所有胎儿，包括第一胎。通常在产后（随后出生的兄弟姐妹除外）才被诊断出来，该病发病率约为 1/2000，占新生儿血小板减少的 10%。

（三）临床特征

- 妊娠期血小板减少症是一种良性疾病，即使血小板计数降至 <100×10^9/L，对母亲或新生儿没有不良影响。

- 血小板计数 >50×10^9/L，ITP 不可能发生出血，血小板计数 >20×10^9/L 不可能发生自发性出血。患者可能会出现皮肤淤伤或牙龈出血等问题，但严重的出血罕见。

- 妊娠早中期不可能出现因为妊娠引起的血小板减少，因此应提醒临床医生注意 ITP 的诊断。

- 在 ITP 中存在孤立的血小板减少症，没有任何相关的血液学异常指标，也没有脾脏肿大或淋巴结病变。

（四）发病机制

(1) 妊娠期血小板减少症：正常妊娠期间血小板计数往往逐渐下降，5%～10% 的孕妇血小板计数可降至血小板减少症水平 [（50～150）×10^9/L]。

- 血小板计数可以使用免疫血小板计数，比自动血液分析仪计数更准确。

(2) 免疫性血小板减少性紫癜：抗血小板表面抗原的自身抗体可通过网状内皮系统（特别是脾脏）引起外周血血小板破坏。

（五）诊断

- 诊断 ITP 为排除性诊断，只有排除其他血小板减少原因（见上文），如感染和子痫前期，才能作出诊断。

- 在 ITP 中骨髓中巨核细胞正常或增多，因此妊娠期孤立血小板减少时无须骨髓检查，除非病情严重（血小板计数 <30×10^9/L）。

- 抗血小板抗体的测定不容易获得，且对妊娠期 ITP 的诊断没有帮助，因为无抗血小板抗体也不能排除 ITP。

（六）妊娠对 ITP 的影响

妊娠不会影响 ITP 病程，但在分娩前后会出现焦虑，可能与顺产、剖宫产、区域麻醉镇痛中发生的出血相关。

（七）ITP 对妊娠的影响

- 血小板计数 >50×10^9/L 发生毛细血管出血和紫癜可能性小，血小板计数 >20×10^9/L 没有自发性黏膜出血的风险。

- 抗血小板免疫球蛋白 G（IgG）可通过胎盘并引起胎儿血小板减少。由于不能从母体血小板计数、抗体水平或脾切除术状态等方面准确预测胎儿血小板计数，所以很难预测胎儿是否会受到影响。

- 在以往的研究中，可能高估了 ITP 对胎儿的影响风险，与同种免疫性血小板减少比较，胎儿风险更小。
- 胎儿血小板计数 $<50 \times 10^9/L$ 的风险为 5%～10%，孕前患 ITP 的女性和再次妊娠有 ITP 症状的女性风险可能更高（10%～15%）。
- ITP 女性产前或新生儿颅内出血的发生率仅为 0%～1.5%，如果在第一次妊娠前没有 ITP 症状或 ITP 病史，颅内出血的发生率更低。
- 严重新生儿血小板减少症的最佳预测因子之一就是曾分娩过 ITP 的孩子，但胎儿和新生儿发生严重出血的概率较低。

（八）管理

1. 妊娠期血小板减少

属于妊娠期的生理变化，不需要任何干预。

2. 免疫性血小板减少性紫癜

(1) 孕产妇注意事项。

- 排除相关疾病，如 SLE 或 APS。
- 血小板计数应每月监测一次，到妊娠晚期应更频繁的检测，以便在分娩前抓住需要治疗的时机。
- 如果在早中孕期出现以下情况，则需要治疗。
  - 孕妇有出血症状。
  - 血小板计数 $<20 \times 10^9/L$。
  - 外科操作前需要提高血小板计数，如绒毛穿刺取样术（chorionic villus sampling，CVS）。
- 血小板计数 $<50 \times 10^9/L$，即使没有出血，也可能需要在分娩前进行预防性治疗。
- 血小板计数（50～80）$\times 10^9/L$ 可能需要在分娩前进行治疗，以保障区域镇痛 / 麻醉的安全实施。
- 血小板计数稳定在 $>(75～80) \times 10^9/L$，腰硬联合麻醉安全，剖宫产仅适用于有产科指征时。出血时间不能预测出血，也没有任何指导意义。
- 糖皮质激素是一线治疗用药，虽然在非孕期 ITP 治疗需要给予高剂量 [60～80mg/d，1mg/(kg·d)] 泼尼松龙，但在妊娠期间通常使用低剂量（20～30mg/d）是安全且有效的，随后将药物剂量降低到能维持至满意的血小板计数（$>50 \times 10^9/L$）所需的最低剂量。
- 静脉注射免疫球蛋白（intravenous immunoglobulin，IVIg）可用于耐药、可能需要长期治疗、需要高剂量泼尼松龙维持、对泼尼松龙不耐受或无反应的孕妇。
- IVIg 被认为是通过延迟将表面含有免疫球蛋白 G 的血小板从母体循环中清除而发挥作用的。免疫球蛋白反应比类固醇反应更快（24～48h），持续 2～3 周，但免疫球蛋白价格昂贵，很少产生长期缓解，可用于妊娠期需要快速增加血小板水平时治疗。
- 可用的剂量建议 0.4g/(kg·d) 持续 5 天或者每 8 小时 1g/kg，如果反应不充分，2 天后重复给药。
- 在未行脾切除的 RH 阳性女性中，静脉注射抗 D 免疫球蛋白可能有助于提高血小板计数。它被认为是通过诱导抗体竞争性地抑制血小板的破坏。
- 剂量为 50～70μg/kg。它已经被证明在妊娠中晚期是安全有效的。分娩后应监测新生儿黄疸、贫血和直接抗球蛋白试验阳性等情况。

- 应尽可能避免在妊娠期间进行脾切除术，但在极端情况也是必要的。脾切除术应该在妊娠中期进行，这个阶段可以采取腹腔镜手术。既往接受过脾切除术的 ITP 孕妇整个妊娠期均应继续预防性使用青霉素。

对口服泼尼松龙和免疫球蛋白（包括静脉注射甲泼尼龙、硫唑嘌呤或环孢素）无效的女性，将达那唑、长春新碱、利妥昔单抗、氨苯砜和促血小板生成素受体激动剂（如艾曲泊帕）用于妊娠期严重耐药病例已获成功。

- 血小板输注作为出血或手术前的最后手段，它们会增加抗体滴度，但不会导致血小板计数的持续增加。

(2) 胎儿方面注意事项。

- 妊娠末期 IgG 的转移才增加，胎儿在分娩前没有出血的风险，所以在妊娠早期没有连续检测胎儿血液样本的必要。

- 剖宫产仅根据产科因素来确定。通过脐带穿刺术（脐带痉挛、脐带穿刺部位出血）获取胎儿血液的风险（在血小板减少胎儿风险甚至更高）与胎儿颅内出血（intracerebral haemorrhage，ICH）的风险相似。没有确凿的证据表明剖宫产可以降低 ICH 的发生率，或者剖宫产对胎儿的创伤比阴道分娩小。

- 分娩后立即检测脐带血的血小板计数，但对于受累的新生儿，新生儿血小板计数在产后 2～5 天后达到最低点，此时脾循环已建立，大多数新生儿出血事件发生在分娩后的 24～48h，此时的血小板计数最低。因此，在这段时间内对新生儿进行监护是必要的，IVIg 是新生儿出血或严重血小板减少症的推荐治疗方法，如果脐带血的血小板计数低（$<20 \times 10^9$/L），则可给予预防性治疗。

血小板减少症——要点

- ITP 的诊断为排除性诊断，只有在排除其他血小板减少原因（见"妊娠期血小板减少"）后才能作出诊断。

- 如果血小板计数为 $>50 \times 10^9$/L，发生出血的可能性极低。

- 抗血小板免疫球蛋白 G（IgG）可通过胎盘，但导致新生儿发生严重血小板减少和出血的风险较低。

- 剖宫产仅根据产科因素来确定，如果血小板数量稳定为 $>（75\sim80）\times 10^9$/L，腰硬联合麻醉 / 镇痛是安全的。

- 如有需要，应使用皮质类固醇或 IVIg 进行治疗。

六、弥散性血管内凝血

（一）DIC 的产科病因

- 出血（尤其是胎盘早剥）。

- 子痫前期、HELLP综合征。

- 羊水栓塞。

- 严重感染，尤其是宫内感染。

- 死胎滞留。

（二）临床特征

DIC可能无症状或伴有大量出血，具体取决于严重程度。

（三）发病机制

- 促凝血物质，如促凝血酶原激酶、磷脂和那些由内皮损伤引起的物质，被释放到循环中并刺激凝血活性，增加凝血因子的产生和破坏。

- 凝血因子和血小板消耗会导致出血。

- 刺激纤维蛋白溶解，纤维蛋白原降解产物（fibrinogen degradation product，FDP）干扰纤维蛋白凝块的产生，加重出血情况。

（四）诊断

DIC的诊断有以下几个指标。

- FDP↑（分娩后可能会升高）。

- 可溶性纤维蛋白复合物↑。

- 纤维蛋白原↓（纤维蛋白原浓度通常在妊娠中晚期升高，因此<2g/L水平非常重要）。

- 血小板↓。

- 凝血时间延长[凝血酶时间、活化部分凝血酶时间（APTT）和凝血酶原时间]。

（五）管理

对DIC的治疗可视为对潜在病因和出血凝血功能障碍的治疗。

- 治疗通常需要将胎儿娩出和子宫排空。

- 在妊娠早期，与子痫前期相关的轻度DIC病例可能需要延长孕周，但这种保守的治疗需要密切监测。

- 对大出血的产科患者治疗应按照预先设定的方案与血液学和麻醉科医生密切合作，可参考RCOG发布的关于大量产科出血的诊疗指南（Green-top Guideline No.52）：产后出血的预防和处置。打开以下链接获取（https://www.rcog.org.uk/en/guidelines-research-services/guidelines/gtg52/）。

凝血障碍有如下治疗方案。

- 新鲜冰冻血浆（FFP），其中含有所有凝血因子。

- 红细胞（只需要补充丢失量）。

- 浓缩血小板（血小板计数为$<80 \times 10^9$/L的出血患者可输注）。

- 冷沉淀。

- 重组纤维蛋白原。如果有出血且纤维蛋白原浓度为<1g/L可考虑其使用。

- 重组因子Ⅶa是一种强效但昂贵的止血药物，不推荐在临床试验之外使用。

  凝血障碍通常在分娩后24～48h内恢复，血小板减少可能持续到产后1周。

七、血友病和出血性疾病

（一）血管性血友病（von Willebrand disease，vWD）

1. 发病率

- 这是最常见的遗传性（常染色体显性遗传）出血性疾病（发病率约为 1%）。

2. 临床特征

- vWD 可能会表现为瘀斑和黏膜性出血，如月经过多、鼻出血、拔牙后出血、术后或产后出血。
- 许多无症状的轻度病例可能仍然没有确诊。

3. 发病机制

- 血管性血友病因子（vWF）是一种大型多价黏合蛋白，在血小板功能和因子Ⅷ的稳定中具有重要作用，它是血管损伤后血小板与内皮细胞结合所必需的蛋白。
- vWD 有几种不同类型的，包括完全或部分 vWF 数量缺乏和 vWF 质量缺陷，其结果是原发性止血功能障碍。
- 严重的 vWD 可导致凝血因子Ⅷ水平降低从而引起皮肤黏膜出血和关节出血。

4. 诊断

- 出血时间延长，APTT 可延长，vWF 和Ⅷ因子可降低。vWF 功能常通过测定瑞斯托霉素辅因子活性来判断，但与出血风险没有相关性。
- vWD 进一步分型需要更专业的检测。

5. 妊娠对 vWD 的影响

- 妊娠期 vWF 和凝血因子Ⅷ水平正常，产后 vWF 和凝血因子Ⅷ水平下降。

6. vWD 对妊娠的影响

- 妊娠早期，vWF 的增加程度并不能阻止宫外孕、流产或者 CVS 相关的出血。
- vWD 不增加产前出血或流产的风险。
- 孕晚期 vWF 和凝血因子Ⅷ水平增加 3～4 倍。轻到中度 vWD 的孕妇通常无须治疗即可顺利分娩。
- 由于产后 vWF 和凝血因子Ⅷ水平迅速下降，原发性和继发性产后出血风险增加，但严重的产后出血情况大部分是可以预防的。

7. 管理

- 患有 vWD 的孕妇应由治疗出血性疾病的血液学专家密切管理和治疗。
- 在妊娠前或者妊娠早期确定 vWD 的亚型及该疾病是否对去氨加压素（DDAVP）有反应非常重要。
- 阿司匹林和非甾体类抗炎药禁止用于患有 vWD 的女性。
- 在某些情况下，如手术前、分娩、硬膜外麻醉或者剖宫产，静脉注射 DDAVP 可以增加 vWF 和凝血因子Ⅷ水平。
- 对 DDAVP 无反应的 vWD 孕妇，FFP 或血浆衍生因子、含有 vWF 和凝血因子Ⅷ的浓缩物可用于控制或预防严重出血。

（二）血友病

- 血友病 A（Ⅷ因子缺乏）和血友病 B（Ⅸ因子缺乏）是罕见的 X– 连锁隐性遗传病。

- 产前筛查可用于确定胎儿的性别，如果已知突变，CVS 可确定受影响的男性胎儿。
- 携带者应在妊娠早期和分娩前再次测量其Ⅷ和Ⅸ因子的水平。
- 分娩的管理必须考虑到胎儿受影响的可能性。
- 一些女性携带者可能有症状，在这种情况下，DDAVP 或凝血因子Ⅷ浓缩物可用于治疗血友病 A。氨甲环酸或凝血因子Ⅸ浓缩物可用于治疗血友病 B。
- 与血友病中心保持密切联系非常重要。

八、溶血性尿毒症综合征 / 血栓性血小板减少性紫癜

- 溶血性尿毒症综合征（HUS）和血栓性血小板减少性紫癜（TTP）临床表现相似，因微血管血小板聚集导致。
- 两者共同的特征是血小板减少，可能是在由于内皮损伤部位血小板消耗和微血管病性溶血性贫血所导致的。
- TTP 表现为全身性和广泛性，多累及中枢神经系统。
- HUS 中血小板聚集相对较少，主要累及肾脏。
- TTP 和 HUS 在妊娠和产褥期都很少见。

（一）临床特征

- 最常见于产后。
- 典型的"TTP 五联征"。
  - 微血管病性溶血性贫血。
  - 血小板减少。
  - 发热。
  - 神经系统表现。
  - 急性肾损伤（AKI）。
- TTP/HUS 的临床特征可能与子痫前期尤其 HELLP 综合征相混淆。然而高血压在 TTP/HUS 中并不常见。
- TTP 表现包括头痛、易怒、嗜睡、癫痫发作、昏迷和发热。
- 这种疾病通常很严重，并且与孕产妇的发病率和死亡率的增加有关。

（二）发病机制

- 这些状况涉及血栓性微血管病，即血小板聚集可逆地阻塞小动脉和毛细血管。
- 与妊娠的关系可能是由于妊娠过程中与免疫异常相关的内皮细胞自身抗体的形成有关。
- 有弥漫性血管内皮损伤。内皮细胞分泌异常大结构的 vWF。这些大型多聚体可凝集血小板。TTP 与一种特异性的 vWF 裂解蛋白酶（金属蛋白酶）的缺乏有关。
- 在非家族性 TTP 中，存在 vWF 裂解蛋白酶（ADAMTS-13，去整合素和金属蛋白酶与血小板反应蛋白 1 型，基序成员 13 抗体）。
- 在家族性 TTP 中，vWF 裂解蛋白酶存在结构性缺陷。

HUS 分型

- 典型溶血性尿毒症综合征（STEC-HUS）（90% 的病例）是由产生志贺毒素的细菌引起，如大肠埃希菌 O157。
- 非典型 HUS，很多是由补体所介导，由于补体旁路途径调节异常导致内皮表面的补体调节异常，而妊娠可诱发非典型 HUS。

（三）诊断

- 微血管病性溶血性贫血，血涂片上带有红细胞碎片（裂体细胞）。
- 血小板减少症，可能会很严重。
- 根据溶血的程度，有贫血、网织红细胞增多、非结合性胆红素和乳酸脱氢酶增多等表现。
- 在 HUS 患者中，可能有严重的急性肾损伤（AKI）。
- 凝血时间和纤维蛋白原浓度正常。消耗性凝血障碍（DIC）在 HUS/TTP 中很少见，除非有相关败血症（见“血小板减少症”中血小板减少症和 AKI 的鉴别诊断和第 16 章中表 16-13 中肾功能异常的鉴别诊断）。
- 当 ADAMTS-13 活性为＜10% 时，应被诊断为 TTP。
- aHUS 采用排除性诊断，如下更有可能是 aHUS。
  - ADAMTS-13＞10%。
  - 血清肌酐＞2mg/dl（177μmol/L）。
  - LDH＞1000U/L。
  - 血红蛋白＜8g/dl。
  - 这些症状持续 72h 以上。

各种补体的异常（包括特定的缺陷和抗体）可在英国纽卡斯尔国家肾脏补体治疗中心进行筛查。

（四）TTP/HUS 对妊娠的影响

TTP/HUS 对胎儿没有影响，胎儿预后与分娩时的孕周相关。

管理

- 没有证据表明分娩会影响 TTP 和 HUS 的病程，这就是为什么与 DIC、HELLP 综合征 / 子痫前期鉴别非常重要（见第 11 章）。
- 使用 FFP 和血浆置换积极治疗可控制血管损伤和改善预后。
- AKI 的支持治疗可能需要透析和血浆置换。
- 大脑受累的支持治疗包括排除癫痫发作的其他原因。（见第 9 章和第 16 章，表 16-8）。
- 血浆置换是 TTP 的首选治疗方法。
- 依库珠单抗是补体介导的 aHUS 的首选治疗方法（但在英国，只有在与纽卡斯尔的中心讨论后才能使用）。
- 血小板输注是禁忌证。

（范建辉　孟召然　**译**　李映桃　李玉玲　张建瑜　**校**）

参考文献

[1] Castaman, G., James, P.D. (2019) Pregnancy and delivery in women with von Willebrand disease.*Eur J Haematol*, 103 (2), 73–79.

[2] Eslick, R., McLintock, C. (2019) Managing ITP and thrombocytopenia in pregnancy. *Platelets*, 30 (3), 300–306.

[3] Gupta, M., Feinberg, B.B., Burwick R.M. (2018) Thrombotic microangiopathies of pregnancy: Differential diagnosis.*Pregnancy Hypertens*, 12, 29–34.

[4] Harrison, C.N., Bareford, D., Butt, N. et al. (2010) Guideline for investigation and management of adults and children presenting with a thrombocytosis.*Br J Haematol*, 149 (3), 352–375.

[5] McMahon, L.P. (2010) Iron deficiency in pregnancy. *Obstet Med*, 3, 17–24.

[6] Oteng-Ntim, E., Meeks, D., Seed P.T. et al. (2015) Adverse maternal and perinatal outcomes in pregnant women with sickle cell disease: Systematic review and meta-analysis.*Blood*, 125 (21), 3316–3325.

[7] RCOG Green-top Guideline no. 61. (2011) Management of sickle cell disease in pregnancy.http://www.rcog.org.uk/womens-health/clinical-guidance/sickle-cell-disease-pregnancy-management-green-top-61.

第15章 人类免疫缺陷病毒和其他传染病

Human immunodeficiency virus and other infectious diseases

一、人类免疫缺陷病毒

（一）发病率

- 在全球范围内，人类免疫缺陷病毒（human immunodeficiency virus，HIV）感染的发病率正在逐步增加，约50%的受感染成人是女性，其中80%处于育龄期。

- 其中2/3的感染者生活在撒哈拉以南的非洲地区，在这一地区3/4的女性都被感染。女性和女孩占这一地区感染HIV的年轻人的3/4以上。

- 母婴传播（mother-to-child transmission，MTCT）率在英国为0.3%，在撒哈拉以南的非洲地区为45%（见"母婴传播"）。

- 2016年，英国约有20 000名女性呈HIV阳性，其中6.5%的患者并不知道自己被感染。

- 约50%的HIV感染者是通过异性性接触感染，其中近80%可能在国外感染，主要是在撒哈拉以南的非洲地区。

- 在20世纪90年代中期，英国引进高效抗逆转录病毒治疗，又称联合抗逆转录病毒疗法（combined anti-retroviral therapy，cART）。从此之后获得性免疫缺陷综合征（acquired immune deficiency syndrome，AIDS）患者的诊断和死亡人数有所下降，并且持续处于较低水平。

- 英国妊娠女性HIV的感染率正在下降。确诊的孕妇人数已从2010年的1450人以上下降至2015年1100人左右，2016年更低一些。约3/4的女性来自撒哈拉以南的非洲地区，约15%的女性出生在英国或爱尔兰。

- 妊娠期的患病率也有着很大的地区差异。在英国匿名测试显示，伦敦市中心的患病率为0.8%，英格兰其他地区为0.07%。尽管其流行率已向老年女性转移，撒哈拉以南非洲地区的人类免疫缺陷病毒感染率要高得多，因此孕妇中的人类免疫缺陷病毒流行率的下降速度比女性总体发病率的下降速度要快。与2003—2008年相比，2009—2012年妊娠期的发病率从6.5%下降到5.3%。

- 在英国，几乎所有女性在怀孕期间都接受cART，接受cART的受孕比例从2007—2011年的40%上升到2012—2014年的60%。

- 在英国由于干预措施的接受率很高，MTCT低至0.27%，分娩时病毒载量受抑制的女性可低至0.14%。

（二）临床特征

- 由于药物治疗所取得的进展，在发达国家，目前 HIV 感染通常被认为是携带者或者慢性感染。

- 急性、原发性感染或血清转化可能无症状或伴有发热、疲劳、淋巴结病或皮疹。通常发生在接触病毒后 2 周至 3 个月。

- 随后进入临床潜伏期，持续（无药物治疗）至超过 10 年。这可能导致血小板减少、淋巴细胞减少和贫血。

- 症状性疾病包括持续性全身淋巴结病、体重减轻、发热、腹泻、神经系统疾病，包括脑病和神经病变，以及一系列机会性感染和继发性癌症。
  - 肺孢子虫肺炎。
  - 脑弓形虫病。
  - 巨细胞病毒视网膜炎。
  - 结核分枝杆菌和细胞内鸟分枝杆菌。
  - 卡波西肉瘤。
  - 非霍奇金淋巴瘤。
  - 念珠菌病。
  - 隐球菌。

- 在有能力提供 cART 的国家，通过 cART 治疗可以延长寿命并有效降低病毒载量（viral load，VL）。因此 HIV 相关的发病率和死亡率显著下降。

（三）发病机制

病毒主要通过 3 种途径传播。

- 性交：无保护措施的肛交或阴道性交，尤其在有阴道溃疡时。

- 静脉注射（血液传播）：共用受污染的针头、输注未经检测的血液制品。

- 围产期：产前、产时或产后（母乳）的垂直传播（见后文）。

早期 HIV 感染以高 VL 为特征。HIV 的主要目标是 CD4 淋巴细胞群，淋巴细胞在潜伏期逐渐丢失。CD4 淋巴细胞的丢失降低了细胞介导的免疫和体液免疫，导致感染的发展，并允许更多的 HIV 快速复制。

（四）诊断

- HIV 抗体测试检测病毒膜或包膜部分的抗体。

- 试验通常在暴露后 3 周至 3 个月内呈阳性，p24 抗原水平会逐渐下降。

- 聚合酶链反应（polymerase chain reaction，PCR）可能检测到病毒 DNA（脱氧核糖核酸）和 RNA。

- HIV 感染的标志是 CD4 淋巴细胞的数目进行性下降，若不处理，细胞数每年下降约 60cells/mm^3。

- CD4 计数可表明目前的免疫抑制程度。

- VL（HIV-RNA）是疾病进展速度的主要预测因子。

- 母体 HIV 抗体经胎盘转移可能持续 18 个月，如果不使用 PCR，很难确定婴儿 HIV 感染的真实状态。

（五）筛查

- 英国的政策是向所有人提供并建议对所有女性在妊娠早期进行 HIV 筛查。不需要进行特别咨询，所有医生和助产士都应该掌握咨询技能并提供 HIV 检测。

- 在英国 HIV 的产前筛查率至少为 97%。因此，到 2011 年超过 80% 分娩前确诊的女性在受孕前就已经知道自己被感染，通常是因为在前一次怀孕时被诊断。

- 在预约时拒绝筛查的女性，通常被认为是感染的高危人群，应该在孕 28 周左右对需要进行第二次检测的女性重新提供筛查。

- 筛查的优点。
  - 经证实干预措施可有效降低 MTCT。
  - 对 HIV 阳性的女性进行早期治疗可改善远期预后。
  - 了解 HIV 感染状况有助于保护性伴侣。

- 女性高危人群。
  - 撒哈拉以南非洲地区的女性。
  - 静脉吸毒者。
  - 性工作者。
  - 上述任何团体的个人或同性恋者的伴侣 / 双性恋男性。

（六）与妊娠的相互影响

1. 妊娠对 HIV 的影响

- 对于无症状感染者，妊娠可能不会对艾滋病的发展产生重大不利影响。

- 患有晚期疾病的女性短期内病情恶化的风险很高，但这可能不会因为妊娠而加速。

- 孕期机会性感染可能不会被积极检查或治疗，包括以下 2 点原因。
  - 对胎儿的担忧，这可能会间接导致 HIV 感染母亲的病情恶化。
  - 许多症状可能与怀孕症状相似（如呼吸困难）。如果 HIV 状态未知及未被怀疑 HIV 阳性，更可能发生这种情况。

- 尽管 CD4 细胞的百分比不变，正常妊娠也与细胞免疫抑制、CD4 淋巴细胞计数下降有关。HIV 感染的孕妇也有类似的变化。

- 没有证据表明妊娠会增加进展至 AIDS 的风险或者 CD4 计数下降到 $<200/mm^3$。

2. HIV 对妊娠的影响

有证据表明 HIV 感染（尤其是晚期）与下列疾病发生的风险增加相关。

- 流产。

- 早产。

- 胎儿生长受限（fetal growth restriction，FGR）/ 低出生体重。

先天性畸形的发生率没有增加，来自英国、欧洲和国际抗逆转录病毒妊娠登记处的 cART 相关数据提示并没有增加先天性畸形的风险。

- 在英国、欧洲和美国，无症状 HIV 感染可能不会增加围产期死亡率，但有证据表明在发展中国家死亡风险有所增加。

- 来自非洲的数据表明，HIV 感染对出生体重、早产及围产儿死亡率有不利影响。
- 出生体重的减少与婴儿的 HIV 感染状况无关，但是与母体疾病所处的阶段有关。
- 对妊娠结局影响最大的是晚期疾病以及营养不良所导致的反复感染。

（七）母婴传播

未经预防性治疗的 MTCT 发生率各不相同。

- 英国和欧洲为 15%～25%。
- 美国为 15%～30%。
- 撒哈拉以南的非洲地区为 25%～45%。

母婴传播可能包括以下途径。

- 宫内传播（产前）。
- 分娩时暴露于母体血液和体液中（产时）。
- 母乳喂养（产后）。

2/3 的母婴传播发生在围分娩期，但母乳喂养可以使母婴传播率加倍（为 15%～30%），特别是在出生后出现的母婴传播。

增加 MTCT 可能有如下因素。

- 母体 VL（最重要的危险因素），如果 VL＜1000copies/ml，垂直传播率＜1%。
- 妊娠期血清转化（与高 VL 相关）。
- 母体疾病严重。
- 免疫状态差（低 CD4 计数和低 CD4∶CD8 比率）。
- 胎膜破裂时间长（＞4h），传播风险加倍。
- 早产。
- 检测到 VL 而进行阴道分娩。
- 产前侵入性操作 [羊膜腔穿刺术、绒毛取样（CVS）、胎儿血液取样]。
- 产时侵入性手术（会阴切开术、器械分娩和胎儿头皮电极）。
- 早产（尤其是＜35 周）。
- 低出生体重。
- 母乳喂养，传播增加高达 50%。
- 混合母乳喂养和奶瓶喂养。
- 吸烟。
- 绒毛膜羊膜炎，由于感染而导致胎盘屏障破坏。
- 并发性传播疾病，特别是溃疡。
- 维生素 A 缺乏。
- 与多个伴侣发生无保护性性生活。
- 使用非法药物，特别是可卡因。
- 合并丙型肝炎病毒感染，这增加了两种感染的垂直传播风险。

（八）管理

- HIV 阳性孕妇应该由一位 HIV 专家，一位产科医师和一位具有管理 HIV 孕妇专业知识的助产士共同管理。联合新生儿科医师、儿科医师和全科医师也是非常有必要的。

- 新诊断的 HIV 阳性女性应该接受性健康检查，但她们不需要进行额外的背景调查。

- 对于 CD4 计数＜200cells/mm³ 或曾患有 AIDS 及肺孢子虫肺炎的患者，应给予预防性治疗，以降低患肺孢子虫肺炎的风险（见第 4 章）和防止弓形虫再激活。邻三噁唑（赛特灵）是常用的药物，使用该药物的好处大于它可能存在叶酸拮抗的任何理论风险。同时应该使用叶酸 5mg，雾化喷他脒也是一种替代剂。

- 尽管没有治疗，CD4＞350cells/μl 和 VL＜50copies/ml 的女性被称为"精英控制者"

1. 抗逆转录病毒疗法（ART）

- 建议所有接受 cART 的女性每天服用 5mg 叶酸。

- 对于维持不可检测水平 VL（VL＜50 HIV RNA copies/ml）的女性，也建议继续接受 cART。

- 尚未接受 cART 的女性（包括精英控制者）应开始 cART。

  – 在妊娠中期，基线 VL ≤ 30 000 HIV RNA copies/ml。

  – 刚进入妊娠中期，如果 VL 在 30 000～100 000 HIV RNA copies/ml。

  – 在妊娠早期，如果 VL＞100 000 HIV RNA copies/ml 和（或）CD4 细胞计数＜200cells/mm³。

- 所有女性都应在妊娠 24 周前开始 cART。

英国 HIV 协会建议使用替诺福韦富马酸（DF）或阿巴卡韦与恩曲他滨或拉米夫定和依法韦仑或阿塔扎纳维 /r。

不推荐在妊娠期间使用蛋白酶抑制剂单药疗法，齐多夫定单药疗法，替诺福韦阿拉芬酰胺、达芦那韦 / 可比司他和埃昔拉韦 / 科比司他。

多替拉韦（50mg，每天 1 次）与神经管缺陷发生的轻微增加有关，因此只能从妊娠 6 周开始考虑使用。

- 如果发病或诊断较晚（28 周后），则建议采用雷替格拉韦治疗 3～4 周。

2. MTCT 预防

- cART 方案可有效降低 VL，在血浆 VL 检测不到的女性中，其围产期传播的风险极低（＜1%）。其目的是在分娩时将 VL 降至低于目前可以检测到的水平 50HIV copies/ml。这样母亲就可以选择阴道分娩。鲜有报道接受 cART 的女性所分娩的婴儿出现围产期 HIV 感染。

- 但若女性在分娩时未经治疗，则推荐采用以下药物治疗方案来减少 HIV 垂直传播。

  – 奈韦拉平初始剂量 200mg。

  – 口服齐多夫定 300mg 和拉米夫定 150mg bid.。

  – 雷替格拉韦 400mg bid。

  – 分娩期间静脉注射齐多夫定。

- 产后不应停止使用 cART。

3. ART 风险

  – 蛋白酶抑制剂可能增加妊娠期糖尿病（gestational diabetes mellitus，GDM）的风险。

– 早产和子痫前期的风险增加（与免疫重建综合征有关）

● 免疫重建炎症综合征是指患者在开始 ART 治疗后，针对特异性或非特异性感染性抗原出现免疫功能恢复。该综合征发生的潜在机制包括免疫系统的部分恢复或对抗原刺激的过度免疫反应。它的特点是在开始 ART 治疗后现有病情恶化或有新的情况出现。综合征中所涉及的感染源包括分枝杆菌、水痘 – 带状疱疹病毒、疱疹病毒和巨细胞病毒。

4. 产前管理

● 产前监测应包括定期评估。

　　– 检测 VL：1～2 次 / 月及妊娠 36 周时。

　　– CD4 计数。

　　– 肝功能检查。

　　– 乳酸。

　　– 糖耐量试验筛查 GDM。

● 侵入性手术（CVS，羊膜穿刺术）应延期至确定母亲 HIV 感染状态之后进行，如果 HIV 阳性，应在 VL 被抑制后进行。

5. 产时管理

● 选择性剖宫产（caesarean section，CS）已被证明可以减少围产期 HIV 传播。这对 VL 高的女性最有利。

● 没有证据表明在临产或胎膜破裂后进行 CS 会减少垂直传输。

● HIV 感染的女性术后并发症发生率较高。

● 在接受 cART 或 VL 非常低或无法检测到的女性中，择期 CS 可能不能降低已经很低的传播风险。

● 计划性阴道分娩适用于妊娠 36 周时 VL＜50HIV RNA copies/ml 的患者。

● 对于妊娠 36 周时 VL 50～399 HIV RNA copies/ml 的患者，可综合考虑实际 VL 情况、下降率、产科因素及女性的意愿，建议进行选择性 CS。

● 如果 VL＞400HIV RNA copies/ml，推荐在妊娠 38～39 周时选择性 CS。

● 如果 VL＜50 HIV RNA copies/ml，可进行剖宫产后阴道分娩。

● 建议阴道分娩且已分娩的女性，应遵循与未感染人群相同的产科管理原则。

6. 产后管理

● 推荐婴儿在出生后 4h 内开始使用三种药物进行暴露后预防性用药，用药周期为 4 周，若母体 VL＜50 HIV RNA copies/ml，推荐使用齐多夫定单药治疗。

● 在发达国家，配方奶粉喂养的婴儿死亡率非常低，强烈建议所有 HIV 阳性女性不要母乳喂养。在发展中国家，非母乳喂养的风险可能会超过母乳 HIV 传播的风险。

● 所有非母乳喂养的 HIV 阳性女性所生的婴儿都应在出生后 48h 和出院前、出生后 2 周（如果认为是高风险）、出生后 6 周（完成暴露后预防性用药后 2 周）、出生后 12 周（暴露后预防性用药后 2 个月）进行 PCR 检测 HIV–DNA 或 RNA（VL）。

● 婴儿应在 18—24 月龄时进行 HIV 抗体检测。

HIV——要点

- 所有女性应在妊娠早期常规接受 HIV 检测。
- 妊娠对无症状 HIV 女性的病情发展没有明显的不利影响。
- 晚期 HIV 感染可能对妊娠结局产生不利影响。
- 接受 cART 治疗的女性在孕期应继续治疗。
- 所有未进行 cART 治疗的 HIV 阳性女性都应该开始 cART。
- MTCT 的风险主要取决于母体 VL，而与 cART 的关系很小。
- 计划性阴道分娩适用于妊娠 36 周时 VL＜50HIV RNA copies/ml 的孕妇。
- 在发达国家，强烈建议 HIV 阳性女性不要进行母乳喂养。

二、妊娠期其他病毒感染

肝炎病毒和单纯疱疹病毒在第 11 章讨论，水痘 – 带状疱疹病毒、流感和 COVID-19 在第 4 章讨论。

- 大多数母体病毒感染不会伤害胎儿，那些可能感染或损害胎儿的感染见表 15-1。
- 可能增加流产、死胎或围产期死亡率，或引起新生儿疾病和先天性感染的病毒包括风疹病毒、巨细胞病毒、疱疹病毒、水痘 – 带状疱疹病毒、寨卡病毒、戊型肝炎病毒、流行性腮腺炎病毒、脊髓灰质炎病毒、柯萨奇病毒 B 型、细小病毒 B19、乙型脑炎病毒和拉沙病毒。

三、李斯特菌病

（一）发病率

- 这种疾病不常见，但很重要，因为在妊娠期感染可能会导致严重后果。
- 孕妇和免疫功能低下人群的感染风险增加。

（二）临床特征

- 母亲可能无症状或有发热及流感样症状，包括以下几个方面症状。
  - 头痛。
  - 萎靡不振。
  - 背痛。
  - 腹痛 / 腰痛（可能伴有尿路感染）。
  - 咽炎。
  - 结膜炎。
  - 腹泻。
- 母体感染可能很严重，并导致成人呼吸窘迫综合征。

（三）发病机制

- 注意食品卫生可减少人类单核细胞增生李斯特菌的食源性感染。

表15-1　可能导致胎儿感染或损害的病毒

病　毒	先天性缺陷	其他表现形式	评　论	风险期
风疹病毒	• FGR • 眼部缺陷（白内障、青光眼、小眼症） • 先天性心脏病（肺动脉狭窄、心室间隔缺损，动脉导管未闭），感音神经性听力损失，小头畸形，智力低下	• 短暂出现 • 肝脾肿大、黄疸、溶血性贫血、血小板减少性紫癜、糖尿病、持续性病毒血症	• 50%～70%的母亲为症状性感染。黄斑丘疹、淋巴结病、关节炎 • 潜伏期为14—21天，皮疹出现前7天至出现后7天具有传染性	• 妊娠早期（大多数胎儿受影响） • 一些风险出现在孕13—16周（如感音神经性聋） • 16周后风险很小
巨细胞病毒	• 脑室扩大、小头畸形、肝脾肿大、黄疸、FGR、血小板减少、脉络膜视网膜炎、颅内钙化	• 精神运动迟缓、感音神经性听力损失、持续性病毒血症	• 母亲通常为亚临床感染。英国50%～60%的女性已经免疫。母亲感染后胎儿损伤的风险约为4%	• 整个孕期。可在羊水中检测到病毒，但是大多数感染的胎儿并未受到影响
水痘－带状疱疹病毒	• 单肢发育不全/再生障碍伴皮肤瘢痕、精神运动迟缓、眼异常、肝脾微钙化	• 如果母亲在分娩前5天到分娩后2天出现临床水痘，则新生儿水痘感染的风险为20%	• 潜伏期为14—21天。从出疹前1天至皮疹消失后6天都具有传染性	• 整个孕期，风险最高为妊娠13—20周（发生胚胎病的风险为2%）
寨卡病毒	• FGR、小头畸形、眼部钙化、关节炎、畸形足	• 过度紧张、易怒、听力障碍、白内障、癫痫发作	• 暴发于美洲中部和南部，以及加勒比 • 母体感染通常无症状或轻微，短期疾病（如发热、皮疹、肌肉和关节疼痛、头痛、结膜炎）	• 出生缺陷风险低，如果感染发生在妊娠早期则后遗症更为严重
柯萨奇病毒	• 无	• 心肌炎、脑膜脑炎、新生儿败血症	• 母体感染常为亚临床，可引起无菌性脑膜炎或博恩霍尔姆病	
细小病毒B19	• 无	• 流产、胎儿水肿与贫血、胎儿死亡	• 母体感染类似风疹（如感染性红斑），关节痛及发热	

- 孕妇应避免食用某些高风险食物，如未经高温消毒的乳制品（软的、成熟的奶酪）和肉馅。

（四）诊断

- 需要高度怀疑。

- 依赖于革兰阳性杆菌的培养来进行诊断，从血液、胎盘、胎粪染液或新生儿样本中培养出单核细胞增生性李斯特菌。

（五）李斯特菌病对妊娠的影响

- 李斯特菌病可导致中期妊娠流产、早产和羊水粪染。

- 如果婴儿存活，因围产期李斯特菌病很常见，确实它有可能是母亲感染的首位病原菌。

- 也常会发现李斯特菌经胎盘传播及先天性李斯特菌病。

（六）管理

对于产妇和围产期感染的患者，需要进行长期大剂量的肠外治疗。静脉注射氨苄西林或阿莫西林（3 周）和庆大霉素（1 周）。对于青霉素过敏者可使用复方新诺明（如果妊娠早期应服用叶酸 5mg/d）。

四、疟疾

（一）发病率

- 印度、东南亚、非洲和南美洲的患病率很高。在撒哈拉以南的非洲地区每年约有 3200 万孕妇感染疟疾。

- 在英国，疟疾是一种需依法向官方汇报的法定传染病。参考实验室报告，英国每年约有 1500 例疟疾（其中 1000 多例为恶性疟原虫）。目前所用的最新数据是 2018 年的，全国报告 1683 例输入性疟疾病例。

- 英国大多数病例发生于前往或从高疟地区移民者的身上。

- 恶性疟原虫是导致疟疾最严重的疾病和几乎所有的死亡的病原虫。

- 部分孕妇对疟疾的免疫力很低或缺乏免疫力，如非流行地区的孕妇与非妊娠女性相比，患严重疾病的风险更高。他们的孕产妇和围产期死亡率增加。

- 怀孕改变了对疟疾的免疫力。在疟疾流行的国家，对于初产妇来讲，疟疾是一个值得注意的问题，她们出现寄生虫血症的风险更高。出现疟疾的风险随着连续怀孕而降低，这可能是由于母体产生的抗体可防止寄生虫与胎盘细胞黏附。如果女性离开流行地区，就会失去这种保护。

- 全世界 40% 以上的妊娠期严重贫血病例可以通过使用有效的抗疟药、驱虫蚊帐和对流行区域的孕妇接种疟疾疫苗来进行预防。

（二）临床特征

- 主要特征是发热（恶性疟原虫、间日疟原虫或卵形疟原虫每 48 小时 1 次，疟疾疟原虫每 72 小时 1 次）、僵硬、肌痛、恶心、呕吐、腹痛、腹泻和头痛，妊娠期重症有如下表现。
  - 低血糖。
  - 严重溶血性贫血（Hb＜8g/dl）。
  - 肺水肿。

    – 高热。

    – 脑型疟疾——意识水平受损、抽搐。

    – 急性肾损伤。

    – 酸中毒。

（三）发病机制

- 疟疾是由恶性疟原虫、间日疟原虫、三日疟原虫、卵形疟原虫或诺氏疟原虫引起的原生动物感染。

- 通过被感染的雌性按蚊叮咬传播，在宿主的肝脏和红细胞中进行无性复制和成熟。滋养体分裂导致红细胞破裂，释放裂殖子、血红蛋白和有毒的细胞碎片，导致特征性发热。

- 器官损伤继发于微循环障碍以及细胞因子的释放。

- 在妊娠期间，寄生虫滞留在胎盘中并释放炎症细胞因子从而引起胎盘组织坏死。

- 具有镰状细胞特征的女性相对不易患疟疾，尤其是重症疟疾。

（四）诊断

- 在大多数情况下，被蚊虫叮咬后有 10—21 天的潜伏期。

- 如果最近有人到有地方性疟疾的地区旅行，就需要高度怀疑，尤其是有血小板减少时。

- 通过检测外周血涂片上的寄生虫进行诊断。

- 外周寄生虫血症＞2% 应视为严重疾病。

- 在获得免疫的女性中，尽管胎盘感染很严重，但外周血涂片可能为阴性。

- 基于抗原的快速诊断试验灵敏度较低，应进行血液检查予以确认。

（五）疟疾对妊娠的影响

- 疟疾可引起母体贫血，增加妊娠中期流产、早产和低出生体重的风险。低出生体重可能是由于早产或胎儿生长受限，也可能继发于胎盘局部坏死。

- 胎盘中可检出疟原虫，1%～4% 的非免疫性感染母亲的婴儿和 0.3% 的免疫性感染母亲的婴儿可经胎盘或母胎传播而出现先天性疟疾。

- 寄生虫通常很快被清除，可能是因为新生儿有被动免疫。

- 疟疾未经治疗或治疗不完全的无免疫力的女性所生的婴儿可能会受累严重，应该用奎宁和克林霉素治疗。分娩前应以清除寄生虫为目的，以避免出现先天性疟疾。

（六）管理

- 大多数患疟疾的孕妇应该住院治疗，因为她们患低血糖和严重疾病的风险增加。

- 没有患严重疾病的有免疫力的女性（即最近从流行地区来的女性）可作为门诊患者处理。居住在英国偶尔返回非洲的撒哈拉以南非洲移民可能无法获得免疫。

- 应定期检查血红蛋白、血小板计数和尿液分析。

- 首次服用奎宁时应立即测 1 次血糖而后每 2 小时测 1 次血糖。

1. 抗疟疾药

预防和治疗取决于疟原虫的类型和局部耐药模式。应始终征求专家意见。可从世界卫生组织

（World Health Organization，WHO）获取相关资讯（WHO 关于国际旅行和健康的建议 www.who.int/ith）。

2. 治疗

(1) 非恶性疟。

- 氯喹是治疗间日疟原虫、马来疟原虫和卵圆形疟原虫感染的首选药物，前提是女性没有发病。氯喹在怀孕期间使用是安全的。

- 对于间日疟原虫或卵圆形疟原虫，应在妊娠结束后使用伯氨喹根治。相反，妊娠期间应每周继续服用氯喹治疗。

(2) 恶性疟。

- 在世界大部分地区，恶性疟原虫对氯喹有抗药性，所以对于恶性疟原虫，WHO 推荐口服奎宁加克林霉素 7 天作为一线治疗方案，或者是青蒿琥酯加克林霉素。

- 可以口服奎宁，如果患者病情严重或者无法服用药片时可静脉输注。
  - 对于严重疟疾，应在 24h 内开始治疗，可静脉注射奎宁或者青蒿琥酯静脉注射或肌内注射。静脉注射奎宁可能会引起严重的低血糖。

- 妊娠前三个月避免使用美拉龙（阿托伐醌与盐酸氯胍）或利雅美（蒿甲醚与苯芴醇），但如果已使用最佳剂量的奎宁，病情仍然恶化者，可使用蒿甲醚和羽扇豆碱。

3. 预防

- 应阻止孕妇前往疟疾流行地区。丙谷胺和氯喹可能是预防疟疾最安全的药物。

- 居住在英国的移民女性，如果希望返回疟疾流行地区，应就免疫力可能下降的问题进行咨询。

- 氯喹和盐酸氯胍可按常规剂量在妊娠期间给药，但这些并不适合大多数地区，因为他们的有效率会下降。

- 如果利大于弊，可以在妊娠前三个月谨慎使用甲氟喹。

- 多西环素是妊娠期禁用药，但如果其他方案不合适，以及整个疗程的多西环素可在妊娠 15 周前完成，则可使用它来预防疟疾。

- 妊娠期间应避免合用阿托伐醌与盐酸氯胍，但是如果没有合适的选择，可以考虑在孕中晚期使用。

- 如果妊娠期间使用阿托伐醌或盐酸氯胍，应同时服用大剂量叶酸（5mg）。

（陈娟娟 **译** 李映桃 **校**）

参考文献

[1] British National Formulary (BNF) Treatment summary, Malaria, prophylaxis https://bnf.nice.org.uk/treatment-summary/malaria-prophylaxis.html (accessed on 19 March 2020).

[2] British National Formulary (BNF) Treatment summary, Malaria, treatment https://bnf.nice.org.uk/treatment-summary/malaria-treatment.html (accessed on 19 March 2020).

[3] Gilleece, Y., Tariq, S., Awosusi, F. (2019) *BHIVA Guidelines for the Management of HIV in Pregnancy and Postpartum 2018 (2019 Second Interim Update)* https://www.bhiva.org/pregnancy-guidelines

[4] Soma-Pillay, P., Macdonald, A.P. (2012) Malaria in pregnancy. *Obstet Med*, 5, 2–5.

下篇 妊娠期临床症状的鉴别诊断
DIFFERENTIAL DIAGNOSIS OF MEDICAL PROBLEMS IN PREGNANCY

第 16 章　鉴别诊断相关的临床表现及辅助检查

Tables

一、呼吸困难

呼吸困难相关的临床表现及辅助检查见表 16-1。

表 16-1　呼吸困难

鉴别诊断	主要的临床表现	辅助检查
生理性	• 可以在妊娠的任一时期发生，但在妊娠晚期最常见。尤其在休息或说话时最明显	• 这是一种排他性诊断，只有在排除了以下诊断疾病后才能做出诊断
贫血[a]	• 可能直到严重时才会出现症状。可能与嗜睡相关	• 全血细胞计数
哮喘[b]	• 常伴有咳嗽和（或）喘息 • 症状通常在夜间、醒来时或运动后加重	• 根据病史进行诊断 • PEFR 在临床上可能是正常的 • 如果对诊断有疑问，可以请女性自己在家测量其 PEFR（早、晚），并观察其昼夜变化和早晨"下降" • FeNO（呼出气一氧化氮浓度） • 对吸入的支气管扩张药物有反应是另一个确认性特征
肺栓塞[c]	• 发作通常是突然的，并伴有胸膜炎或中枢性（大范围肺栓塞）胸痛。运动时加重，伴有咯血。引起窦性心动过速、JVP 升高。存在呼吸困难、胸痛或晕厥的孕产妇要始终高度怀疑该诊断 • 高危因素为肥胖、高龄产妇、剖宫产术或外科手术后以及有血栓或易栓症病史	• ECG（窦性心动过速，Ⅱ 导联中 P 波高尖） • 正常妊娠中可能会见到右心高压（S_1、Q_3、T_3） • 胸部 X 线检查（通常是正常的，但可能显示胸腔积液、缺血、楔形梗死） • 动脉血气分析（低氧血症和低碳酸血症） • 应通过 V/Q 肺部扫描、CTPA 或超声心动图确认诊断
心源性[d]	• 心源性呼吸困难的原因众多，大多不常见，这里仅讨论两个	

（续表）

鉴别诊断	主要的临床表现	辅助检查
二尖瓣狭窄[d]	<ul><li>在移民孕妇中常见</li><li>呼吸困难归因于肺水肿。孕妇可能在妊娠早期无症状</li><li>询问端坐呼吸、夜间阵发性呼吸困难和咯血情况</li><li>舒张中期杂音可能很难听到。需寻找相关的窦性心动过速</li><li>分娩后立即出现二尖瓣狭窄相关的肺水肿是一种特殊的风险。注意，听诊时肺水肿可能会导致喘息即"心源性哮喘"</li></ul>	<ul><li>ECG</li><li>超声心动图</li><li>胸部 X 线检查</li></ul>
围产期心肌病（PPCM）或扩张型心肌病者失代偿期[d]	<ul><li>PPCM 最常见于分娩后第一个月，但也可以在分娩前出现</li><li>多见于高龄、黑种人、经产妇和多胎妊娠、子痫前期或高血压的女性</li><li>全心衰竭的症状和体征，如心动过速、肺水肿和外周性水肿。注意，听诊时肺水肿可能会导致喘息即"心源性哮喘"</li></ul>	<ul><li>ECG</li><li>超声心动图</li><li>胸部 X 线检查</li><li>BNP</li></ul>
肺炎[b]	<ul><li>通常但并非总是与咳嗽和发热相关</li><li>如非典型性和病毒性（特别是水痘、H_1N_1 流感、COVID-19）肺炎</li></ul>	<ul><li>胸部 X 线检查</li><li>痰培养（包括 AAFB 用于 TB），咽喉/鼻拭子用于病毒培养</li><li>全血细胞计数和血培养、CRP</li><li>非典型性肺炎的血清学检查（急性期和恢复期滴度）</li><li>冷凝集素（支原体）</li></ul>
气胸/纵隔气肿	<ul><li>考虑是否为自然阴道分娩后立即出现的胸膜疼痛和呼吸困难</li><li>查找皮下气肿</li></ul>	<ul><li>胸部 X 线检查</li></ul>
过度通气/焦虑	<ul><li>可能与手或口周的感觉异常相关</li></ul>	<ul><li>动脉血气分析显示低碳酸血症而无低氧血症</li></ul>

AAFB. 抗酸醇杆菌；BNP. 脑钠肽；CRP. C 反应蛋白；CTPA. 计算机断层扫描肺血管造影；ECG. 心电图；JVP. 颈静脉压；PEFR. 最大呼气流速；TB. 结核病；V/Q. 通气/灌注

a. 见第 14 章；b. 见第 4 章；c. 见第 3 章；d. 见第 2 章

（牛　洁　译　韩凤珍　陈　佳　李映桃　校）

二、心悸

心悸相关的临床表现及辅助检查见表 16-2。

表 16-2　心悸

鉴别诊断	主要的临床表现	辅助检查
生理性[a]	<ul><li>由于心输出量增加，部分孕妇能明显感觉到自己的心跳</li><li>休息时可能最明显，尤其是躺下时</li></ul>	<ul><li>无</li></ul>

（续表）

鉴别诊断	主要的临床表现	辅助检查
异位搏动	• 房性和室性期前收缩在妊娠期常见，但是对母体和胎儿没有不良影响 • 仔细询问病史可能会提示心悸是由一种"锤击"样感觉引起。这是由一种与增加的心输出量相关的心脏搏动引起，它紧跟着一个长的代偿性舒张期停顿（一个室性期前收缩传导的心脏搏动后出现） • 休息时更常见。通常运动可缓解	• ECG
窦性心动过速	• 心率增加 10～20bpm 是妊娠期生理性适应性改变的一部分 • 孕妇可能会感到心动过速，这是正常的，如运动后 • 虽然窦性心动过速可能是正常妊娠的一个表现，但是需要完善相关检查以排除呼吸（如哮喘、肺栓塞）或心脏疾病（如二尖瓣狭窄、心肌病）、低血容量、出血或者败血症，或者任何以下的原因	• ECG • 甲状腺功能检测 • 全血细胞计数 • 动脉血气分析 • 超声心动图
室上性心动过速（SVT）[b]	• 阵发性室上性心动过速是妊娠期最常见的心律失常。通常发生在妊娠前，但是在妊娠期可能会发作更频繁或者症状更明显 • 它可能是由旁路预激所引起的，如预激综合征。需要进一步完善检查以确立妊娠期 SVT 的诊断	• ECG • Holter（24h 态心电图） • 心电事件记录（8 天） • 甲状腺功能检测 • 超声心动图
甲状腺毒症[c]	• 所有记录到的窦性心动过速、SVT 或者心房颤动、心房扑动者均应进行甲状腺功能的检测	• ECG • 甲状腺功能检测（包括游离 T_4）
嗜铬细胞瘤[d]	• 这种疾病罕见但是危险，因此当患者存在相关的高血压、头痛、出汗或者焦虑的症状时，应考虑此诊断 • 当患者仰卧位时可能会诱发该病	• 24h 尿 / 血浆儿茶酚胺 • 肾上腺超声

bpm. 每分钟搏动次数；ECG. 心电图。

a. 见第 3 章；b. 见第 2 章；c. 参见第 6 章；d. 参见第 7 章

（柳艳丽　韩凤珍　**译**　陈　佳　李映桃　**校**）

三、胸痛

胸痛相关的临床表现及辅助检查见表 16-3。

表 16-3　胸痛

鉴别诊断	主要的临床表现	辅助检查
骨骼肌痛	• 疼痛可能与手臂和躯干的运动相关 • 可能有局限性的胸壁压痛 • 柯萨奇 B 病毒感染（Bornholm 病）可能会导致胸壁疼痛，与肋间肌肉受累有关	• 无
胃食管反流[a]	• 疼痛可能与进食有关，通常在夜间恶化，由休息的体位所致 • 通常是胸骨后疼痛，为"锐痛""烧灼感"，可能与胃灼热、反流或者呕吐相关 • 症状一般会在妊娠晚期加重 • 抑酸治疗可缓解疼痛	• 无

（续表）

鉴别诊断	主要的临床表现	辅助检查
肺栓塞[b]	• 疼痛可能是胸膜炎性的，除外大面积肺栓塞导致的中心性胸痛 / 晕厥 • 通常突然发作并伴有呼吸急促。可能会出现咯血 • 寻找窦性心动过速和升高的颈静脉压 • 当妊娠期或者产后的女性出现气促和（或）胸痛时，应高度怀疑并考虑此诊断 • 高危因素为肥胖、年龄大、剖宫产或者手术后以及既往有血栓或易栓症病史	• 胸部 X 线检查 • ECG • 动脉血气分析 • 通气 / 弥散肺扫描，CTPA 或者超声心动图
肺炎 / 胸膜炎[c]	• 疼痛通常是胸膜炎性的 • 可能伴有发热、咳嗽、咳痰或者气促 • 细菌感染通常与白细胞计数升高有关。H_1N_1 流感和 COVID-19 导致淋巴细胞减少	• 胸部 X 线检查 • 痰培养 • 白细胞计数 • CRP
气胸、纵隔气胸	• 疼痛是胸膜炎性的，并与呼吸困难有关 • 考虑是否为自然阴道分娩后立即出现的胸膜炎性疼痛和呼吸困难 • 查找皮下气肿	• 胸部 X 线检查
急性冠脉综合征 / 缺血性 / 心脏病[d]	• 疼痛通常是中枢性的，放射至颈部、下颌或左臂。伴随恶心、出汗和头晕症状 • 疼痛通常会加重，或者由运动诱发 • 缺血性心脏病更常见于吸烟者、糖尿病患者	• ECG • 胸部 X 线检查 • 肌钙蛋白
主动脉夹层[d]	• 常见于妊娠晚期末和产后第一周内，剧烈和"撕裂样"疼痛，并放射至肩胛区 • 伴发收缩压升高 • 冠状动脉、颈动脉、锁骨下动脉、脊髓或髂总动脉供血区域可能出现症状或体征。还会出现主动脉瓣反流	• 胸部 X 线检查 • 胸部 CT • 超声心动图，胸部 MRI

CRP. C 反应蛋白；CT. 计算机断层扫描；CTPA. 肺动脉 CT；ECG. 心电图；MRI. 磁共振成像

a. 见第 12 章；b. 见第 3 章；c. 见第 4 章；d. 见第 2 章

（柳艳丽 韩凤珍 译 陈 佳 李映桃 校）

四、心脏杂音

心脏杂音相关的临床表现及辅助检查见表 16-4。

表 16-4 心脏杂音（见第 2 章）

鉴别诊断	主要的临床表现	辅助检查
生理性	• 高达 95% 的孕妇存在孤立性收缩期杂音（ESM） • 这是由妊娠期血容量和心输出量增加引起湍流所致 • 杂音可能会在整个心前区听到，延伸至颈部，有时候甚至延伸至肩胛区 • ESM 为妊娠所致，在非妊娠期无此心脏杂音。这可以通过仔细的询问既往病史来确定	• 无

（续表）

鉴别诊断	主要的临床表现	辅助检查
血流杂音	• 这些通常也是 ESM，在肺区听诊最响亮。它们在非妊娠期也存在，但不是病理性的 • 许多女性既往曾做了相关检查，在妊娠期不需要进一步检查 • 区分妊娠前即存在的杂音还是与妊娠相关的血流杂音并不重要	• 无
结构性缺陷	能听到的结构性病变相关的心脏杂音关键点 • 全收缩期杂音（提示室间隔缺损或者二尖瓣或三尖瓣反流） • 收缩末杂音（提示二尖瓣脱垂） • 与震颤、额外的心音相关的 ESM（除外第三心音，这在妊娠期也常见），如主动脉或者肺动脉狭窄的喷射性滴答声，或者二尖瓣狭窄的开瓣音 • 非常响亮的收缩期杂音 • 任何舒张期杂音（需要进一步的超声心动图检查）。在近期的移民女性中，尤其是那些来自风湿热高发的地区，并且从未看过医生或者妊娠前未进行过任何检查的患者，高度可疑时应该放宽超声心动图检查的指征	• 超声心动图 • ECG

ECG. 心电图

（柳艳丽　韩凤珍　**译**　陈　佳　李映桃　**校**）

五、高血压

高血压相关的临床表现及辅助检查见表 16-5。

表 16-5　高血压

鉴别诊断	主要的临床表现	辅助检查
白大衣高血压	• 高血压仅在医疗 / 护理 / 助产人员进行测量时明显 • 在医院常更高 • 在医院环境中通常不会因反复测量而完全消失	• 家庭血压监测 • 动态血压记录
原发性高血压[a]	• 高血压在妊娠前或在妊娠早期被发现 • 常有家族史 • 可能会并发子痫前期或妊娠期高血压 • 在加勒比黑人和高龄女性中更常见	• 尿素、电解质和肌酐 • 尿液分析 • 进行以下适当的辅助检查以排除以下情况
妊娠期高血压[a]	• 通常在妊娠 20 周后发生 • 无子痫前期的相关特征 • 通常在产后 6 周内恢复正常 • 通常再次妊娠时复发	• 尿液分析 • 全血细胞计数 • 尿素、电解质和肌酐 • 肝功能检查 • 胎儿的超声检查
子痫前期[a]	• 通常在妊娠 20 周后发生 • 相关特征包括蛋白尿、血小板减少、转氨酶升高、胎儿生长受限、子痫、急性肾损伤 • 通常在产后 6 周内恢复正常	• 尿液分析 • 如果血小板 $< 100 \times 10^9/L$，则进行全血细胞计数和凝血功能检查 • 尿素、电解质和肌酐 • 肝功能检查 • 胎儿的超声波扫描

（续表）

鉴别诊断	主要的临床表现	辅助检查
肾性高血压[b]	• 与慢性肾脏疾病相关的高血压，例如反流性肾病、糖尿病、肾小球肾炎、多囊性肾脏疾病、肾动脉狭窄 • 可能与蛋白尿、血尿、肾功能不全相关	• 尿素、电解质和肌酐 • 尿液分析和显微镜检查 • 尿蛋白 – 肌酐比值 • 肾脏超声
心源性高血压[c] 主动脉狭窄	• 股动脉显影延迟或股动脉搏动微弱可能提示主动脉狭窄	• 超声心动图 • 胸部 X 线检查（寻找肋骨切迹） • MRI 可见整个胸主动脉
库欣综合征[d]	• 高血压可能与体重增加过多、广泛的紫纹、糖尿病或糖耐量减低、易发瘀斑、多毛、痤疮或近端肌病相关	• ACTH • 皮质醇 • 大剂量地塞米松抑制试验 • 肾上腺的 US、CT 或 MRI • 垂体的 MRI 或 CT
康恩综合征[d]	• 低钾血症（血清钾＜3.0mmol/L）	• 尿素、电解质和肌酐 • 血浆肾素 • 血浆醛固酮 • 肾上腺的 US、CT 或 MRI
嗜铬细胞瘤[d]	• 高血压可能持续或不稳定，阵发性发生（占病例的 50%），与心悸、焦虑、出汗、头痛、呕吐或葡萄糖不耐受相关	• 24h 尿 / 血浆儿茶酚胺 • 肾上腺的 US、CT 或 MRI

ACTH. 促肾上腺皮质激素；CT. 计算机断层扫描；MRI. 磁共振成像；US. 超声

a. 见第 1 章；b. 见第 10 章；c. 见第 2 章；d. 见第 7 章

（牛　洁　译　韩凤珍　陈　佳　校）

六、甲状腺功能检查

甲状腺功能检查相关的临床表现及辅助检查见表 16-6。

表 16-6　甲状腺功能检查

异常指标	可能的诊断	结论 / 进一步检查对照正常非孕妇
• ↑总 T_4 • ↑总 T_3 • 正常游离 T_4 • 正常 TSH	• 正常妊娠	• 参考正常妊娠范围
• ↓游离 T_4（轻度） • ↑TSH（轻度）	• 正常晚期妊娠 • 轻度甲状腺功能减退	• 参考孕晚期甲状腺正常范围（附录 B） • 检测自身抗体
• 正常游离 T_4 • ↑TSH	• 可能为正常早孕初期 • 可能为亚临床甲状腺功能减退症 • 甲状腺功能减退治疗依从性差	• 孕中期复查甲状腺功能 • 检测甲状腺自身抗体 • 甲状腺功能减退症治疗初期，TSH 可能居高不下

（续表）

异常指标	可能的诊断	结论 / 进一步检查对照正常非孕妇
• ↑游离 T_4 • ↓ TSH	• 可能与妊娠剧吐有关 • 无恶心、呕吐，或伴有其他提示妊娠的症状，或甲状腺眼病，提示甲状腺功能亢进	• 由妊娠剧吐引起者无须治疗 • 随呕吐改善而消失 • 检测促甲状腺抗体有助于确诊甲状腺功能亢进和评估胎儿甲状腺功能亢进的风险
• ↓ TSH • ↓游离 T_4	• 继发性（垂体功能衰竭）或三级（下丘脑功能衰竭）甲状腺功能减退症，或非甲状腺疾病	• 继发性和三级甲状腺功能减退症都罕见
• 正常游离 T_4 • ↓ TSH	• 甲状腺功能亢进治疗中，但依从性差，间断性治疗 • 或是孕早期正常表现	• TSH 在甲亢治疗初期仍受到抑制 • 建议孕中期复查甲状腺功能

T_3. 三碘甲状腺原氨酸；T_4. 甲状腺素；TSH. 促甲状腺激素

a. 见第 6 章与附录 B

（万　波　译　陈　佳　李映桃　校）

七、头痛

头痛相关的临床表现及辅助检查见表 16-7。

表 16-7　头痛

鉴别诊断	主要的临床表现	辅助检查
紧张性头痛 [a]	• 通常与应激有关。可能每天都会发生 • 偏头痛的特征一般不明显	无
偏头痛 [a]	• 单侧、阵发性的头痛前驱症状通常是视觉先兆，包括视野盲点、闪光暗点 • 恶心、呕吐、畏光一过性偏盲、失语、感觉异常或偏瘫，但发作后不会引起后遗症	无
药物相关性头痛	• 常在应用血管扩张剂和钙通道阻滞剂之后出现，但也有持续使用止痛药后发生头痛的案例	无
硬膜外相关性头痛	• 头痛部位常在额部，并与体位改变相关（躺下可以缓解）常与硬膜外穿刺有关（主要常见于硬膜外穿刺术后，但也可发生于椎管内穿刺术后）与颈强直、耳鸣、视觉症状和罕见的癫痫有关通常在局麻或镇痛后的 24h 内发病，但也可能在麻醉后的 5 天内发作	

（续表）

鉴别诊断	主要的临床表现	辅助检查
高血压 / 子痫前期[b]	• 可能很严重，并与光刺激有关	• 尿液分析 • 全血细胞计数，当血小板＜100×10^9/L 时需检测凝血功能 • 检查尿素、电解质和肌酐 • 检查肝功能
特发性颅内高压[a]	• 头痛通常是眶后偏头痛 • 更常见于肥胖症 • 与复视、乳头水肿相关 • 脑脊液压力升高	• 脑部 CT 或者 MRI • 腰椎穿刺（穿刺测压）
蛛网膜下腔出血[a]	• 头痛常起病突然且症状重，常发生于枕部 • 伴随呕吐、颈强直、意识丧失（或受损）、突然晕倒 • 视盘水肿 • 经常出现局灶性神经体征，但并非一直存在	• 磁共振血管造影（MRA） • CT 正常则行腰椎穿刺
脑静脉血栓形成（CVT）[c]	• 通常发生在产后 • 伴有抽搐、呕吐、畏光、意识障碍和颅内压升高的体征 • 30%～60% 的患者有一过性的局灶性体征，如偏瘫 • CVT 可能导致发热和白细胞升高	• CT 静脉造影 • 静脉血管造影 MRI
脑（脊）膜炎	• 症状包括不适、发热、寒战、畏光、呕吐和颈强直 • 点状皮疹提示脑膜炎双球菌感染	• 血培养 • 腰椎穿刺前 CT 检查排除颅内压升高
占位性病变	• 头痛可能是局灶性的 • 发病通常是渐进的，可能与进行性局灶性体征和（或）癫痫发作有关	• CT 或 MRI
可逆性血管收缩综合征	• 产后头痛一般比较严重，并伴有高血压 • 症状可能会起伏不定 • 常伴有不典型蛛网膜下腔出血	• 磁共振血管造影

CT. 计算机断层扫描；MRI. 磁共振成像

a. 见第 9 章；b. 见第 1 章；c. 见第 3 章

（黄莉萍 **译** 陈 佳 李映桃 **校**）

八、抽搐

抽搐相关的临床表现及辅助检查见表 16-8。

表 16-8　抽搐

鉴别诊断	主要的临床表现	辅助检查
特发性癫痫[a]	• 通常有先前发作病史，有时可在妊娠期首次发生	• 妊娠期首次发作应进行头颅 CT 或 MRI 和 EEG
继发性癫痫 继发于既往手术、颅内肿块病变和抗磷脂综合征（APS）[b]	• APS 可能与血栓栓塞、流产、早发性子痫前期或血小板减少有关	• CT 或 MRI 和 EEG • 抗心磷脂抗体 • 狼疮抗凝物
子痫[c]	• 子痫前期的特征可能较轻微或出现较晚	• 血压 • 尿液分析如血小板 $<100 \times 10^9/L$，则进行全血细胞计数和凝血功能检查尿素、电解质和肌酐 • 肝功能检查
脑静脉血栓形成（CVT）[d]	• 通常发生在产后 • 伴有头痛、呕吐、畏光、意识障碍和颅内压升高 • 30%～60% 的患者有短暂的局灶性体征，如偏瘫 • CVT 可能导致发热和白细胞增多	• CT 静脉造影 • 静脉血管造影 MRI
血栓性血小板减少性紫癜（TTP）[e]	• 高血压在 TTP 中并不常见，临床特征可能与子痫前期相混淆，最常见于产后，症状包括头痛、易怒、嗜睡、昏迷、发热和急性肾损伤微血管性病理性溶血性贫血	• 全血细胞计数和全血涂片检查 • 凝血障碍不是特征性表现 • vWF 裂解蛋白酶（金属蛋白酶），ADAMTS-13 水平降低
缺血性脑梗死或出血性脑卒中	• 脑卒中最常发生于产后一周内 • 妊娠期间缺血性脑梗死常发生在颈动脉和大脑中动脉出血性卒中在妊娠期较常见 • 与子痫和动静脉畸形破裂相关	• CT 或 MRI 超声心动图（栓塞性卒中） • 抗磷脂抗体 • 颈动脉多普勒成像
硬膜后穿刺	• 典型症状表现为体位性头痛（躺下后可缓解） • 颈强直、耳鸣、视觉症状 • 通常在硬脑膜穿刺术后 4～7 天内发病	
戒毒或戒酒	• 亲属或朋友介绍病史入院后出现戒断症状	• 尿与血液毒理学筛查
代谢原因：低血糖低钙血症低钠血症	• 糖尿病、肾上腺皮质功能低下、垂体功能低下、肝衰竭硫酸镁治疗、甲状旁腺功能减退 • 呕吐（分娩过程中）水中毒	• 血糖 • 肝功能检查和血清钙 • 尿素、电解质
非癫痫性发作障碍（NEAD）[a] 其中 15% 的患者通常同时患有癫痫	• 区分器质性 NEAD 或癫痫的"心理性"NEAD 的特征 　- 长期 / 反复发作但没有紫绀 　- 抵抗被动睁眼 　- 下行足底反射 　- 持续性结膜反射阳性 • 由于血清催乳素在妊娠期升高，因此不能用于诊断妊娠期的癫痫发作	• EEG/ 视频遥测

CT. 计算机断层扫描；EEG. 脑电图；MRI. 磁共振成像；vWF. 血管性血友病因子

a. 见第 9 章；b. 见第 8 章；c. 见第 1 章；d. 见第 3 章；e. 见第 14 章

（黄莉萍　**译**　陈　佳　李映桃　**校**）

九、头晕

头晕相关的临床表现及辅助检查见表 16-9。

表 16-9　头晕

鉴别诊断	主要的临床表现	辅助检查
体位性低血压	• 与长时间站立、从坐位或卧位到站立有关 • 甲基多巴治疗的不良反应	• 卧位、立位血压测量
仰卧位低血压	• 孕中晚期仰卧位时子宫压迫下腔静脉 • 侧卧可缓解	
迷路炎	• 坐位时转动头部，迅速改为仰卧位，出现眩晕和眼球震颤（Hallpike 试验） • 可伴有呕吐	

心源性：[a]
  - 心律失常
  - 主动脉瓣狭窄
  - 肥厚性心肌病
	• 可伴有心悸、胸痛、呼吸困难或意识丧失	• 心电图
		• Holter（24h 动态心电图）或心电事件记录
		• 超声心动图

a. 见第 2 章

（潘石蕾　译　陈　佳　李映桃　校）

十、晕厥

晕厥相关的临床表现及辅助检查见表 16-10。

表 16-10　晕厥

鉴别诊断	主要的临床表现	辅助检查
肺栓塞[a]	• 引起晕厥的大面积肺栓塞可伴有中心性胸痛 • 通常发作突然，并伴有呼吸困难 • 可伴有咯血、窦性心动过速、颈静脉压升高以及右心损害的症状 • 高危因素为肥胖、高龄产妇、既往剖宫产或手术史及有血栓或易栓症病史	• 胸部 X 线检查 • 心电图 • 动脉血气分析 • 肺通气灌注扫描 • CT 肺血管造影或超声心动图
羊水栓塞	• 通常发生在羊膜囊完整的急产 • 诱发因素包括高龄、强直性子宫收缩、子宫兴奋剂、子宫损伤、引产 • 有严重休克、呼吸窘迫、紫绀 • 严重的产后出血 / 弥散性血管内凝血	• 胸部 X 线检查（表现为肺水肿但无左心衰竭临床特征） • 凝血功能
癫痫发作 / 子痫[b]	• 强直 - 阵挛性抽搐发作通常伴有发作后困倦	• 抽搐的鉴别诊断见表 16-8

（续表）

鉴别诊断	主要的临床表现	辅助检查
出血： **产科因素** • 胎盘早剥 • 产后出血 **非产科因素** • 先天性动脉瘤破裂脾动脉夹层	• 出血不明显或完全隐匿性 • 可伴有弥散性血管内凝血	• 全血细胞计数 • 凝血功能 • 纤维蛋白原 • 腹部超声检查
异位妊娠破裂	• 停经 4~8 周 • 伴下腹痛、可伴阴道流血	• 盆腔超声检查
蛛网膜下腔出血[c]	• 晕厥前可能突发严重的枕部头痛（电击样头痛） • 伴有呕吐、颈部僵硬、意识障碍或意识丧失 • 视神经乳头水肿 • 经常出现局灶性神经体征，但并非一直存在	• CT 或 MRI • 磁共振血管造影 • 腰椎穿刺
脑出血或脑梗死[c]	• 子痫前期 / 子痫患者可能出现脑出血，大多数在产后发生，但是有动静脉畸形情况下可能在产前发生 • 妊娠期大多数缺血性脑梗死发生于颈动脉和大脑中动脉，发生在产后 1 周内	• CT 或 MRI
脑静脉血栓形成	• 通常发生于产后 • 伴有头痛、呕吐、癫痫发作、畏光、意识障碍和颅内压升高 • 30%~60% 的患者有神经系统定位体征，例如偏瘫（可能是一过性的） • 脑静脉血栓形成可引起发热和白细胞增多	• CT 静脉血管造影 • MRI 静脉血管造影 • 血栓形成检查
代谢原因[d]		

CT. 计算机断层扫描；MRI. 磁共振成像

a. 见第 3 章；b. 见第 1 章；c. 见第 9 章；d. 见表 16-8

（潘石蕾 **译** 陈 佳 李映桃 **校**）

十一、麻痹

麻痹相关的临床表现及辅助检查见表 16–11。

表 16-11 麻痹

鉴别诊断	主要的临床表现	辅助检查
神经病变（多发性神经病和外周性神经病的表现和病因，如糖尿病、维生素 B_{12} 缺乏、吉兰 - 巴雷综合征，妊娠期无差别）	• 沿特定神经或神经根分布的麻木 • 正中神经（腕管综合征） • 麻木会影响中指、示指和拇指，可能与放射至前臂的疼痛有关 • 症状通常为双侧，通常常用手症状更重，夜间症状也会加重 • 面神经（面神经麻痹，见第 9 章） • 大腿外侧皮神经（感觉异常性骨痛） • 通常在孕晚期出现 • 腰骶干（尤其是 L_4 和 L_5） • 产后出现，表现为单侧足部下垂和（或）受影响神经根分布区域麻木和（或）疼痛 • 常见于巨大儿、钳产及头盆不称	• 电生理学研究
偏头痛[a]	• 感觉症状通常短暂出现，与单侧头痛、恶心、呕吐及畏光相关。偏头痛可能有先兆，但不伴有头痛	
短暂性脑缺血发作	• 通常没有头痛 • 发作持续数分钟至数小时，但通常＜24h • 应该寻找可能的栓塞来源（如心房颤动）	• 颈动脉多普勒成像 • ECG • 超声心动图
过度通气	• 与焦虑和惊恐发作有关 • 手脚和口周麻木。可能与手足痉挛、出汗和头晕相关	• ABG，血清钙
多发性硬化[a]	• 患者通常在妊娠前诊断，但是新症状的复发可能发生在妊娠期或更常见于产后	• MRI

ABG. 动脉血气分析；ECG. 心电图；MRI. 磁共振成像

a. 见第 9 章

（陈娟娟　译　陈　佳　李映桃　校）

十二、蛋白尿

蛋白尿相关的临床表现及辅助检查见表 16-12。

表 16-12 蛋白尿

鉴别诊断	主要的临床表现	辅助检查
生理性	• 尿常规（试纸法）蛋白微量或(+)，可能提示尿蛋白＜0.3g/24h[尿蛋白 - 肌酐比值（PCR）＜30mg/mmol] • 微量尿蛋白可能被忽视。尿常规尿蛋白 +，需要进一步检查	• 如尿蛋白≥（+）则行中段尿检查和 PCR
泌尿道感染[a]	• 可能伴有膀胱炎或肾盂肾炎的症状，或者无症状。尿常规检查亚硝酸盐阳性 • 尿常规镜下检查可见白细胞，或可能有红细胞 • 尿培养可见明显微生物生长 • 更常见于妊娠剧吐、糖尿病、慢性肾病、膀胱插管后或正在使用免疫抑制剂患者（包括接受甾体类激素或硫唑嘌呤治疗的患者）	• 尿常规镜下检查以及尿培养 • 尿培养明显微生物生长是指尿液中菌落计数 100 000/ml

（续表）

鉴别诊断	主要的临床表现	辅助检查
子痫前期[b]	• 通常孕 20 周后发病 • 若 PCR＞30mg/mmol 提示尿蛋白阳性 • 相关的临床症状有高血压、血小板减少、转氨酶升高、胎儿生长受限、子痫、急性肾损伤 • 通常，但并不一定，在产后 6 周内恢复正常	• 血压 • PCR • 若血小板＜$100×10^9$/L，需行全血细胞计数及凝血功能检查 • 尿素、电解质及肌酐 • 肝功能检查
慢性肾病[a]	• 蛋白尿在首次就诊或孕 20 周前已出现 • 可能无子痫前期的特征，除非并发子痫前期 • 与此相关的潜在疾病有糖尿病、反流性肾病、肾小球肾炎和系统性红斑狼疮 • 尿常规镜下检查可能提示血尿及蛋白尿 • 孕早期便可出现与此相关的肾损伤、低白蛋白血症、贫血和(或)高血压 • 产后子痫前期相关的尿蛋白仍未恢复正常才可诊断为此病	• 尿常规镜下检查 • PCR • 血清肌酐 • 肾脏彩超 • 肾活检穿刺（孕期不常见） • ANA/ 抗 dsDNA 抗体 • ANCA、免疫球蛋白 • 血糖 • 乙型肝炎病毒检查

ANA. 抗核抗体；ANCA. 抗中性粒细胞胞质抗体

a. 见第 10 章；b. 见第 1 章

（朱春凤 韩凤珍 **译** 陈 佳 李映桃 **校**）

十三、肾功能异常 / 急性肾损伤（AKI）

肾功能异常 / 急性肾损伤（AKI）的临床表现及辅助检查见表 16-13。

表 16-13 肾功能异常 / 急性肾损伤（AKI）

鉴别诊断	主要的临床表现	辅助检查
子痫前期 /HELLP 综合征[a] AFLP[b]	• 通常孕 20 周后发病 • 相关表现有高血压、蛋白尿、血小板减少、转氨酶升高、胎儿生长受限和子痫 • 常见少尿，而且常常不伴有 AKI。子痫前期的肾损伤通常为轻度，但 7% 的 HELLP 患者常伴有 AKI。通常情况下，但不一定，在产后 6 周内恢复正常 • 可能由 NSAID 诱发或加重	• 血压 • PCR • 全血细胞计数，若血小板＜$100×10^9$/L，需检查凝血功能 • 尿素、电解质及肌酐 • 肝功能检查 • 乳酸脱氢酶
溶血性尿毒综合征（HUS）[c]	• 该病临床表现可与子痫前期相混淆 HUS 患者不易发生高血压，凝血功能障碍无特异性。常见于产后不久。该病伴有微血管内溶血性贫血、发热和血小板减少，有时可能十分严重 • 头痛、易怒、嗜睡、抽搐和昏迷这些颅脑相关症状提示 TTP 可能性更大	• 全血细胞计数及血涂片 • 尿素、电解质和肌酐 • vWF 裂解蛋白酶（金属蛋白酶） • ADAMTS-13 水平正常 • 补体检查

（续表）

鉴别诊断	主要的临床表现	辅助检查
肾前性肾衰竭[d]	• 该病常与产后出血或胎盘早剥导致的失血，以及伴或不伴腹泻的呕吐所致脱水相关 • 可能由 NSAID 诱发或加重	• 血压 • 若血小板<100×10^9/L，需行全血常规及凝血功能检查 • 中心静脉压
感染，如感染性流产、败血症、罕见急性肾盂肾炎	• 感染性休克的症状可能与低血容量性休克相似，常不伴有发热和白细胞增多	• 全血细胞计数 • 血培养 • 中段尿检查 • 上段阴道拭子、伤口分泌物拭子检查 • 超声 / CT 检查：子宫、腹部及肾脏 • CRP、乳酸
肾后性肾衰竭	• 此病常与剖宫产中输尿管损伤或孕晚期 / 分娩期输尿管堵塞相关	• 肾脏彩超
慢性肾病[c]	• 通常在孕前或早孕期由于高血压、蛋白尿、血尿或泌尿道感染而行肾功能检查时发现 • 可能并发子痫前期的表现 • 与此相关的潜在疾病有糖尿病、反流性肾病、肾小球肾炎和系统性红斑狼疮 • 尿常规镜下检查可能提示蛋白尿、微量血尿 • 子痫前期患者相关 AKI 产后未恢复正常时方可诊断	• 尿常规镜下检查 • PCR • 肾脏彩超 • 肾活检穿刺（孕期不常见） • ANA/ 抗 dsDNA 抗体 • ANCA、免疫球蛋白 • 血糖 • 乙型肝炎病毒检查

ANA. 抗核抗体；ANCA. 抗中性粒细胞胞质抗体；CRP. C 反应蛋白；HELLP. 溶血、肝酶升高、血小板降低；HUS. 溶血性尿毒综合征；NSAID. 非甾体抗炎药；PCR. 尿蛋白 – 肌酐比值；TTP. 血栓性血小板减少性紫癜；vWF. 血管性血友病因子

a. 见第 1 章；b. 见第 11 章；c. 见第 14 章；d. 见第 10 章

（朱春凤　韩凤珍　**译**　陈　佳　李映桃　**校**）

十四、瘙痒

瘙痒相关的临床表现及辅助检查见表 16–14。

表 16–14　瘙痒

鉴别诊断	主要的临床表现	辅助检查
生理性（高达 20% 的孕妇）	• 无皮疹，或小腿、腹部可见皮肤脱屑 • 肝功能正常 • 妊娠期出现症状较妊娠期肝内胆汁淤积（ICP）早	• 肝功能和胆汁酸检查

（续表）

鉴别诊断	主要的临床表现	辅助检查
肝脏疾病 [a]	<ul><li>可能出现脱屑而无皮疹</li><li>肝功能异常</li><li>部分 ICP 者仅表现为胆汁酸升高</li><li>患丙型肝炎的女性在妊娠期可能首次发生瘙痒</li><li>原发性胆汁肝硬化或硬化性胆管炎女性，妊娠期瘙痒可能加重</li></ul>	<ul><li>肝功能检查</li><li>胆汁酸</li><li>凝血功能</li><li>肝脏超声</li><li>肝炎血清学检测（包括 CMV 和 EBV）</li><li>抗平滑肌抗体</li><li>抗线粒体抗体</li><li>免疫球蛋白</li></ul>
皮肤疾病（包括药物过敏）[b]	<ul><li>皮疹明显</li><li>肝功能正常</li></ul>	

CMV. 巨细胞病毒；EBV. EB 病毒；ICP. 妊娠期肝内胆汁淤积

a. 见第 11 章；b. 见第 13 章

（万 波 译 陈 佳 李映桃 校）

十五、黄疸 / 肝功能异常检查

黄疸 / 肝功能异常检查的临床表现及辅助检查见表 16–15。

表 16–15 黄疸 / 肝功能异常检查 [a]

鉴别诊断	主要的临床表现	辅助检查
妊娠期肝内胆汁淤积 [a]	<ul><li>通常在妊娠晚期出现严重的瘙痒（尤其是手掌和脚底）</li><li>可能会出现深色尿、纳差、脂肪（也包括脂溶性维生素如维生素 K）吸收障碍导致的脂肪痢</li><li>黄疸少见</li><li>转氨酶、碱性磷酸酶中度升高，有时 γ- 谷氨酰转移酶也升高</li><li>胆汁酸升高</li><li>增加早产、胎儿窘迫、羊水粪染、胎死宫内、产后出血的风险</li></ul>	<ul><li>肝功能</li><li>胆汁酸</li><li>脂肪痢者行凝血功能检查</li><li>排除引起肝功能异常的其他原因（见后文）</li></ul>
胆结石 [b]	<ul><li>常见右上腹或上腹部疼痛，可放射至背部或肩胛处，少部分可没有症状</li><li>常出现恶心、呕吐、消化不良</li><li>急性胆囊炎可发生在妊娠任何时期，疼痛的强度比胆绞痛更为严重</li><li>右侧肋区可有压痛、拒按</li><li>严重的胆囊炎脓毒症可出现发热、休克等症状</li></ul>	<ul><li>肝、胆超声</li><li>血培养</li><li>血乳酸测定</li></ul>
病毒性肝炎 [a]	<ul><li>全孕期均可发病</li><li>有国外旅居史，但没有亦不能排除此诊断</li><li>有恶心、呕吐、厌食、发热、黄疸等不适</li><li>中 - 重度转氨酶升高、胆红素升高</li></ul>	<ul><li>肝功能检查</li><li>凝血功能检查</li><li>病毒性肝炎血清学检查（包括巨细胞病毒及 EB 病毒）</li></ul>

（续表）

鉴别诊断	主要的临床表现	辅助检查
子痫前期/HELLP综合征[c]	• 通常妊娠20周后发病，相关特征包括高血压、蛋白尿、血小板减少、胎儿生长受限、子痫、急性肾功能损伤，HELLP综合征者可出现上腹或右上腹疼痛，伴恶心、呕吐、右上腹压痛和溶血	• 血压 • 尿蛋白–肌酐比值 • 全血细胞计数、如果血小板小于$100×10^9/L$则行凝血功能检查 • 血涂片 • 尿素氮、电解质和肌酐 • 肝功能检查
妊娠期急性脂肪肝[a]	• 伴有恶心、纳差、不适、呕吐、腹痛、多尿、多饮 • 可能伴有轻度子痫前期的特征，但高血压及蛋白尿通常较轻 • 尿酸明显升高且与子痫前期的严重程度不成正比 • 凝血功能障碍通常是突出的特点 • 可能会出现白细胞升高及尿崩症的症状 • 通常2周内出现黄疸，可能出现腹水 • 引起的肝功能异常比HELLP综合征更严重，严重时可能出现暴发性肝衰竭并伴有低血糖、乳酸性酸中毒、肝性脑病和急性肾功能损伤	• 血压、尿蛋白–肌酐比值、全血细胞计数、凝血功能检查 • 血涂片 • 尿素氮、电解质和肌酐 • 血糖、乳酸 • 肝功能检查
妊娠剧吐[b]	• 妊娠12周前发病。腹痛少见，黄疸少见。有恶心、呕吐、脱水、严重的体重减轻、酮尿症。相关内容见"甲状腺毒症的生化改变"（见第12章） • 呕吐改善后肝功能恢复正常	• 尿素氮和电解质 • 甲状腺功能测定 • 肝功能检查 • 血钙
脓毒症，如急性胆囊炎、反流性胆管炎、产褥期脓毒症	• 伴有发热、腹痛、白细胞增多、呼吸急促	• 白细胞计数 • 血培养，静脉血乳酸检测 • C反应蛋白
药物性肝损害，如甲基多巴、硫唑嘌呤、丙基硫氧嘧啶、氯丙嗪		
既往已有的肝脏疾病[a]	• 孕前已诊断	• 肝功能检查 • 肝脏超声
自身免疫性肝病（AIH）	• 可表现为急性肝炎或慢性肝病的症状，晚期表现为肝硬化。肝功能可能明显紊乱。AIH与抗平滑肌抗体、ANAs和高丙种球蛋白血症有关	• 抗平滑肌抗体 • ANA • 免疫球蛋白检查
原发性胆汁性肝硬化（PBC）	• PBC首先表现为瘙痒，数年后才出现黄疸和肝脏肿大。碱性磷酸酶升高可能是唯一异常的生化指标	• 抗线粒体抗体（原发性胆汁性肝硬化患者95%阳性）
硬化性胆管炎	• 硬化性胆管炎患者中有50%患有IBD，但其发病与IBD的严重程度无关。可能无症状或引起间歇性瘙痒、黄疸和腹痛	• 肝脏超声 • 肝活检 • 内镜逆行胰胆管造影

ANA. 抗核抗体；HELLP综合征. 溶血、肝酶升高、血小板减少；IBD. 炎性肠病

a. 见第11章；b. 见第12章；c. 见第1章

（高云飞　刘思华　译　李映桃　陈　佳　校）

十六、呕吐

呕吐相关的临床表现及辅助检查见表 16-16。

表 16-16 呕吐

鉴别诊断	主要的临床表现	辅助检查
生理性 [妊娠恶心呕吐（NVP）]	• 呕吐相关词汇"晨吐"是误用，恶心和呕吐全天均可发生。始于孕 12 周以前，一般持续 6～7 周，通常于孕 12～16 周缓解	
妊娠剧吐	• 妊娠 12 周前发病。严重的恶心和呕吐可引起明显的体重减轻、脱水和尿酮症。可能与甲状腺功能或肝功能异常有关。在多胎妊娠及葡萄胎中更常见。再次妊娠易复发	• 尿素氮、电解质 • 肝功能检查 • 甲状腺功能测定 • 中段尿检查
药物诱发呕吐，如铁补充剂、抗生素、麦角新碱		
感染，如泌尿道感染、胃肠炎、胆囊炎	• 见"腹痛"（表 16-17）	• 中段尿检查 • 粪便培养 • 血液培养 • 静脉血乳酸测定 • 肝脏和肾脏 US
子痫前期 /HELLP 综合征 / 妊娠期急性脂肪肝（AFLP）	• 见"腹痛"（表 16-17）	
代谢异常，如尿毒症、高血糖、高钙血症、肾上腺皮质功能不全（艾迪生病）		• 尿素氮、电解质 • 血糖 • 肝功能检查及血钙

AFLP. 妊娠期急性脂肪肝；HELLP 综合征 . 溶血、肝酶升高、血小板减少；US. 超声

注：大部分非产科因素的腹痛（表 16-17）也可能伴有呕吐

（高云飞　刘思华　**译**　李映桃　陈　佳　**校**）

十七、腹痛

腹痛相关的临床表现及辅助检查见表 16-17。

表 16-17 腹痛

鉴别诊断	主要的临床表现	辅助检查
产科原因		
异位妊娠 / 流产	• 停经 4～12 周，出现下腹部或盆腔疼痛，可伴阴道流血	• 子宫超声
临产	• 疼痛是间歇性的，与宫缩相关，伴有宫颈缩短和胎头衔接	• 胎心监护

（续表）

鉴别诊断	主要的临床表现	辅助检查
胎盘早剥	• 伴有轻微或剧烈疼痛，这与子宫应激状态有关，多见于慢性高血压和子痫前期 • 阴道出血和子宫压痛程度不一定成正比 • 很难完全排除诊断，尤其症状反复发作时 • 超声检查未见胎盘后血肿并不能完全排除诊断	• 子宫超声
卵巢囊肿	• 疼痛是单侧、间歇性的，并伴有呕吐 • 超声可见	• 子宫和卵巢超声
子宫平滑肌瘤	• 疼痛在局部持续存在。子宫压痛区域与超声下子宫肌瘤的位置一致 • 黑人种族更为常见	• 子宫超声
韧带痛	• 疼痛通常为双侧、锐痛、针刺样、短暂发生，因活动而加重。通常发生在妊娠的 12—16 周	
子痫前期 /HELLP 综合征[a]	• 疼痛通常发生在上腹部或右上腹，妊娠 20 周后发生。相关特征包括高血压、蛋白尿、转氨酶升高、血小板减少、胎儿生长受限、子痫、急性肾损伤。HELLP 综合征者伴有恶心、呕吐、右上腹压痛、溶血和酸中毒	• 血压 • 尿蛋白 – 肌酐比值 • 全血细胞计数和凝血功能检查（如果血小板 $<100 \times 10^9/L$）、外周血涂片、静脉血乳酸测定尿素氮、电解质和肌酐 • 肝功能检查 • 肝脏超声
妊娠期急性脂肪肝（AFLP）[b]	• 疼痛通常发生在上腹部或右上腹，伴有恶心、呕吐、厌食和不适 • 可能伴有轻度子痫前期的特征，但高血压和蛋白尿通常较轻。尿酸明显升高且与子痫前期的严重程度不成正比 • 凝血功能障碍通常是重要的特点 • 可能会出现白细胞升高及尿崩症的症状 • 黄疸会在症状出现的 2 周内发生，可能出现腹水 • 引起的肝功能异常比 HELLP 综合征更严重，严重时可能出现暴发性肝衰竭并伴有低血糖、乳酸性酸中毒、肝性脑病和急性肾功能损伤	• 血压、尿蛋白 – 肌酐比值 • 24h 尿蛋白 • 全血细胞计数和凝血功能检查 • 血涂片 • 尿素氮、电解质和肌酐 • 血糖，乳酸 • 尿酸和肝功能检查 • 肝脏的 CT 或 MRI
非产科原因		
便秘	• 见第 12 章	
感染，如肾盂肾炎[c]、胆囊炎[d]、肺炎[e]	• 根据脓毒症的严重程度，可能有发热和休克 • 肾盂肾炎通常表现为腰痛，疼痛放射至腹部及腹股沟 • 胆囊炎可引起右上腹或上腹部疼痛，放射至背部或肩胛下区，伴有压痛和拒按 • 恶心和呕吐在肾盂肾炎和胆囊炎中都很常见 • 肺炎，尤其是右下叶肺炎，可引起右上腹痛	• 中段尿检查 • 血培养、静脉血乳酸测定 • C 反应蛋白 • 肾脏超声 • 肝胆超声 • 胸部 X 线检查 • 乳酸
阑尾炎[d]	• 伴有恶心、呕吐和反跳痛。疼痛不限于右侧髂窝，尤其是妊娠晚期	• 全血细胞计数 • 腹部超声

（续表）

鉴别诊断	主要的临床表现	辅助检查
胰腺炎 [d]	• 常发生在妊娠晚期。上腹部疼痛放射至背部，伴有恶心和呕吐	• 血清淀粉酶、脂肪酶 • 甘油三酯、钙、动脉血气分析 • 胆囊、肝脏和上腹部超声检查
消化性溃疡 [d]	• 十二指肠溃疡引起的疼痛，进食后缓解，而胃溃疡进食后疼痛加重，使用抑酸剂可缓解 • 伴有烧心、恶心或呕血	• 食管胃十二指肠镜检查
肾绞痛	• 疼痛常出现在腰部，也可放射至腹部及腹股沟	• 肾脏超声、磁共振尿路成像（MRU）、严格控制下的静脉尿路造影
胆绞痛	• 由高脂饮食诱发，疼痛通常在右上腹，可放射至右肩；如再伴有发热、心动过速者，常考虑为胆囊炎	• 肝脏超声 • 肝功能检查（正常）
髂静脉血栓形成	• 疼痛部位通常在左侧或右侧的髂窝，可能出现下肢的肿胀和压痛，或股静脉压痛	• 超声多普勒 • 磁共振静脉成像
代谢性疾病，如糖尿病酮症酸中毒、高钙血症、急性间歇性卟啉病		• 尿素氮、电解质、血糖 • 肝功能检查、钙、尿胆原
家庭暴力	• 腹部创伤引起腹痛，腹部是妊娠期间发生家庭暴力时最常见的受伤部位之一 • 病史常常是多种多样没有规律的	

CT. 计算机断层扫描；HELLP 综合征 . 溶血、肝酶升高、血小板减少；MRI. 磁共振成像
a. 见第 1 章；b. 见第 11 章；c. 见第 10 章；d. 见第 12 章；e. 见第 4 章

（高云飞　刘思华　**译**　李映桃　陈　佳　**校**）

附录 A　妊娠期用药

Prescribing in pregnancy

很多临床医生不情愿给孕妇开药，这是可以理解的，主要担忧药物对胎儿的致畸风险。不同疾病的具体药物治疗方案在相关章节中已进行了讨论，但仍需记住以下基本用药原则。

- 同一类别的药物中尽量选用较老的，因为其可能有较多关于妊娠期用药的数据。
- 因妊娠期肾脏和肝脏的清除率增加，对孕妇开具用药处方时通常考虑为大剂量而非小剂量。
- 使用适当的药物控制下列疾病，如关节炎、炎性肠病、癫痫、哮喘和甲状腺功能亢进等，可能会减少早产和胎儿生长受限等胎儿和新生儿的不良结局。
- 当遇到非本专科疾病时，一定要咨询专科医生"对于非孕妇，这种疾病是怎么处理的？"，预设一个调整 / 减量 / 次优的对母胎有益治疗方案，然后再评估这种治疗方案在孕期的风险。
- 对于附表 A-1 中列出的所有药物，必须权衡风险和潜在利益。
- 被归类为"绝对禁忌"药物，临床已充分证实其致畸毒力强，意外接触（如霉酚酸酯或沙利度胺）后主张医源性终止妊娠。对于其他药物，理论上尽量避免在妊娠期使用，哪怕是具有很低的致畸风险，但是没有理由让使用了（如风疹疫苗、辛伐他汀、血管紧张素转化酶抑制剂）的孕妇终止妊娠。
- 被归类为"相对禁忌"的药物，在没有更安全的替代用药的情况下选用是合适的，如华法林用于人工心脏瓣膜的女性、抗癫痫药物用于癫痫女性。
- β受体阻滞剂不主张作为治疗高血压的一线用药，但有指征用于控制快速性心律失常、预防偏头痛、甲状腺毒症、二尖瓣狭窄和有主动脉夹层风险的女性。利尿剂在治疗高血压时应避免使用，但在治疗肺水肿时是合适的。

附表 A-1　妊娠期避免使用的药物

绝对禁忌	参考章节	相对禁忌	参考章节
免疫抑制药 • 甲氨蝶呤 • 环磷酰胺（妊娠早期） • 沙利度胺、霉酚酸酯 •（JAK）抑制剂，如托法替尼	8	精神药物 • 锂	
维生素 A 类似物 • 阿维 A 酸 • 异维 A 酸	9	抗凝药 • 华法林 • 新型口服抗凝剂	3

（续表）

绝对禁忌	参考章节	相对禁忌	参考章节
心血管药物 • ACE 抑制剂，如依那普利 • ARB，如氯沙坦 • 他汀类	1 7	心血管药物 • β 受体阻滞剂（妊娠早期使用阿替洛尔） • 米诺地尔 • 利尿剂（适用于治疗肺水肿）应避免使用螺内酯	1
抗真菌药 • 灰黄霉素 • 酮康唑 • 伊曲康唑 • 氟康唑 • 甲氧苄啶（妊娠早期） • 抗生素		抗生素 / 抗疟药 • 四环素、多西环素（20 周后） • 环丙沙星 • 氯霉素 • 特比萘芬 • 呋喃妥因（接近预产期） • 甲氟喹（妊娠早期） • 阿托喹酮（阿托伐醌和盐酸氯胍）或复方蒿甲醚（蒿甲醚与苯芴醇）（妊娠早期） • 伯氨喹（妊娠早期）	4，10，15
抗蠕虫药物 • 甲苯达唑		抗麻风药物 • 氨苯砜（妊娠晚期）	
消炎药 • NSAID（妊娠终末期） • COX-2 抑制剂	8	抗惊厥药 • 苯巴比妥 • 苯妥英钠 • 丙戊酸钠	9
内分泌药物 • 放射性碘 • 性激素	6	内分泌药物 • 奥曲肽 • 氯磺丙脲	7
其他药品 • 双膦酸盐 • 米索前列醇 • 他莫昔芬 • 活疫苗，如 MMR、风疹			

ACE. 血管紧张素转化酶；ARB. 血管紧张素 Ⅱ 受体阻滞剂；COX-2. 选择性环加氧酶 -2；MMR. 麻疹、腮腺炎和风疹；NSAID. 非甾体抗炎药

（陈 佳 郭晓玲 李兆生 **译** 李映桃 **校**）

附录 B 正常妊娠 / 非妊娠的实验室参考值

Normal laboratory values in pregnancy/non-pregnancy

附表 B-1 妊娠 / 非妊娠时的正常化验值

	非妊娠	妊 娠	妊娠期		
			早 期	中 期	晚 期
全血细胞计数					
Hb（g/L）	120～150	105～140			
WBC ×10⁹/L	4～11	6～16			
血小板 ×10⁹/L	150～400	150～400			
MCV（fl）	80～100	80～100			
CRP（g/L）	0～7	0～7			
肾功能					
尿素（mmol/L）	2.5～7.5		2.8～4.2	2.5～4.1	2.4～3.8
肌酐（μmol/L）	65～101		52～76	44～72	55～77
钾（mmol/L）	3.5～5.0	3.3～4.1			
钠（mmol/L）	135～145	130～140			
尿酸（mmol/L）	0.18～0.35		0.14～0.23	0.14～0.29	0.21～0.38
24h 尿蛋白（g）	<0.15	<0.3			
尿蛋白 - 肌酐比值（mg/mmol）		<30			
肝功能					
胆红素（μmol/L）	0～17		4～16	3～13	3～14
总蛋白（g/L）	64～86	48～64			
白蛋白（g/L）	35～46	28～37			

（续表）

	非妊娠	妊 娠	妊娠期		
			早 期	中 期	晚 期
AST（U/L）	7～40		10～28	11～29	11～30
ALT（U/L）	0～40	6～32			
GGT（U/L）	11～50		5～37	5～43	3～41
ALP（U/L）	30～130		32～100	43～135	133～418
胆汁酸（μmol/L）	0～14	0～14			
甲状腺功能					
fT$_4$（pmol/L）	9～26		10～16	9～15.5	8～14.5
fT$_3$（pmol/L）	2.6～5.7		3～7	3～5.5	2.5～5.5
TSH（mU/L）	0.3～4.2		0～4.5	0.5～3.5	0.5～4

引自 Cotzias，C.et al.，Eur.J.Obstet.Gynecol.Reprod.Biol.，137，61–6，2008；Girling，J.C.et al.，BJOG，104，246–250，1997；Burrow，G.N.，Ferris，T.F.，Medical Complications During Pregnancy，4th edn.，WB Saunders，Philadelphia，PA，1995. Wiles KS et al.Kidney Int.Reports 2018;4:3，p408–419.

ALP. 碱性磷酸酶；ALT. 丙氨酸转氨酶；AST. 天冬氨酸转氨酶；CRP. C 反应蛋白；GGT. γ– 谷氨酰转肽酶；Hb. 血红蛋白；MCV. 平均红细胞体积；TSH. 促甲状腺激素；WBC. 白细胞

（陈 佳 郭晓玲 **译** 李映桃 **校**）

附录 C　有医疗问题女性的避孕措施

Contraception in women with medical problems

　　有效、安全和适当的避孕对于存在医疗问题的女性来说是非常重要的，可以避免她们在疾病活动期和服用致畸药物时怀孕。

　　长效可逆避孕药（孕激素皮下埋植剂 –Nexplanon 和孕激素宫内节育系统 –Mirena）对几乎所有存在医疗疾病的女性都是安全和适合的，避孕失败率低于 1%。临床医生对所有存在医疗疾病并服用致畸药物的育龄女性都应讨论并推荐这些避孕措施。

　　复方口服避孕药（combined oral contraceptive pill，COCP）含有雌激素，是一种有效的避孕药，患有高血压、典型偏头痛以及血栓形成高风险的女性禁用。但仅含孕激素的避孕药 [去氧孕烯（Cerelle）] 是安全有效的。许多有内科疾病的女性被建议不要服用 COCP，但没有可替代用药，因此使用避孕套，即使规范使用（见后文），避孕效果也差。

　　性与生殖保健学院（Faculty of Sexual and Reproductive Healthcare，FRSH）和医学及保健品管理局（Medicines and Healthcare products Regulatory Agency，MHRA）发布了关于在使用具有致畸潜能的药物治疗期间的避孕以防止妊娠的具体指导意见。网址：https://assets.publishing.service.gov.uk/media/5c936a4840f0b633f5bfd895/pregnancy_testing_and_contraception_table_for_medicines_with_teratogenic_potential_final.pdf

　　https://www.fsrh.org/standards-and-guidance/documents/fsrh-ceu-statement-contraception-for-women-using-known/

附表 C–1　有医疗问题女性的避孕方法

避　孕	规范使用失败率（%）[a]	一般使用失败率（%）[a]
长效可逆避孕药		
左炔诺孕酮宫内节育系统（LNG-IUS），如 Mirena	0.2	0.2
孕激素埋植剂，如 Nexplanon	0.05	0.05
含雌激素方案，如避孕药、贴片、环	0.3	9
含孕激素药	0.3	9
男用避孕套	2	18

（续表）

避　孕	规范使用失败率（%）ª	一般使用失败率（%）ª
女用避孕套	5	21
女性绝育	0.5	0.5
无避孕	85	85

a. 在第一年使用中意外妊娠夫妇的百分比

（陈　佳　郭晓玲　**译**　李映桃　李兆生　**校**）

参考文献

[1] Trussell, J. (2011) Contraceptive failure in the United States. *Contraception*, 83, 397–404.

[2] Wiles, K.S., Nelson-Piercy, C., and Bramham, K. (2018) Reproductive health and pregnancy in women with chronic kidney disease.*Nat Rev Nephrol*, 14, 165–184.

附录 D　缩略语

abbreviation

ABG	arterial blood gases	动脉血气分析
aCL	anticardiolipin antibody	抗心磷脂抗体
ACTH	adrenocorticotrophic hormone	促肾上腺皮质激素
AFLP	acute fatty liver of pregnancy	妊娠期急性脂肪肝
ALP	alkaline phosphatase	碱性磷酸酶
ANA	anti-nuclear antibody	抗核抗体
APS	antiphospholipid syndrome	抗磷脂综合征
APTT	activated partial thromboplastin time	活化部分凝血活酶时间
AVM	arteriovenous malformation	动静脉畸形
CMV	cytomegalovirus	巨细胞病毒
CSF	cerebrospinal fluid	脑脊液
CT	computerized tomography	计算机断层扫描
CTG	cardiotocography	胎心电子监护
CVP	central venous pressure	中心静脉压
CXR	chest X-ray	胸部 X 线检查
DIC	disseminated intravascular coagulation	弥散性血管内凝血
EBV	Epstein-Barr virus	EB 病毒
ECG	electrocardiogram	心电图检查
EEG	electroencephalogram	脑电图
FBC	full blood count	全血细胞计数
FEV_1	forced expiratory volume in one second	第 1 秒用力呼气容积
FFP	fresh frozen plasma	新鲜冰冻血浆
FGR	fetal growth restriction	胎儿生长受限
GH	growth hormone	生长激素
HELLP	haemolysis，elevated liver enzym and iow platele（syndrome）	溶血、肝酶升高和血小板减少（综合征）
hPL	human placental lactogen	人胎盘催乳素
HUS	haemolytic-uraemic syndrome	溶血性尿毒综合征
HVS	high vaginal swab	上段阴道拭子
IGT	impaired glucose tolerance	糖耐量减低
ILD	interstitial lung disease	间质性肺疾病
kDa	kilodalton	千道尔顿

LFT	liver function test	肝功能检测
LMP	last menstrual period	末次月经
LSCS	lower segment caesarean section	子宫下段剖宫产
MAP	mean arterial（blood）pressure	平均动脉（血）压
MgSO$_4$	magnesium sulphate	硫酸镁
MRI	magnetic resonance imaging	磁共振成像
MSU	mid-stream urine specimen	中段尿标本
OGTT	oral glucose tolerance test	口服葡萄糖耐量试验
PEFR	peak expiratory flow rate	呼气峰值流量
PNMR	perinatal mortality rate	围生期死亡率
RDS	respiratory distress syndrome	呼吸窘迫综合征
SLE	systemic lupus erythematosus	系统性红斑狼疮
SVD	spontaneous vaginal delivery	自然阴道分娩
SVR	systemic vascular resistance	体循环血管阻力
TFT	thyroid function test	甲状腺功能检测
TSH	thyroid-stimulating hormone	促甲状腺激素
TTP	thrombotic thrombocytopenic purpura	血栓性血小板减少性紫癜
U+E	urea and electrolyte	尿素和电解质
US	ultrasound	超声波检查
UTI	urinary tract infection	尿路感染
VSD	ventricular septal defect	室间隔缺损
WBC	white blood cell	白细胞
ZIG	zoster immunoglobulin	带状疱疹免疫球蛋白

（李兆生 **译** 陈娟娟 李映桃 **校**）